a Giovanni e Margherita,
Arrigo, Marcello e Silvio,
con affetto e riconoscenza

T0222247

Giorgio Recordati

Stabilità funzionale
e controllo neuroumorale

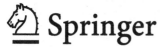 Springer

GIORGIO RECORDATI
Centro di Fisiologia Clinica ed Ipertensione
ed Istituto di Medicina Cardiovascolare
Università degli Studi di Milano
Ospedale Maggiore
Milano

Springer fa parte di Springer Science+Business Media

springer.it

© Springer-Verlag Italia, Milano 2005

ISBN-10 88-470-0289-3
ISBN-13 978-88-470-0289-0

Progetto grafico della copertina: Simona Colombo, Milano
Fotocomposizione e stampa: Signum S.r.l., Bollate (Mi)

Stampato in Italia

Prefazione

Il lavoro che segue è il risultato del tentativo di dare risposta alle seguenti domande:

Cosa si intende per "stabilità funzionale"?

Come si misura questa stabilità?

Iniziando questo studio, pensavo che la risposta sarebbe stata semplice e non avrebbe richiesto troppa fatica per poter essere adeguatamente illustrata. Man mano che procedevo, mi rendevo conto, inaspettatamente, che sia i biologi che i medici si erano da sempre dimenticati di definire e misurare la stabilità funzionale, nonostante che la stabilità sia il concetto di riferimento per la definizione dello stato di salute. Questa delusione aveva come controparte la crescente soddisfazione che la fatica fatta nell'addentrarmi nell'ambito della matematica e della fisica stava dando i risultati sperati: sia matematici che i fisici avevano già affrontato questo problema, ed anche risolto, dando precise definizioni di uno stato stabile e di uno instabile, e di come questa stabilità si potesse misurare tramite le variabili di stato.

Questo è il motivo principale per cui nelle pagine seguenti si troveranno, principalmente, riferimenti a modelli matematici e fisici, che solo nel Capitolo 7 proverò ad applicare alla descrizione della stabilità degli stati funzionali del sistema biologico.

Proseguendo nel tentativo di raggiungere punti chiari e precisi, il materiale che andavo accumulando aumentava progressivamente. A questo punto fu necessario suddividere il folder principale in altre parti, e seguì, inevitabile, l'idea di scrivere un lavoro suddiviso in capitoli.

La collaborazione con matematici, fisici e teorici dei sistemi, mi ha trasmesso un entusiasmo che mi ha accompagnato per tutto il lavoro. Non solo perché riuscivo finalmente a dare risposta agli interrogativi che mi ero posto, ma anche perché davanti a me si spalancava un campo completamente nuovo che invitava all'esplorazione.

La definizione di stabilità funzionale, e di cosa sia uno stato stabile, è infatti anche una premessa indispensabile per capire come una dinamica ordinata possa trasformarsi in una dinamica caotica. Ad esempio tutto il lavoro di Prigogine, che sovente cito nelle pagine seguenti, concerne lo studio delle dinamiche di transizione, cioè della descrizione del "cambiamento" . Per capire il cambiamento, la modifica, è necessario capire come da uno stato stabile si possano generare delle instabilità che portano a nuove organizzazioni funzionali. Per esempio nel campo della Medicina Interna, questo è il tipico problema dell'ipertensione arteriosa: come si può originare lo stato ipertensivo, tipica condizione che comporta danni d'organo ed instabilità funzionale, da una condizione di stabile normotensione? Sono queste dinamiche deterministiche o caotiche?

Le instabilità funzionali sono la premessa inevitabile per il cambiamento che si origina, sempre, da un livello di stabilità precedente. Queste instabilità daranno origine a nuove dinamiche funzionali che potranno organizzarsi in vere e proprie nuove funzioni e strutture, la "struttura dissipativa" di Prigogine, diverse da quelle da cui hanno preso origine. Pertanto la definizione di stabilità funzionale è premessa indispensabile per capire il cambiamento, il quale è il tema di fondo di tutta la fisiopatologia medica.

Muovendomi nella direzione di esplorare il nuovo territorio che si apriva sotto il mio sguardo, l'entusiasmo per l'insieme di nuove idee a cui avrei potuto fare riferimento diventava l'elemento portante di tutto il lavoro. Ed è questo che cerco di trasmettere ai miei lettori. Da sempre ho pensato, infatti, che non dobbiamo mai accontentarci di ciò che già conosciamo, ma che si deve andare sempre nella direzione di nuove frontiere di conoscenza.

Un libro basato sull'entusiasmo per la scoperta può avere dei pregi, ma anche dei difetti. L'esposizione non è sempre completa e spesso sarebbe stato necessario aggiungere altro testo a quello già scritto. Una sua estensione avrebbe messo a rischio una disposizione positiva alla lettura e l'avrebbe fatto diventare un lavoro diverso da quello da me desiderato, cioè una dispensa, una serie di appunti, un insieme di tracce, talora anche un po' sbiadite di tutti i tesori esposti alla luce del sole che ho incontrato nell'addentrarmi nel territorio delle scienze esatte e che cerco di trasmettere agli studenti di Medicina interessati alla ricerca scientifica.

Sempre in termini di "cambiamento", mi rimane da fare un'ultima considerazione.

La Medicina, nell'ambito scientifico, ha da sempre occupato un ruolo molto scomodo, intermedio tra scienze esatte e conoscenze umanistiche (filosofia, letteratura, e psicoanalisi) La medicina è un trait-d'union tra queste conoscenze, è la connessione necessaria ma non sufficiente, il taglio di Lacan, la sospensione del discorso, lo iato di Gehlen, ed, ancora, il taglio epistemico di Pattee.

Da questa posizione incomoda, nel tentativo di definire il problema "cambiamento", oltre a studiare l'oggetto, ho voluto esplorare anche il territorio della realtà mentale. E, con molto coraggio devo ammettere, ho affrontato non solo una mia analisi personale – prolungatasi tanto da fare impallidire Woody Allen, che si considera il campione di questo tipo di maratone, ma anche una scuola di specialità, un training psicoanalitico di gruppo. L'ultimo capitolo è la riproduzione della mia tesi di diploma in terapia gruppoanalitica.

Perché la ripropongo nel contesto della stabilità funzionale? Perché concerne il problema della complessità e del cambiamento, quest'ultimo dal punto di vista della relazione, cioè della realtà della mente. Ed essendo un sostenitore del punto di vista che la realtà mentale dipende dal funzionamento del nostro sistema nervoso, l'argomento della tesi è stato quello del sistema nervoso autonomo posto tra, da un lato, la realtà delle scienze esatte, e, dall'altro, il pensiero ermeneutico, interpretativo e non spiegazionistico, delle conoscenze umanistiche. In questo caso, essendo una tesi diretta ad un auditorio di psicoanalisti, i concetti biofisici vengono elementarmente descritti, mentre quelli analitici sono solo accennati e non "spiegati". Concetti come l'accoppiamento strutturale, il gioco transizionale, la proiezione introiettiva, l'autopoiesi della mente e gli universi relazionali e tanti altri, necessitano, per chi ne fosse interessato, di essere approfonditi alla fonte.

La tesi che sostengo in quest'ultimo capitolo è che il nostro sistema nervoso, insieme con tutti gli altri sistemi regolatori, è il principale responsabile del possibile cambiamento, sia relazionale che biologico. Questo cambiamento può però essere studiato, come il cambiamento biologico, a partire dalla teoria dei sistemi e da quelle scienze che considerano il sistema biologico come inseparabile da quello ambientale. Pertanto la collocazione della Medicina in un territorio intermedio può presentare anche dei vantaggi: quello di poter guardare sia alla realtà della relazione, che a quella del corpo e da qui cercare di operare una sintesi, come quella ipotizzata da Jung, che ripropongo verso la fine del Capitolo 9.

E proprio per le sue caratteristiche di scienza poliedrica, la Medicina è la più indicata per compiere questo lavoro unificante. La visione "ottimistica" che propongo è che gli strumenti per compierla sono già stati elaborati, sono a disposizione, dipende solo da come li usiamo.

Alla fine del percorso non si troveranno né soluzioni pratiche, né ricette, né schemi terapeutici, ma una possibile apertura, che possiamo denominare "l'uscita ad Oriente", la quale non è altro che un'immagine poetica per descrivere la naturale propensione di ciascuno a dare un significato originale alle proprie esperienze.

Seguendo l'idea sia di Bernard, (*l'art c'est moi; la science c'est nous*) e del primo paragrafo del primo capitolo dell'Harrison – "Principles of internal medicine" (la medicina come scienza e come arte), propongo come esempio di percorso creativo un'arte, l'arte della musica classica, che quasi tutti conosciamo. Uno degli Autori più noti, in uno dei suoi lavori si descrive come un bambino che, prima di diventare adulto, riattraversa lo spazio tra il padre e la madre, lo spazio tra Scilla e Cariddi che ognuno di noi prima o poi deve percorrere, usando un linguaggio musicale assolutamente originale. In termini simbolici lo trovo l'esempio più adatto per descrivere quella che mi auguro sia la direzione che la scienza medica prenderà nel prossimo futuro.

Riusciranno i nostri eroi (i futuri medici) a trovare questo momento di sintesi creativa ed individualizzante, riusciranno a superare la loro adolescenza? Ancora non lo sappiamo, ma il solo fatto di poterci porre la domanda, offre eccitanti prospettive.

Milano, aprile 2005   **Giorgio Recordati**

Indice generale

Elenco degli acronimi

ACTH = adrenocorticotropin hormone
Ath   = athletes
BP   = blood pressure
C   = costrizioni
CAP   = cyclic alternating pattern
CC   = central command
CO   = cardiac output
CR   = muscle chemoreflex
DBP   = diastolic blood pressure
ECG   = elettrocardiogramma
E_{pot} = energia potenziale
FC   = frequenza cardiaca
FSH   = follicle-stimulating hormone
GH   = growth hormone
HF   = high frequency
HIP   = hydrostatic indifferent pressure
HR   = heart rate
LET   = lontano dall'equilibrio termodinamico
LF   = low frequency
LH   = luteinizing hormone
MR   = muscle mechanoreflex
MS   = mitral stenosis
MSNA = muscle sympathetic nerve activity
MVC   = maximal voluntary contraction
NA   = normal adults
NANC = non-adrenergic, non-cholinergic neurotransmitters
NCAP = non CAP
NE   = noradrenalin
NR   = normal recovery
NREM = non REM
PA   = pressione arteriosa
PAD   = pressione arteriosa diastolica
PAS   = pressione arteriosa sistolica
P-C   = percezione-coscienza
PSD   = power spectral density
REM   = rapid eyes movements
RMR   = resting metabolic rate
RR   = intervallo R-R

SBP	= systolic blood pressure
SNA	= sistema nervoso autonomo
SNPS	= sistema nervoso parasimpatico
SNS	= sistema nervoso simpatico
SV	= sonno-veglia
TSH	= thyroid-stimulating hormone
V	= varietà di un sistema
VCO_2	= produzione di CO_2
VLF	= very low frequency
VO_2	= consumo di O_2
VO_2 max	= assunzione massima di O_2
VP	= volume-pressione
X_s	= stato stazionario della variabile X

Introduzione

La complessità del sistema vivente ha da sempre affascinato i fisici e i teorici dei sistemi.

Uno dei possibili modi di descrivere questa complessità è dato dal numero di modelli complementari necessari per descriverne il comportamento: onde e particelle, microscopico e macroscopico, deterministico e stocastico, reversibile ed irreversibile, materiale e simbolico, sono modelli complementari necessari per comprendere ogni sistema complesso [1, p. 13]. Una definizione completa di complessità verrà data nel Capitolo 2, p. 42.

All'interno di questa complessità alcuni concetti possono essere definiti con precisione e queste definizioni possono servire da traccia per delimitare il campo della nostra indagine. Per esempio, è possibile definire cosa si intende per oggettività:

Ideally, is the belief that exactly the same events would occur whether or not they were actually observed (Idealmente, è la convinzione che gli stessi eventi possano capitare esattamente uguali, indipendentemente dal fatto che qualcuno stia osservandoli) [2].

In altre parole:

I mean only the ability of different observers to reach a principled agreement by communicating what they observe (Intendo semplicemente la possibilità per osservatori diversi di raggiungere un accordo di base comunicando quello che stanno osservando) [1].

Anche l'atto di misurazione dell'oggetto e delle sue variabili, un evento quotidiano in campo biomedico, può essere caratterizzato. Esso è finalizzato alla definizione di quelle che sono chiamate le condizioni iniziali di osservazione ed è un procedimento che è ben distinto dalle leggi fisiche che descrivono il comportamento dinamico dell'oggetto. La "misurazione" dell'oggetto è un atto intenzionale, che ha un significato locale e che presuppone l'uso di sistemi simbolici, per esempio in forma di un risultato numerico.

Le leggi fisiche, invece, descrivono eventi immutabili, universali, che sono assolutamente indipendenti dall'osservatore, e indipendenti dalle condizioni iniziali. Non sono le leggi fisiche a fare le misurazioni, ma gli individui. Questa distinzione tra le condizioni iniziali e le leggi fisiche è stata considerata da Wigner, nella sua Nobel Lecture, come la "scoperta" più importante di Isaac Newton [1-3].

Il concetto di "misurazione" è applicabile a tutte le interazioni tra l'organismo ed il suo ambiente [1] e perciò anche all'osservazione che descrive la costanza e la stabilità della matrice fluida, o ambiente interno, come una condizione necessaria alla sopravvivenza del sistema vivente [4].

L'affermazione che la stabilità dell'ambiente interno è una condizione essenziale per la vita del sistema biologico, provoca immediatamente almeno due domande a cui è necessario rispondere. La prima riguarda il dove ed il come sia nata questa idea; la seconda ci interroga sul perché questa stabilità non è mai stata effettivamente e concretamente misurata.

Per rispondere alla prima domanda, nel primo capitolo verrà presentata una breve sintesi di dove e come si sia originato in Bernard e Cannon il tema della stabilità "del *milieu intérieur*" [4, 5] e "dell'omeostasi" [6-10] rispettivamente.

Nel secondo capitolo saranno raccolte tutte quelle informazioni, come la definizione di sistema, di variabile, etc., che è necessario conoscere per affrontare il tema centrale della misura della stabilità dal punto di vista cibernetico e termodinamico.

I rimanenti capitoli verteranno tutti sul tema della misurazione concreta della stabilità biologica per arrivare a dare, seguendo il lavoro di Nicolis e Prigogine [11-14], uno strumento preciso, una formula, per misurare la stabilità della variabile.

Si arriverà al settimo capitolo in cui si cercherà di descrivere quale è l'organizzazione funzionale del sistema nervoso autonomo (SNA) che emerge da questo contesto, in cui la stabilità della variabile viene considerata l'elemento principale di riferimento.

Rispetto al recente lavoro in cui sono stati trattati questi stessi argomenti [10], nel presente la discussione dei singoli punti è sicuramente più dettagliata ed esauriente, ed è accuratamente illustrata. Inoltre in questo lavoro il problema della stabilità della variabile viene descritto non solo dal punto di vista matematico e termodinamico, ma anche dal punto di vista della teoria dei sistemi, la cibernetica. Come si potrà vedere, i tre livelli di descrizione coincidono, rinforzando a vicenda la definizione di stabilità e di ambito del controllo neuroumorale.

In che relazione stanno cibernetica e termodinamica?

La cibernetica, o teoria dei sistemi, studia le relazioni tra le parti di un qualunque sistema, indipendentemente dai materiali di cui il sistema è costituito, e dà la possibilità di individuare con precisione quali sono i problemi che si presentano nei sistemi complessi e indica l'approccio iniziale per una loro soluzione.

La termodinamica dei sistemi aperti e la termodinamica del lontano dall'equilibrio di Prigogine, studiano dei sistemi precisi, reali, come le reazioni fisico-chimiche.

Per esempio, quando Nicolis e Prigogine descrivono il problema delle biforcazioni, cioè di uno stato dinamico stabile che per alcuni valori delle variabili o per introduzione di un parametro, può mostrare sviluppi e comportamenti nuovi, imprevedibili, cioè non deterministici e divenire instabile, lo fanno utilizzando innanzitutto la teoria dei sistemi, cioè descrivendo le condizioni iniziali, l'intervento del parametro e lo sviluppo delle traiettorie nello spazio-difase [11]. Successivamente descrivono lo sviluppo del sistema in diverse, ma possibili, condizioni termodinamiche.

Pertanto, mentre la teoria dei sistemi, o cibernetica, permette di descrivere, in termini generali, la dinamica dei sistemi e le relazioni tra le parti di un singolo sistema nella sua complessità, la teoria termodinamica del lontano-dall'equilibrio ci offre già degli esempi di sistemi reali, i sistemi termodinamici aperti e le strutture dissipative, che mostrano precisi comportamenti.

Quale è l'utilità di questo approccio in campo biomedico?

Innanzitutto la teoria dei sistemi fornisce gli strumenti corretti per descrivere il sistema biologico nella sua totalità, gli stati funzionali, i rapporti tra le diverse parti ed i passaggi tra uno stato funzionale ed un altro. Cioè fornisce il metodo, la terminologia ed i riferimenti matematici e fisici indispensabili per descrivere e studiare il comportamento di un sistema complesso.

Dal punto di vista del suo funzionamento, il sistema vivente è però anche un sistema termodinamico aperto, che scambia materia, energia ed informazione con il suo ambiente. Cioè la comprensione del modo di funzionare del sistema vivente può trarre giovamento da tutte quelle nozioni che sono state sviluppate dalla fisica per la comprensione dei sistemi temodinamici aperti che funzionano lontano dall'equilibrio termodinamico; o, se si preferisce, la termodinamica del lontano-dall'equilibrio propone dei modelli di comportamento dinamico di sistemi che possono essere applicati allo studio ed alla descrizione del funzionamento e del comportamento anche dei sistemi biologici e che possono contribuire a farci meglio comprendere il funzionamento dei sistemi viventi [10].

Nel presente lavoro farò riferimento alla termodinamica sia per la descrizione degli stati funzionali e della loro stabilità, sia per la comprensione del ruolo che il sistema nervoso autonomo ha in questa stabilità. Senza la termodinamica del lontano-dall'equilibrio, come si potrà verificare, non ci sarebbe stato possibile arrivare alle medesime conclusioni.

Capitolo 1
Costanza e stabilità dell'ambiente interno:
C. Bernard e W.B. Cannon

Come e dove si è originata l'idea che la stabilità della matrice fluida è la condizione necessaria per la sopravvivenza ed indipendenza del sistema biologico nel suo ambiente?

Il primo a proporre il concetto che la stabilità delle condizioni interne del sistema biologico è indispensabile per la sopravvivenza è stato Bernard.

Il punto di partenza per la serie di successive osservazioni e deduzioni logiche elaborate da Bernard, è il rapporto tra il sistema vivente ed il suo ambiente, come descritto nella "Introduzione allo studio della Medicina Sperimentale" [5]:

...Un esame superficiale di ciò che accade intorno a noi rivela che tutti i fenomeni naturali derivano dall'azione reciproca di un corpo sull'altro. Da una parte c'è il *corpo* che è sede del fenomeno, dall'altra *l'ambiente*, cioè i fattori esterni che determinano e sollecitano il corpo a manifestare le sue proprietà... I fenomeni appaiono perciò come un duplice effetto del rapporto tra un corpo e il suo *ambiente*... Così la vita risulta dai rapporti fra l'organismo e l'ambiente; essa diventa inconcepibile se si considera solo l'organismo o solo l'ambiente [5, pp. 86-87].

Per il sistema vivente esistono però due fondamentali ambienti, quello esterno e quello interno: ...Quando si sperimenta sui corpi inanimati basta considerare l'ambiente esterno; quando invece si sperimenta sugli organismi superiori bisogna considerare almeno due ambienti: quello *esterno o extra-organico* e quello *interno o infra-organico*... Man mano che si sale nella scala degli esseri viventi l'organizzazione si complica, gli elementi organizzati diventano più delicati e richiedono un ambiente interno sempre più perfezionato. Tutti i liquidi circolanti, il sangue e la linfa costituiscono in effetti questo ambiente interno... che è un *prodotto vero e proprio dell'organismo stesso* [5, pp. 75-76].

L'ambiente interno è l'elemento fondamentale in cui sono localizzate le funzioni vitali dell'organismo: ...l'ambiente interno creato dall'organismo è proprio e caratteristico di ogni essere vivente. Esso è il vero e proprio *ambiente fisiologico*... L'organismo è una macchina vivente costruita in modo tale che da una parte permette la libera comunicazione fra l'ambiente esterno e il mezzo organico interno e dall'altra possiede dei meccanismi protettori degli elementi organizzati che gli consentono di accumulare i materiali biologici e mantenere invariate l'umidità, la temperatura e le altre condizioni indispensabili delle attività vitali... In una parola, i fenomeni vitali sono il risultato dei rapporti fra gli elementi organizzati del corpo con *l'ambiente fisiologico interno* [5, p. 88].

La conoscenza dell'ambiente interno è l'elemento che valorizza la medicina moderna: ...Abbiamo già ricordato che la medicina antica riconobbe l'importanza dell'ambiente esterno, delle acque, dell'aria, dei luoghi; ciò può anche darci utili indicazioni igieniche nel caso di malattie. Ma la caratteristica peculiare della *medicina sperimentale moder-*

na è quella di basarsi soprattutto sulla conoscenza dell'ambiente interno nel quale esplicano la loro azione i fattori normali e patologici, nonché tutti gli agenti terapeutici... Riassumendo, il determinismo dei fenomeni vitali si trova soltanto nelle condizioni fisico-chimiche dell'ambiente interno [5, pp. 110-111].

Nella "Introduzione alla medicina sperimentale", Bernard definisce, pertanto, il rapporto tra il sistema e il suo ambiente, e riconosce l'importanza dell'ambiente interno.

Nel suo lavoro successivo, "Lezioni sui fenomeni della vita comuni ad animali e a vegetali" [4], Bernard riprende l'argomento per descrivere quella che è la condizione fondamentale in cui si deve presentare l'ambiente interno per garantire condizioni di vita libera ed indipendente, cioè la stabilità o costanza:

> *La fixité du milieu intérieur est la condition de la vie libre, indépendante*: le mécanisme qui la permet est celui qui assure dans le *milieu intérieur* le maintien de toutes les conditions nécessaires à la vie des éléments. Ceci nous fait comprendre qu'il ne saurait y avoir de vie libre, indépendante, pour les êtres simples, dont les éléments constitutifs sont en contact direct avec le milieu cosmique, mais que cette forme de la vie est, au contraire, l'apanage exclusif des êtres parvenus au summum de la complication ou de la différenciation organique.
> La fixité du milieu suppose un perfectionnement de l'organisme tel que les variations externes soient à chaque instant compensées et équilibrées. Bien loin, par conséquent, que l'animal élevé soit indifférent au monde extérieur, il est au contraire dans une étroite et savante relation avec lui, de telle façon que son équilibre résulte d'une continuelle et délicate compensation établie comme par la plus sensible des balances.
> Les conditions nécessaires à la vie des éléments qui doivent être rassemblées et maintenues constantes dans le milieu intérieur, pour le fonctionnement de la vie libre, sont celles que nous connaissons déjà: l'eau, l'oxygène, la chaleur, les substances chimiques ou réserves.
> Ces sont les mêmes conditions que celles qui sont nécessaires à la vie des êtres simples; seulement chez l'animal perfectionné à vie indépendante, le système nerveux est appelé à régler l'harmonie entre toutes ces conditions [4, pp. 113-114].

Negli animali evoluti il sistema nervoso svolge la funzione di mantenere costante il milieu intérieur, compensando il rapporto tra acquisizioni e perdite di quegli elementi (acqua, ossigeno, calore e riserve) la cui costanza è determinante per la vita. Per l'acqua,

> C'est le système nerveux, avons-nous dit, qui forme le rouage de compensation entre les acquits et les pertes." [4, p. 115]

e per la temperatura corporea,

> la fonction calorifique propre aux animaux à sang chaud est due à un perfectionnement du mécanisme nerveux qui, par une compensation incessante, maintient une température sensiblement fixe dans le *milieu intérieur* au sein duquel vivent les éléments organiques auxquels il nous faut toujours, en définitive, ramener toutes les manifestations vitales [4, p. 118].

È proprio per gli esseri più evoluti, quelli che vivono in condizioni di vita libera ed indipendente, garantite dalla costanza della matrice fluida, che è possibile evidenziare il continuo rapporto tra ambiente fisico-chimico e funzioni di regolazione organica, rapporto descritto dal determinismo assoluto esistente tra causa ed effetto.

Claude Bernard è stato il primo a considerare la costanza della matrice fluida, il milieu intérieur, e a considerare questo ambiente interno come la condizione per una vita libera ed indipendente. Questa ipotesi – che, data la limitatezza dei mezzi tecnici di cui poteva disporre, Bernard ha avuto modo di verificare solo parzialmente per il volume di liquidi corporei, il contenuto di ossigeno, la temperatura e le riserve energetiche – è alla base del principio ancora valido oggi, cioè che la stabilità dell'ambiente interno del sistema vivente è l'elemento cruciale per la sopravvivenza del sistema stesso.

Dopo Bernard, Cannon ha ripreso il concetto di base enunciato dal fisiologo francese, cercando di darne una precisa definizione e descrizione fisiologica [7]. Innanzitutto Cannon sottolinea che, nonostante i continui stimoli e disturbi ambientali, l'ambiente interno del sistema vivente viene mantenuto costante e designa questa costanza con il termine "equilibrio":

the term "equilibrium" might be used to designate these constant conditions [7].

In questo caso il termine "equilibrio" si riferisce ad un equilibrio di tipo meccanico, termine il cui significato è descritto nel Capitolo 3.

Successivamente Cannon si interroga su quali siano i sistemi regolatori responsabili di mantenere questo equilibrio meccanico interno ed indica con il termine omnicomprensivo di "omeostasi" l'insieme delle reazioni fisiologiche coordinate a raggiungere questo scopo:

the coordinated physiological reactions which maintain most of the steady states in the body are so complex, and are so peculiar to the living organism, that is has been suggested that a special designation for these states be employed – homeostasis [7].

Tra i sistemi regolatori, quello maggiormente indirizzato a mantenere l'equilibrio della matrice fluida è il sistema nervoso autonomo (SNA); ma tra le divisioni del sistema nervoso autonomo:

The sacral and cranial divisions (il sistema nervoso parasimpatico, SNPS) of the interoeffective system, however, operate only indirectly and somewhat remotely to assure a constant state. It is the middle or thoraco-lumbar division (il sistema nervoso simpatico, SNS) which acts promptly and directly to prevent serious changes of the internal environment [6, p. 262].

Con il lavoro di Cannon assistiamo pertanto ad una trasformazione: dall'iniziale problema della descrizione della costanza o stabilità del *milieu intérieur* di Bernard, che Cannon chiama equilibrio, passiamo al problema del controllo di questa stabilità, controllo che viene designato con il termine "omeostasi". In altre parole, benché ancora non sappiamo come misurare e quantificare la stabilità delle variabili, la diamo per scontata e iniziamo ad occuparci del problema successivo, cioè di chi controlla, di chi mantiene, questa stabilità. E designiamo il controllo della stabilità con il nome di omeostasi. Questo termine assume pertanto immediatamente e naturalmente due significati tra di loro diversi: da una parte quello di equilibrio e di stabilità della variabile vera e propria, che può e deve essere misurata, e dall'altra, viene ad indicare quell'insieme di reazioni fisiologiche coordinate al mantenimento di questa stabilità. Questo duplice significato ci permette di distinguere tra due precisi problemi connessi a questa impostazione: 1) la stabilità della variabile, che può e deve essere misurata per essere certi che esista; 2) lo studio dei sistemi regolatori responsabili del mantenimento della stabilità.

Noi ci troviamo di fronte a due problemi di tipo e di ordine diverso, che devono essere affrontati separatamente ed auspicabilmente in questo ordine.

Con l'introduzione del termine omeostasi, Cannon dà per risolto il primo di questi problemi, e indirizza l'attenzione verso il problema del controllo della stabilità da parte del sistema nervoso autonomo. In altre parole, il problema di definizione della stabilità dell'ambiente interno, o dell'equilibrio, diventa, senza che nessuno se ne accorga, il problema del controllo della funzione viscerale, cioè dell'omeostasi. Perciò il problema della stabilità della matrice fluida di Bernard viene perso di vista, viene dimenticato, o dato per scontato, senza essere mai stato, in realtà, verificato sperimentalmente. Esso si confonde nella complessità delle funzioni regolatrici, tutte descritte uniformemente dal termine omoestasi, ed il problema del controllo della funzione diventa il fulcro, il problema principale della fisiologia integrativa.

Cannon, secondo l'opinione di chi scrive, ha commesso, successivamente, un ulteriore errore metodologico dalle conseguenze difficilmente valutabili. Per definire il ruolo del sistema nervoso simpatico nel mantenimento dell'omeostasi, ha studiato il comportamento di animali (gatti) prima e dopo simpaticectomia chirurgica totale [15]. Nel contesto del laboratorio gli animali simpaticectomizzati, a parte alcune alterazioni quali la mancanza di piloerezione e della possibilità di allattare i cuccioli, non mostrano altre alterazioni significative né tantomeno alterazioni della matrice fluida [15]:

> It is significant that the absence of sympathetic nerves and failure of various important changes which ordinarily attend great emotional excitement, had no notable influence on the vigor of the emotional reaction... when a barking dog approached a mother cat and her kittens, she behaved in all respects like a normal animal. Though erection of hair (which may be taken as a symbol of all the sympathetic effects) failed to occur, the cat, with ears back, teeth showing, and paw ready to strike, was prepared to protect both herself and the young [15, p. 94; 8].

Alla fine di questo studio, Cannon e collaboratori, invece di trarre la logica conclusione che nelle loro condizioni sperimentali il sistema nervoso simpatico non poteva essere considerato responsabile della costanza dell'ambiente interno perché gli animali simpaticectomizzati mostrano altrettanta costanza degli animali intatti, concludono che queste alterazioni sarebbero state sicuramente evidenti se gli animali fossero stati esposti agli stimoli usuali che avrebbero potuto incontrare al di fuori dell'ambiente protetto del laboratorio. Di conseguenza, poiché l'assenza del sistema nervoso simpatico rende gli animali più deboli nell'affrontare le asperità dell'esistenza, il sistema nervoso simpatico deve essere ritenuto come il principale responsabile delle risposte di difesa, sia dell'animale sia dell'uomo, risposte che, con un unico termine, si possono chiamare di emergenza. Con questo passaggio logico, assolutamente arbitrario, il sistema nervoso simpatico diventa il sistema responsabile sia dell'omeostasi che dell'emergenza, o in altre parole, anche le risposte di emergenza, in definitiva, devono essere considerate risposte omeostatiche [15, 8].

That system is brought into operation prominently whenever hostile or harmful influences in the environment become dangerous for the organism... It is in its emergency function that the system has its value for the individual [15].

A parte la totale mancanza di consequenzialità logica e di rispetto del metodo sperimentale, già discussa in un precedente lavoro [8], questa conclusione implica, purtroppo, anche una ulteriore estensione dei possibili significati del termine omeostasi. L'animale simpaticectomizzato al di fuori delle condizioni protette del laboratorio, dice Cannon, mostra delle difficoltà di adattamento perché, per esempio, non sarebbe in grado di rispondere con "attacco o fuga" ad un eventuale aggressore e, pertanto, non riuscirebbe a mantenere una adeguata risposta funzionale ed una adeguata omeostasi. Con questo Cannon attribuisce al termine omeostasi, ed al controllo neuroumorale che questo termine implica, non più il significato di stabilità della variabile o di ordine del controllo neuroumorale, ma anche il significato di promuovere, di iniziare le adeguate risposte viscerali agli stimoli che provengono dall'ambiente esterno. E poiché le adeguate risposte viscerali sono indispensabili a garantire la sopravvivenza e l'adattamento all'ambiente, il termine omeostasi viene ad acquisire anche il significato di un adeguato e corretto adattamento.

Perciò Cannon ci lascia un termine, omeostasi, che si è molto allontanato dall'originale significato per cui era stato proposto e che, a questo punto, può essere utilizzato per indicare proprietà e funzioni molto diverse tra di loro.

Dopo Cannon il termine omeostasi implica infatti almeno i seguenti possibili significati:

1) la *stabilità della variabile*, o equilibrio della matrice fluida, come per esempio volume plasmatico totale, concentrazione ionica dei fluidi, pressione arteriosa, glicemia, azotemia, etc. Questo era il primo ed originale significato per cui era stato coniato il termine, corrispondente a quello di costanza della matrice fluida di Bernard;

2) il *controllo della funzione e l'ordine funzionale* risultante dal controllo da parte dei sistemi regolatori, come il sistema nervoso autonomo, cioè la stabilità degli stati, la stabilità dell'ambito di regolazione neuroumorale e la stabilità dei rapporti tra gli stessi sistemi regolatori;

3) l'*adattamento all'ambiente e le reazioni di emergenza*, cioè un sistema biologico è stabile e sopravvive, cioè è omeostatico, quando mostra adeguati comportamenti in risposta alle perturbazioni ed agli stimoli di origine ambientale, cioè quando è in grado di garantire una adeguata varietà delle risposte.

La mancanza di chiarezza iniziale nel delimitare l'ambito dei possibili significati del termine omoestasi, ha fatto sì che i fisiologi dopo Cannon attribuissero ulteriori significati al termine omeostasi ed utilizzassero questo termine nei modi più diversi. Ancora oggi, infatti, esso viene usato non solo per indicare le tre funzioni esposte in precedenza, ma anche per indicare altre proprietà dei sistemi complessi, che si sono venute delineando con lo studio dei sistemi auto-organizzantisi, quali quelle di equifinalità, di autonomia e di sopravvivenza del più adatto, come descritte di seguito.

Oggi il termine omeostasi può pertanto essere usato non solo nei significati indicati da Cannon, ma anche per indicare le proprietà dei sistemi auto-organizzantisi descritti di seguito ai numeri 4, 5 e 6.

4) *Equifinalità*. Con il termine equifinalità si indicano dei processi, degli eventi che, partendo da condizioni iniziali diverse, portano ad uno stesso stato comune: stati iniziali differenti conducono ad un medesimo stato finale. Questo termine è nato con la fisica termodinamica, come descrizione del fatto che tutti i sistemi isolati, indipendentemente dalle condizioni iniziali di partenza, evolvono inesorabilmente verso l'equilibrio termodinamico (II legge della termodinamica).

In termini di rapporto tra "input" ed "output", o di causa ed effetto, il termine equifinalità indica che input o cause diverse possono avere lo stesso output od effetto.

An example of equifinality can be found in the biological phenomenon of homeostasis: even for different outside conditions an organism succeeds to maintain an equilibrium value for certain parameters which determine its survival. E.g: a warm-blooded animal will maintain a constant body temperature even though the temperature of the environment changes drastically: distinct external temperatures (input) lead to the same internal temperature (output) [16].

Una rappresentazione grafica di equifinalità la si trova nella Fig. 32, a pagina 78, riprodotta dal lavoro di von Bertalanffy, in cui si mostra come tre diverse variabili, nonostante le diverse traiettorie, raggiungono il medesimo stato stazionario finale.

Il termine omoestasi contiene in sè questo significato di equifinalità. Infatti, dire che un processo è omeostatico equivale a dire che sappiamo con certezza che, qualunque cosa capiti, condurrà allo stato di equilibrio, come descritto nell'esempio riportato per la temperatura corporea.

Questa inesorabilità del fine annette al termine omeostasi un significato finalistico, teleologico, che svaloriza l'uso del termine [8]. In condizione di salute, infatti, come anche sottolineato da Cannon stesso [6], tutti i processi fisiologici possono essere visti come omeostatici perché, prima o poi, conducono alla stabilità della funzione. Se in condizioni fisiologiche tutto è omeostatico, ne deriva che ogni stato patologico è eterostatico, e ciò non contribuisce alla comprensione della fisiopatologia [8].

5) *Autonomia del sistema biologico*. Qui il termine "autonomo" è utilizzato dalla cibernetica per indicare quei sistemi che funzionano indipendentemente dalle condizioni ambientali, cioè quei sistemi che sono autonomi dall'ambiente.

È noto che esistono sistemi aperti che scambiano informazioni con il loro ambiente, ma che questi scambi sono limitati o ristretti o filtrati da quelle parti che costituiscono i limiti del sistema e nello stesso tempo anche le superfici di contatto tra sistema ed ambiente. Queste parti che trasducono i segnali ambientali per essere interpretati dal sistema e che limitano il sistema stesso possono essere chiamate con il temine generico di confini (*boundaries*) del sistema. Questi sistemi non rispondono direttamente ad ogni stimolo proveniente dall'ambiente. Il loro comportamento è causato in parte dall'informazione in ingresso ed in parte dall'informazione proveniente dall'organizzazione interna del sistema stesso. Questi sistemi possono essere definiti anche sistemi auto-organizzantisi, poiché i processi e gli eventi che avvengono entro i loro confini non sono controllati od organizzati da agenti esterni ma, almeno parzialmente, dal sistema stesso [16].

Sappiamo però che, anche se un sistema non è completamente controllato dal suo ambiente, può essere distrutto da fluttuazioni ambientali eccessive. Allora un sistema viene detto "autonomo" solo quando possiede dei meccanismi interni che gli danno la possibilità di contrapporsi efficacemente alle influenze distruttive ambientali e che gli permettono di controllare e di mantenere i propri confini. Mantenere i propri confini significa mantenere la distinzione e la separazione dall'ambiente cioè, e questo è fondamentale, mantenere *la propria identità*. Un sistema simile, oltre che autonomo può essere chiamato anche autopoietico, perché lui stesso produce i propri confini e pertanto anche la propria identità ed il proprio sè stesso [16].

Pertanto, identità personale, autopoiesi ed autonomia sono tre modi diversi ma interconnessi di descrivere il sistema biologico aperto che è l'uomo.

L'indipendenza di un sistema biologico nel suo complesso fà parte delle prime definizioni di stabilità della matrice fluida data da Bernard come condizione indispensabile di vita libera ed indipendente. E questo è il motivo per cui, ritornando al tema principale di questo paragrafo, il termine omeostasi viene usato talora anche per indicare la separazione e l'indipendenza dell'organico dall'ambiente, cioè la sua autonomia.

6) Selezione naturale, evoluzione e sopravvivenza del più adatto. In generale possiamo sostenere il seguente principio: nel rapporto tra un sistema che può mostrare variazioni nella sua organizzazione interna ed un ambiente esterno che esercita una "pressione selettiva" sul sistema, si svilupperanno e si manterranno solo quelle configurazioni che sono appropriate (*fit*) o adatte all'ambiente: *the survival of the fittest* (la sopravvivenza del più adatto).

Queste configurazioni, oltre ad essere appropriate, saranno anche stabili, perché la struttura interna di un sistema deve essere stabile se il sistema vuole sopravvivere. Il problema della selezione naturale e dell'evoluzione diventa pertanto un problema di adattamento, e questo può essere ridotto all'esistenza di relazioni stabili tra il sistema ed il suo ambiente [17].

Questo set di relazioni stabili viene talora ancora descritto dal termine omeostasi, perché le relazioni con l'ambiente sono governate dai sistemi regolatori interni, tra cui il sistema neuroumorale, la cui stabilità garantisce pertanto la sopravvivenza del più adatto e l'evoluzione.

Il significato del termine adattamento, in questo caso è più ampio di quello usato al punto 3) precedente. Qui il riferimento è la serie di eventi che comporta la selezione naturale di un certo tipo di organizzazione, mentre in precedenza adattamento si riferiva semplicemente alla stabilità di un tipo di risposta viscerale e di un dato comportamento ad un certo, preciso stimolo ambientale.

Passando in rassegna i diversi modi d'uso del termine omeostasi, ci si rende conto della varietà e diversità dei significati che gli sono stati attribuiti e di come il riferimento originario alla stabilità della variabile sia stato pressoché perso. Ne consegue che, quando si usa questo termine, se contemporaneamente non se ne esplicita l'uso che se ne vuole fare, è molto probabile che esso generi imprecisione ed incertezza. E questo è il motivo principale per cui il termine omeostasi è stato oggetto di critiche, oltre che da parte mia [8], anche da G. Moruzzi [9].

Infine è utile sottolineare il fatto che in tutti i modi d'uso soprariportati il termine omeostasi si riferisce direttamente o indirettamente, implicitamente o esplicitamente, a quello di stabilità di una variabile, di una funzione o dei rapporti tra sistema vivente ed ambiente. Ciò ha portato a giustificare l'uso di questo termine come sinonimo di stabilità, anche se ancora non sappiamo in che cosa consiste questa stabilità.

Da queste considerazioni diventa evidente che il problema della stabilità della variabile e del sistema vivente, in tutte le sue possibili manifestazioni e nei diversi ambiti temporali in cui si manifesta, necessita di essere riconsiderato dall'inizio, cioè dai termini in cui era stato posto da Bernard. Cioè si deve ritornare, innanzitutto, a dare una chiara definizione di cosa intendiamo per stabilità biologica ed a verificare se effettivamente esista e come si debba procedere per misurarla.

Già alla fine dell'800, parlando di sistema vivente, ambienti interno ed esterno, Bernard introduceva i primi concetti ed elementi di teoria dei sistemi. Ed è proprio dalla teoria dei sistemi, pertanto, che è necessario ripartire. Questo infatti è il bagaglio di conoscenze che ci permette di definire il sistema e le sue relazioni con l'ambiente in modo adeguato e preciso.

Nel capitolo successivo prenderemo pertanto in considerazione gli elementi della teoria dei sistemi che oggi è necessario conoscere per impostare ed affrontare il problema della stabilità dell'ambiente interno del sistema vivente.

Con questi strumenti sarà possibile dissecare accuratamente tutti i significati in cui è stato usato il concetto di stabilità, attribuendo ad ognuno di essi la giusta dimensione e collocazione nell'ambito dello studio dei rapporti tra un sistema ed il suo ambiente.

Questo lavoro pertanto è indirizzato ad affrontare il tema della costanza o stabilità della variabile della matrice fluida, proprio come originariamente enunciato da Bernard, e della sua misurazione.

Solo nel Capitolo 7 si affronterà il problema della regolazione neuroumorale, cioè di come l'azione del sistema nervoso autonomo controlla la stabilità della variabile e di come, tramite le sue principali divisioni, può modificare la stabilità degli stati funzionali.

Capitolo 2
Sistema e variabili

2.1 Sistema

Un sistema, dal punto di vista matematico, è un insieme di elementi tra di loro correlati [18]. Dal punto di vista fisico è un insieme di elementi o di oggetti che possono intereagire tra di loro in modo regolare, così da formare un tutto uniforme [19]. Sempre dal punto di vista fisico-chimico, un sistema può essere un motore, una cellula elettrochimica ed un recipiente dove avvengono reazioni chimiche.

A questo punto è necessario tener presente che ogni sistema, una volta definito, è sempre posto in un ambiente specifico. Quando non diversamente specificato, per ambiente del sistema si intende sempre il nostro pianeta con la sua atmosfera, i quali vengono interpretati e modellati come un infinitamente ampio e stabile serbatoio termico [20].

Scendendo dal generale ad un caso più particolare, la scienza termodinamica si è da sempre interessata ai sistemi classificandoli in tre diversi tipi: 1) sistemi *isolati* (che non scambiano nè energia nè materia con l'ambiente circostante (Fig. 1)); 2) sistemi *chiusi* (che scambiano calore ed energia meccanica, ma non materia con l'ambiente circostante (Fig. 2); 3) sistemi *aperti* (che scambiano sia materia sia energia con l'ambiente esterno) (Fig. 3) [13]. Il sistema biologico, il vivente, dal punto di vista termodinamico è un sistema aperto perché scambia energia, materia, ed informazione con il suo ambiente [10-12, 21-23].

Può essere interessante, a questo punto, considerare la definizione di sistema data dalla cibernetica di Asbhy [24], cioè dal particolare della termodinamica; facciamo un passo indietro e ritorniamo alla descrizione più generale possibi-

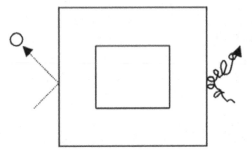

Fig. 1. Rappresentazione schematica di un sistema isolato: l'energia (freccia a destra) e la materia (freccia a sinistra) non possono né entrare né uscire. (Modificata da [12])

le di sistema data dalla cibernetica, la quale studia i rapporti tra le parti che costituiscono qualunque tipo di sistema, cioè studia la complessità [24].

Per la cibernetica, un sistema è un insieme di parti che costituisce un tutto. Quello che è importante considerare è che l'insieme delle parti o delle variabili che costituiscono un sistema può essere considerato un insieme finito, ma costituito da un numero praticamente infinito di variabili. Per esempio se il nostro sistema è un pendolo il nostro primo impulso è quello di dire: "Il sistema è quella cosa là". Questo metodo ha però uno svantaggio di fondo, quello cioè che *ogni oggetto contiene non meno di una infinità di variabili, e pertanto di possibili altri sistemi o sottosistemi*. Il pendolo concreto, per esempio, ha non solo una lunghezza ed una posizione, ma anche massa, temperatura, conduttività elettrica, struttura cristallina, impurità chimiche, tracce di radioattività, velocità, forza tensile, umidità superficiale, contaminazione batterica, elasticità, forma, gravità specifica, etc. [24].

La proposta di studiare tutte queste variabili e di misurarle non è ovviamente realistica, ed in realtà non viene mai seguita (questa considerazione merita una breve elaborazione in campo filosofico, che viene proposta nel paragrafo posto in riquadro a fine capitolo).

Quello che invece viene fatto è di estrarre dal numero infinito di variabili di

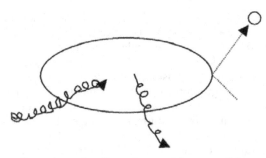

Fig. 2. Rappresentazione schematica di un sistema chiuso: scambia energia ma non materia con l'ambiente. (Modificata da [12])

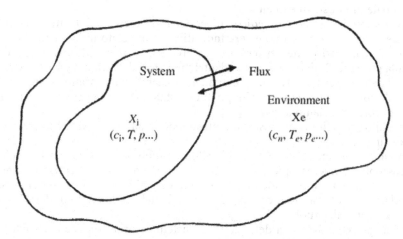

Fig. 3. Rappresentazione schematica di un sistema aperto che scambia materia, energia ed informazione con l'ambiente. Le variabili interne del sistema vengono indicate dalla lettera X_i, dove il pedice i sta per interne, mentre le variabili ambientali vengono indicate con X_e, dove il pedice e sta per esterne. c, concentrazione; T, temperatura; P, pressione. (Da [11], con permesso)

un sistema, quelle variabili che maggiormente sono indicative dello stato di un sistema, o che sono indicative di tutti i comportamenti più interessanti di questo sistema. Ecco che allora la definizione di sistema diventa:

a set of variables selected by an observer, so related or connected to form a unity or organic whole (un insieme di variabili selezionato da un osservatore, così strettamente correlate e connesse da costituire un tutto organico) [25].

Questo processo viene regolarmente seguito nell'ambito biomedico. In Medicina abbiamo imparato a selezionare le variabili più significative e più indicative del funzionamento, per esempio, degli organi viscerali. Una cartella clinica riporta quelle variabili, e solo quelle, che per conoscenza ed esperienza riteniamo essere di rilevante interesse per la pratica medica.

Come si selezionano queste variabili? Il pensiero scientifico seleziona le variabili che possiamo definire a valore *singolare*, cioè che descrivono l'azione di una causa e di una sola o di un solo effetto. Più una variabile è *singleness*, cioè ha proprietà specifiche, più è significativa.

La conseguenza di questa selezione delle variabili è che, dopo di ciò, il sistema può essere definito non da una infinità di variabili, ma solo da quelle che abbiamo selezionato e che hanno proprietà singolari [24].

Pertanto, la definizione di sistema non è più una lista di tutte le variabili, ma una lista specifica solo di quelle variabili dell'oggetto che riteniamo più significative (in questo senso il procedimento scientifico può essere inteso come un approfondimento di ciò che facciamo tutti i giorni, cioè la selezione delle variabili più importanti per l'uso quotidiano degli oggetti e per l'identificazione individuale di noi stessi e degli altri).

Un esempio in campo biomedico può essere rappresentato dall'attuale ricerca delle variabili che possono essere indicative di uno stato infiammatorio sia del circolo coronarico che periferico, e che predisporrebbero alla arteriosclerosi. Dalla proteina C, all'omocisteina'ad altri mediatori dell'infiammazione, la ricerca si delinea per l'identificazione di quelle variabili che possano essere messe in relazione univoca con lo sviluppo di uno stato infiammatorio delle arterie (a cui ancora non siamo arrivati) [26].

Per cui ogni definizione di sistema presuppone una lista di variabili con valore di singolarità.

Da ciò deriva anche che per ogni livello di studio del sistema, per esempio macroscopico e microscopico, le variabili da prendere in considerazione sono diverse e non sempre coincidenti. Non solo le variabili ma anche le dinamiche e le relazioni tra le variabili cambiano a seconda del livello scelto di descrizione del sistema allo studio.

Infine, per completare la definizione di sistema è utile considerare anche i seguenti aspetti:

1) Se la definizione di sistema implica l'osservazione da parte di un soggetto, questa a sua volta implica anche che sia dipendente dalla percezione o dalle capacità percettive dell'osservatore. Da ciò deriva che una definizione alternativa di sistema è:

a perception of an observed object. This will be different for different observers (la percezione di un oggetto osservato. Questa sarà diversa per osservatori differenti) [25].

Questa definizione che implica la percezione e che ci dà la possibilità di connetterci alla fenomenologia, cioè alla filosofia della percezione, è rilevante in relazione alla pratica medica, quando questa si basi esclusivamente sull'esame obiettivo di un paziente effettuato da medici diversi. In questo contesto effettivamente si capisce come l'oggetto paziente possa essere molto semplicemente dipendente dalle capacità percettive degli osservatori e dalla disposizione all'osservazione dei singoli medici. Medici diversi porranno la loro attenzione su variabili diverse di un singolo paziente, in relazione alla loro preparazione, ai loro interessi, al modo di percepire la situazione clinica del paziente, etc.

2) Una terza definizione di sistema si ricollega alle conseguenze della percezione dell'oggetto. E precisamente se cerco di costruire un modello che si comporti esattamente nello stesso modo dell'oggetto da me osservato. Un modello diventa pertanto la ricostruzione di una rappresentazione *dell'oggetto percepito*, e non una copia esatta dell'originale. È ovvio che, a seconda delle variabili considerate, si possono costruire diversi modelli dello stesso oggetto o sistema. Un *modello* è pertanto una costruzione, un costrutto, di un osservatore, che simula e predice il comportamento di una porzione dell'ambiente, così come viene percepita dall'osservatore stesso [25].

3) Se il punto di partenza per la definizione non è un singolo osservatore, ma

il rapporto in generale tra noi e l'ambiente, allora la definizione di sistema diventa quella data da Gibbs, e cioè:

> Any portion of the material universe which we choose in thought from the rest of the universe for the purpose of considering and discussing the various changes which may occur within it under various conditions, is called a system (un sistema è ogni parte dell'universo materiale che noi isoliamo idealmente dal resto dell'universo allo scopo di considerare e di discutere i cambiamenti che possono accadervi in condizioni diverse) [25].

4) Infine, un sistema si descrive come *sistema dinamico* se cambia di stato nel tempo e se il passaggio da uno stato ad un altro è determinato da un insieme di regole precise.

> A dynamical system is a system that changes over time according to a set of fixed rules that determine how one state of the system moves to another state (un sistema dinamico è un sistema che cambia nel tempo seguendo regole precise che determinano il passaggio tra uno stato ed un altro) [27].

2.2 Sistema biologico

Un sistema vivente o biologico, essere umano o animale, è un sistema che dal punto di vista cibernetico può essere studiato come tutti gli altri sistemi che conosciamo, cioè come un insieme complesso formato da molteplici parti che interagiscono a formare un tutto unico.

Dal punto di vista termodinamico, il sistema vivente è un sistema termodinamico aperto che scambia energia, materia ed informazione con l'ambiente circostante, e proprio per questi scambi è in grado di accrescersi ed evolversi e di adattarsi ai cambiamenti ambientali [11, 12, 22].

La caratteristica fondamentale di un sistema aperto è che scambia materiali con l'ambiente e non solo energia e informazione. Una conseguenza termodinamica degli scambi, è che il sistema biologico è in grado di scambiare anche entropia con l'ambiente circostante. Nel presente lavoro non tratteremo né di entropia né di altre funzioni di stato termodinamiche, ma per chi fosse interessato, questi aspetti del problema sono esaurientemente trattati nei principali lavori di Prigogine.

Interessante è notare che la definizione di sistema biologico si basa fondamentalmente sulla descrizione di tre sole variabili principali, materia, energia ed informazione, e dei loro flussi da e per l'ambiente.

Questa definizione del sistema biologico non tiene conto di una caratteristica fondamentale del sistema uomo, del sistema biologico dei mammiferi e dei vertebrati in generale. Cioè che questi sistemi biologici posseggono anche un apparato muscolo-scheletrico, cioè un apparato locomotore, tramite il quale si possono muovere nell'ambiente. Ciò implica che, oltre all'aspetto termodinamico, il sistema biologico dovrebbe essere considerato anche da un punto di vista esclusivamente meccanico e delle forze meccaniche a cui è sottoposto o che incontra nel suo ambiente. Tra queste, una delle più importanti è sicuramente la forza di gravità.

Questo aspetto del problema verrà trattato nel presente lavoro solo quando se ne presenti la necessità, anche perché, fino ad oggi, non è ancora stato oggetto di studi teorici appropriati per delinearne le possibili implicazioni.

2.3 Stato di un sistema

Per "stato" di un sistema si intende ogni ben definita condizione o proprietà del sistema che può essere riconosciuta se si presenta più di una volta [24]. Uno stato è descritto dal valore che assumono le variabili, o la variabile, descrittive di quel determinato stato. Se le variabili descrittive di uno stato sono molteplici, costituiscono un insieme di variabili, un "set", il cui valore od insieme di valori è descrittivo dello stato. Pertanto lo stato di un sistema viene descritto come:

> The state of a system at a given instant is the set of numerical values which its variables have at that instant (lo stato di un sistema in un determinato istante è dato dall'insieme dei valori numerici che le variabili di stato hanno in quel preciso istante) [24].

Ogni sistema può presentarsi in numerosi stati possibili. Se il sistema è un sistema dinamico, la successione di stati può essere considerata a partire da quelle condizioni che vengono chiamate condizioni iniziali. La successione di stati a partire dalle condizioni iniziali viene detta traiettoria del sistema, che descrive una precisa successione di stati funzionali diversi detta varietà del sistema. Tutte queste caratteristiche degli stati di un sistema, varietà, condizioni iniziali, traiettorie, verranno descritte con maggiore precisione nei paragrafi seguenti.

Per il sistema biologico, uomo e animale, gli stati biologici macroscopici più caratteristici si osservano in corrispondenza dei comportamenti. Ad ogni comportamento corrisponde un preciso stato funzionale sia del sistema nervoso sia dell'apparato muscolo-scheletrico e dell'apparato viscerale. I comportamenti più frequenti possono essere considerati principalmente lo stato di sonno e lo stato di veglia. Nello stato di sonno si possono distinguere ulteriori stati, come il sonno senza movimenti oculari rapidi, detto sonno non-REM (NREM, *non-rapid eyes movements*), in cui si possono riconoscere fino a quattro stadi diversi, ed il sonno caratterizzato dalla presenza di movimenti oculari rapidi, detto sonno REM (*rapid eyes movements*). Nello stato di veglia si possono distinguere numerosi altri comportamenti, quali: la veglia rilassata (leggere il giornale in poltrona), l'assunzione della stazione eretta (*standing*), il camminare, l'esercizio muscolare di lieve e moderata intensità, l'esercizio muscolare strenuo, l'assunzione di cibo e bevande, il prendersi cura della propria persona (*grooming*), l'eliminazione dei prodotti di rifiuto (feci ed urine), l'attività sessuale, etc.

Ognuno di questi comportamenti presuppone un preciso stato funzionale sia del sistema nervoso sia degli organi viscerali, che usualmente si accompagna ad un tipico modo di funzionare del sistema, indicato dal termine inglese *pattern*, traducibile in italiano con "modalità di funzionamento" [28]. Ogni comportamento presuppone pertanto una modalità particolare di organizzazione funzionale, cioè uno stato funzionale specifico, che viene identificato in base ai valori numerici che le variabili di stato assumono in quel determinato momento.

2.4 Variabile

Una variabile è ogni aspetto misurabile di un oggetto o, più precisamente, dell'oggetto allo studio, cioè di un sistema, che ad ogni istante può essere rappresentato da un valore numerico.

Se esiste un dubbio se una certa quantità sia o no una variabile, questo in genere viene risolto verificando se tale quantità può essere indicata da una lancetta su di un quadrante numerato. Tutte le variabili note possono essere rappresentate in questo modo:

> whatever quantity we say we are observing, the actual procedure nearly always ends in reading the pointer of some kind of indicator on a graduated scale or its equivalent (qualunque quantità stiamo osservando, la procedura seguita si conclude inevitabilmente con la lettura della posizione di un indicatore su di un quadrante numerato o suo equivalente) [24].

In Medicina sia i sintomi (esempio: il dolore) che i segni (esempio: la febbre) rilevati all'anamnesi ed all'esame obiettivo, sia i valori degli esami ematochimici riportati su di una cartella, che i risultati di esami strumentali come elettrocardiogramma (ECG), ecocardiogramma, radiografia del torace, etc., sono tutte variabili che descrivono lo stato del sistema paziente che stiamo studiando, cioè aspetti misurabili dell'oggetto.

Non solo si possono studiare le singole variabili e misurarle, quantificarle, ma si possono studiare anche i rapporti tra le singole variabili. L'esempio più semplice di rapporto tra variabili è lo studio di una funzione matematica, dove la funzione f(x) indica il tipo di rapporto in cui y, variabile dipendente, sta con x, variabile indipendente; per cui y = f(x).

Data la complessità dei sistemi biologici, le relazioni tra le diversi variabili raramente sono state codificate in leggi biologiche precise, preferendo, in genere, fare ricorso alla fisica e prendendo in prestito le leggi già descritte per i sistemi fisici. Esempi sono la legge di Poiseuille, che descrive il flusso viscoso e le resistenze del circolo ($P = 8\eta l \, / \, \pi \, r^4$), o quella di Stevino-Pascal che descrive la pressione idrostatica ($P = \rho gh$) [29].

Questo per confermare che, come è noto, le scienze biomediche si pongono come anello di congiunzione tra le scienze cosiddette esatte, come matematica, fisica e chimica, e le scienze cosiddette umanistiche, come psicologia, psicoanalisi e filosofia.

2.5 Vettore

Un vettore è, in termini generici, una variabile complessa la cui quantità non può essere indicata da una sola grandezza, ma richiede più valori numerici per essere descritta con precisione [24]. In ambito geometrico, queste grandezze sono: direzione, intensità e verso, mentre in altri ambiti le grandezze considerate possono essere diverse e più numerose. In matematica una grandezza vettoriale viene indicata usualmente con il simbolo in **grassetto** (bold) e come funzione di molteplici variabili, per esempio f(x, y, z, w, t), se il vettore in questione è caratterizzato, per esempio, da cinque grandezze.

In considerazione di ciò, mentre una variabile è detta modificarsi quando il suo valore cambia, per esempio da uno a due, o costante quando il suo valore rimane sempre uno, per un vettore o grandezza vettoriale il cambiamento è rappresentato dalla modifica di anche una sola delle grandezze che lo definiscono, nonostante le altre rimangano immodificate. In simboli, per il vettore definito in precedenza, il cambiamento può essere dato da f(x, y, z, w, h): la quinta dimensione del vettore è cambiata da t ad h, e pertanto il vettore è diverso, si è modificato.

Questa considerazione ne implica un'altra altrettanto importante, e cioè che un vettore è detto immodificato o stabile od in stato stazionario solo quando tutte le sue componenti sono immodificate; se una sola di esse si modifica, il vettore non è più in stato stazionario stabile [24].

Da quanto detto risulta che, poiché lo stato di un sistema è sempre descritto da un "set" di variabili, questo set può essere anche considerato un vettore o grandezza vettoriale.

Esempi biomedici. La funzione cardiaca è estremamente complessa, e più la sua valutazione è accurata, più accurate possono essere la diagnosi e la terapia. Per una valutazione funzionale del cuore abbiamo almeno bisogno di conoscere: pressione arteriosa sistemica (PA), frequenza cardiaca (FC), pressione venosa centrale (atrio destro), attività elettrica cardiaca (ECG), dimensioni delle camere cardiache (ecocardiografia), frazione di eiezione ed integrità del circolo coronarico (coronarografia); senza volerne sapere di più sul circolo periferico.

L'insieme delle variabili che misuriamo direttamente e di quelle raccolte tramite indagini strumentali, costituiscono il "set" di variabili che definisce normale o patologico il vettore "funzione cardiaca". È sufficiente che una tra tutte le variabili misurate esca dall'ambito di valori che definiamo normali per quella variabile, perché il "set" di variabili che descrive il vettore "funzione cardiaca" possa essere definito patologico.

Similmente possono essere definiti i vettori "funzione respiratoria" e "funzione renale".

A posteriori possiamo dire che essendo sistemi complessi a funzione altrettanto complessa non è stato possibile isolare una singola variabile con valore di *singleness* per il complesso della "funzione cardiaca", che fosse cioè indicativa della funzione cuore in tutta la sua complessità.

Molto utile in campo biomedico è anche la descrizione di una grandezza vettoriale "dinamica" rispetto alla grandezza vettoriale "statica". Per questa descrizione sarà molto utile l'esempio seguente: lo stato di una competizione, sia podistica che automobilistica, può essere descritto dalla relativa posizione che ciascun concorrente occupa in un preciso momento. La posizione di ciascun concorrente descrive una grandezza vettoriale, cioè lo stato in un tempo definito della corsa, che è un vettore dato dalla posizione di ciascun concorrente. In un tempo successivo alla prima osservazione, i diversi concorrenti possono occupare posizioni diverse rispetto a quelle già osservate. Se facciamo più osservazioni, diamo la descrizione di più stati della corsa che si succedono in tempi diversi, facciamo cioè una misurazione dinamica [24].

In campo biomedico tutto si modifica con il tempo, sia questo il tempo filogenetico (tempo della specie) ed ontogenetico (tempo individuale), od il tempo dei ritmi circadiani o eptadiani (settimana).

Il SNA è una parte del sistema nervoso il cui funzionamento è caratterizzato oltre che da grandezze definibili dal punto di vista statico, anche da ritmi ad ogni livello di considerazione. Tutta l'attività dei neuroni del SNA è ritmica, ed influenza ritmicamente l'attività degli organi innervati. La stessa considerazione si applica al sistema endocrino, la cui attività è anch'essa per lo più ritmica.

La funzione del SNA richiede pertanto una valutazione complessa che dà luogo ad un set di valori delle variabili alcuni dei quali si riferiscono a grandezze statiche, come per esempio la concentrazione delle catecolamine plasmatiche ed urinarie ed il singolo valore di pressione arteriosa, mentre altre presuppongono una valutazione della funzione del SNA nell'ambito del cosidetto dominio del tempo e della frequenza, come lo studio della variazione di pressione arteriosa e frequenza cardiaca nelle 24 ore, e l'analisi spettrale dei principali ritmi presenti nella spontanea oscillazione delle variabili, come PA e FC, ed indicativi di preponderanza di attività simpatica e parasimpatica. Pertanto il ritmo, cioè la successione ordinata di eventi nel tempo, è anch'esso una variabile che descrive l'oggetto sistema nervoso di estrema importanza.

2.6 Varietà (*variety*) e costrizioni (*constraints*)

Come accennato in precedenza, ogni sistema può presentarsi in numerosi stati che, per quanto concerne il sistema biologico, definiamo stati funzionali. L'insieme degli stati in cui un sistema si può presentare può essere rappresentato graficamente in quello che viene chiamato lo "spazio-di-stato" del sistema, le cui dimensioni, indicate dal numero "n", sono tante quante sono le variabili che prendiamo in considerazione. Il numero di possibili stati, non di dimensioni, è il "volume" dello spazio-di-stato. Più elevato è il numero di stati funzionali possibili e più ampio è il volume dello spazio-di-stato (descritto nei paragrafi seguenti).

Per descrivere l'ampiezza di questo volume si usa anche la misurazione della varietà di espressioni funzionali di un sistema. Come si definisce allora la varietà?

La varietà è la misura del numero di stati funzionali distinti in cui un sistema potrebbe trovarsi e si indica con V (lettera vi maiuscola) [24]. L'insieme degli stati possibili in cui un sistema potrebbe trovarsi si indica con la lettera S (lettera esse maiuscola).

In che unità si misura la varietà e come?

Per convenzione, in cibernetica la varietà viene espressa come il logaritmo in base due del numero degli stati funzionali distinti, e l'unità di misura così calcolata viene chiamata "bit". Perciò:

$$V = \log_2 (|S|) = \text{numero bit}$$

con S = numero dei possibili stati [24, 25].

Per esempio, il sistema biologico uomo sano si può presentare fondamentalmente in due stati funzionali diversi: il sonno e lo stato di veglia. Essendo questi stati funzionali in numero di due il logaritmo in base due, di due è uguale ad uno, e pertanto la V è di un bit.

Sia nel sonno sia nella veglia il sistema si può presentare in tanti altri stati diversi. L'insieme sonno e l'insieme veglia, che possono presentare pertanto numerosi sottoinsiemi. Per esempio, lo stato di veglia può essere: veglia rilassata, veglia con esercizio muscolare lieve o intenso, assunzione di cibo e bevande, attività sessuale, etc. Lo stato di sonno può essere sonno non accompagnato da movimenti oculari rapidi, cioè sonno NREM, e sonno con movimenti oculari rapidi, sonno REM, quest'ultimo caratterizzato dalla presenza di attività onirica. Il sonno NREM può a sua volta presentarsi in quattro stadi diversi, in relazione alla profondità del sonno stesso e alla predominanza di tipi diversi di attività elettroencefalografica. Da ciò risulta che la V degli stati del sonno e della veglia è molto elevata, ciascuno di questi potendosi presentare in stati funzionali diversi tra di loro.

La definizione della varietà degli stati funzionali e della sua misura ci permette di definire anche la misura complementare della varietà che è la *costrizione* (*constraints*), che viene indicata dalla lettera C maiuscola.

La costrizione è una misura della riduzione di varietà di un sistema.

Se la varietà degli stati funzionali che un sistema mostra nella attualità è più piccola della varietà di stati che possiamo immaginare per quel sistema, allora il sistema allo studio viene detto costretto, o mostra delle costrizioni. Ciò significa che il sistema non può usare tutta la libertà che sembra essere a sua disposizione poiché qualche controllo o relazione tra le parti interne, o fattori esterni, proibiscono certe combinazioni di valori tra le variabili. Pertanto la C si definisce come: *la differenza tra la varietà massima possibile di un sistema e quella osservata nell'attualità*:

$$C = V_{max} - V_{att}$$

Esempio: un cuore denervato ed un cuore trapiantato mostrano una sorprendente stabilità di frequenza di contrazione. Se sottoposti a stimoli sia di natura interna sia provenienti dall'esterno, modificano solo raramente la frequenza cardiaca, e solo se sottoposti a stimoli di intensità estrema. Pertanto la varietà degli stati funzionali di un cuore trapiantato è molto inferiore a quella di un cuore normale. Si può dire che il sistema con cuore trapiantato è un sistema costretto, nelle sue espressioni funzionali, dalla mancanza di una adeguata innervazione, e che l'innervazione cardiaca garantisce la varietà delle risposte e degli stati funzionali.

Altrettanto evidente è un esempio in ambito clinico: i farmaci bloccanti il sistema adrenergico, come sono i beta-bloccanti, o quelli che antagonizzano i recettori muscarinici, come l'atropina, limitano l'espressione funzionale dell'organo innervato. Anche il blocco farmacologico più o meno selettivo di una divisione del SNA limita la varietà funzionale degli organi innervati.

Sotto l'effetto di questi farmaci il sistema è costretto: sotto l'effetto di beta-bloccanti la FC non può aumentare oltre certi valori, mentre sotto l'effetto di atropina la FC di base è elevata e non può più diminuire al di sotto di certi valori, per esempio 90 battiti/min.

Un esempio di costrizione è illustrato nella Fig. 4, che mostra le variazioni di PA e FC in un soggetto durante il cambiamento di posizione, da supino a in piedi, cioè illustra gli effetti cardiovascolari dell'assunzione della stazione eretta, prima (Fig. 4a) e dopo (Fig. 4b) infusione endovenosa di atropina, cioè prima e dopo blocco dei recettori muscarinici.

Come è evidente dalla Fig. 4, oltre all'effetto di aumentare la frequenza cardiaca di base per il blocco del vago efferente al nodo del seno, l'atropina annulla le fluttuazioni della FC, sia quelle immediate sia quelle che seguono la flut-

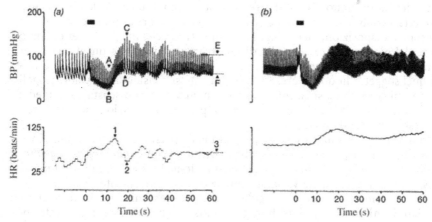

Fig. 4. Risposte di PA e FC immediate (breve controllo iniziale fino alla prima parte dello stato stazionario in ortostatismo) all'assunzione della stazione eretta (segnata da un tratto nero sopra la traccia della pressione) prima, pannello **a**, e dopo, pannello **b**, somministrazione di atropina. La traccia in alto corrisponde alla PA in mmHg (BP), quella in basso alla FC in battiti/minuto (HR). Le frecce indicano il momento in cui le variabili raggiungono i valori massimi e minimi utilizzabili per la quantificazione della risposta: A, minimo sistolico durante il cambiamento di posizione; B, minimo diastolico; C, rimbalzo di PA sistolica quando il soggetto è già in stazione eretta; D, massimo diastolico; E, PA sistolica dopo un minuto dal cambiamento di posizione; F, PA diastolica dopo un minuto; 1, massima FC; 2, minima FC; 3, FC dopo 1 minuto di stazione eretta; BP, *blood pressure*; HR, *heart rate*. (Da [30], con permesso, © the Biochemical Society)

tuazione iniziale. Dopo atropina le variazioni di frequenza cardiaca osservabili, cioè l'aumento compreso tra i 10 ed i 30 sec, sono dovute esclusivamente all'aumento del tono simpatico. Il blocco colinergico aumenta le costrizioni a cui il sistema cardiovascolare è sottoposto e la varietà di espressione degli stati funzionali diminuisce. Questo aumento delle costrizioni è indirizzato soprattutto sulla FC e meno sulla PA, che sembra non essere modificata nella sua risposta alla variazione di posizione.

La varietà delle espressioni funzionali è strettamente connessa con il termine "informazione", che a sua volta possiede interessanti connessioni con le funzioni di stato dei sistemi, come l'entropia. Questo percorso, per chi lo desiderasse, può essere approfondito seguendo le tracce indicate in "Principia Cybernetica web" [25].

2.7 Variabilità

In alcuni casi la variabile che si prende in considerazione non è propriamente un aspetto implicito nel singolo oggetto, ma nel campione di oggetti che includiamo in un insieme particolare. In questo caso la variabilità di un insieme indica di quanto un determinato valore proprio di un oggetto si discosta dalla media dei valori dell'insieme stesso [24].

Per esempio, la registrazione della pressione arteriosa nelle 24 ore può mostrare dei valori molto diversi di pressione arteriosa sistolica. Volendo misurare questa variabilità, si devono considerare tutti i valori di pressione sistolica che sono a disposizione per lo stato e per il periodo che interessa, per esempio le ore del giorno, e fare la media di questi valori. Si ottiene un numero, per esempio 125.76 mmHg, che indica la media della pressione arteriosa sistolica per quel soggetto in quelle ore. Successivamente si considerano i valori singoli di ogni misurazione e si calcola di quanto ogni valore si discosta dalla media stessa, ottenendo con ciò la varianza del campione e la deviazione standard dello stesso rispetto alla media.

La deviazione standard misura pertanto la dispersione del campione di valori a disposizione, e deve essere ovviamente intesa come *una proprietà dell'insieme* considerato e non della singola misurazione. La statistica dà, dunque, la possibilità di trovare delle variabili tipiche del comportamento di un insieme nel suo complesso e non delle singole parti che lo costituiscono. La deviazione standard è una tipica variabile di origine statistica che può essere utilizzata come descrizione di una proprietà degli insiemi di oggetti [24].

La *variabilità* non deve essere confusa con la *varietà* del campione, che si riferisce esclusivamente al numero di stati in cui si può trovare un sistema, senza nessun riferimento alla variabilità delle variabili descrittive di ogni singolo stato. Se si considerano due stati come il sonno e la veglia rilassata, la varietà è due, e questo due non dà alcuna indicazione sulla variabilità, per esempio, della pressione arteriosa in questi stati.

Inoltre, la variabilità, può non riguardare la *stabilità*. Uno stato stabile è in genere caratterizzato da scarsa variabilità delle variabili, ma anche uno stato instabile può presentare questa caratteristica, per esempio una variabile che presenta valori costanti al di fuori della norma o monotonicamente in aumento. Pertanto, varietà, variabilità e stabilità sono proprietà dell'oggetto o dell'insieme e ciascuna richiede una precisa descrizione non deducibile dal comportamento delle altre due proprietà.

Strettamente connessa alla definizione di variabile è quella di "parametro", che può essere considerato come un elemento che determina il valore numerico della variabile stessa. Una descrizione completa del termine "parametro" richiede però la conoscenza della notazione usata dalla cibernetica per descrivere una trasformazione, e pertanto questa descrizione verrà data nel capitolo sulla stabilità in cibernetica (Cap. 4).

2.8 Condizioni iniziali

Come detto in introduzione, la scienza cerca di spiegare i fenomeni regolari che sono presenti ed osservabili nel nostro ambiente e che una volta descritti diventano le cosiddette "leggi naturali". Gli elementi di un comportamento o situazione che non sono specificati da una legge scientifica precisa vengono compresi in un insieme che costituisce la categoria di eventi che indichiamo come *condizioni iniziali*. Perciò, nel periodo precedente la formulazione della teoria quantistica e considerando corrette le teorie della fisica meccanica classica, le condizioni iniziali insieme con le leggi della natura erano in grado di definire il comportamento di un oggetto nel suo complesso. Se avessimo bisogno di una maggiore precisione per descrivere il comportamento di un oggetto, allora i nuovi elementi che si possono aggiungere per meglio specificare questo comportamento sono condizioni iniziali aggiuntive, e non sono modifiche delle leggi di riferimento [3].

Da ciò risulta innanzitutto una netta separazione tra leggi fisiche e condizioni iniziali.

Inoltre risulta che le condizioni iniziali possono essere diverse e mutevoli sia in relazione all'oggetto a cui vogliamo applicare un certo tipo di leggi fisiche, sia alla situazione in cui studiamo un particolare oggetto.

Dalla netta separazione di queste due classi di eventi, operata per primo da Newton, risulta anche che, mentre le leggi fisiche descrivono una serie di eventi estremamente ordinati ed applicabili ad oggetti molto diversi, per esempio dal movimento di un pianeta intorno al sole alla traiettoria di un proiettile, le condizioni iniziali descrivono un insieme di eventi tra loro non necessariamente correlati, per lo più disordinati, probabilistici, e validi solo per un oggetto preciso. Questo almeno, in generale, per l'ambito di studio della fisica.

Un esempio di condizioni iniziali è dato dal grafico mostrato in Fig. 5. Il punto nello spazio-di-fase indicato dalle coordinate (p_0, q_0), indica le condizioni in cui si trova l'oggetto al momento di iniziare la nostra osservazione e prima di iniziare il suo movimento nello spazio, descritto dalla traiettoria nello spazio-di-fase. Il punto (p_0, q_0), indica la posizione dell'oggetto ed eventualmente il suo momento (massa e velocità). Queste coordinate del punto (p_0, q_0), descrivono le condizioni iniziali di osservazione che, per essere tali, devono però essere misurate, cioè descritte da valori numerici i più esatti possibili. La definizione di "condizioni iniziali" presuppone cioè l'atto di misurazione di variabili precise dell'oggetto, come per esempio la velocità e la posizione. Se queste condizioni iniziali, valide per un oggetto preciso, vengono connesse a delle leggi fisiche che descrivono la dinamica, cioè il movimento degli oggetti nel tempo e nello spazio, come le leggi della dinamica, queste connetteranno il valore numerico delle misurazioni effettuate in un determinato tempo, per esempio al tempo iniziale, ai valori che le variabili assumeranno in un tempo successivo, o che avrebbero potuto avere in un tempo precedente. In altre parole il valore predittivo di queste leggi nel descrivere la dinamica degli oggetti è valido ed immutato sia che il tempo scorra dal presente verso il futuro sia che scorra dal presente verso il passato. Queste sono leggi fisiche deterministiche della meccanica, e si basano sul principio che cause uguali hanno stessi identici effetti [31, 32].

Detto questo possiamo definire le *condizioni iniziali* come *i valori che le misurazioni di un oggetto o sistema, scelte ed appropriate per quel determinato oggetto o sistema, assumono in un dato momento, che consideriamo il primo di tanti altri momenti successivi, e che chiamiamo momento iniziale* [31, 32].

Il concetto di condizioni iniziali è strettamente connesso ai concetti di determinismo e di caos. Poiché il determinismo rimanda a sua volta al rapporto di causa-effetto, rapporto cruciale per tutta la scienza occidentale compresa la Medicina, è importante conoscere con precisione il significato di questo termine. In appendice è riportata la traduzione letterale di quanto contenuto in un file [31], che descrive in termini semplicissimi sia il determinismo che il caos, e che richiede solo di essere letta, perché il significato di questi termini diventi chiaro una volta per tutte (per approfondimenti si veda anche [32]).

2.9 Spazio-di-fase (*phase space*)

Non sempre in fisica il piano cartesiano viene usato per rappresentare l'andamento delle variabili in funzione del tempo. In genere, i grafici a due dimensioni che interessano i fisici sono quelli in cui una variabile del grafico rappresenta la posizione di un oggetto o di una particella, mentre l'altra rappresenta la
velocità associata ad una data posizione. Cioè se una variabile (x, per esempio)
rappresenta la posizione orizzontale, l'altra (y, per esempio) rappresenta la velocità dell'oggetto o particella in considerazione. Alternativamente, invece della velocità lineare viene rappresentata la velocità angolare di una particella in
movimento circolare. In questi casi il grafico a due dimensioni è uno spazio
astratto, ipotetico, chiamato spazio-di-fase (*phase space*), cioè uno spazio in cui
si rappresenta la velocità associata ad una data posizione. Questi grafici danno
una visione complessiva del movimento (posizione e velocità) che, pur essendo
una visione astratta, è uno strumento molto potente per studiare il movimento
di un corpo in generale [14]. Un esempio di questo tipo di rappresentazione è
riportato in Fig. 5.

Una singola soluzione del sistema nel piano q,p, con q = posizione e p = velocità, è rappresentato da una curva, chiamata curva di soluzione o tragitto
(*path*) o alternativamente *traiettoria*. Se la traiettoria è la traiettoria di un corpo che si muove, il punto (p_0, q_0) indica l'inizio della traiettoria e corrisponde al
valore che le variabili hanno nel momento in cui si comincia a studiarne i rapporti; descrive, cioè, quelle che vengono chiamate le condizioni iniziali di osservazione [14].

Un altro esempio di studio nello spazio-di-fase è offerto dalla descrizione
della oscillazione armonica. In questo caso invece delle variabili p_0, q_0 usiamo
v ed y, dove y indica la variabile posizione e v la variabile velocità. Il grafico diventa un piano che rappresenta la funzione v = f(y), cioè la velocità in funzione della posizione.

In questo caso la variabile indipendente è y.

Un esempio di questo tipo di rappresentazione è dato dalla oscillazione armonica, come mostrato nella Fig. 6.

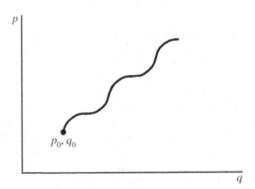

Fig. 5. Traiettoria in spazio-di-fase. Lo stato dinamico è rappresentato da un punto nello
spazio-di-fase (p_0, q_0). L'evoluzione temporale è descritta da una traiettoria che origina al
punto iniziale (p_0, q_0). (Da [14], con permesso, © Odile Jacob)

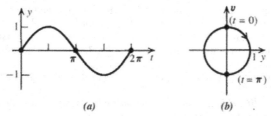

Fig. 6. Grafico di una oscillazione armonica: a) nel piano ty, in funzione del tempo; b) nel piano-di fase vy. Qui il senso positivo di aumento del tempo è indicato dalla freccia sulla circonferenza. (Da [33], con permesso)

Nella Fig. 6a è rappresentata l'ampiezza dell'oscillazione armonica in funzione del tempo, in cui t = tempo e y = posizione.

Nella Fig. 6b è rappresentata l'oscillazione armonica nello spazio-di-fase, cioè nel piano descritto da posizione (y) e velocità(v) con esclusione della variabile tempo. Quando rappresentata in spazio-di-fase una oscillazione armonica diventa una circonferenza. Per i sistemi che oscillano periodicamente questa circonferenza potrà anche essere descritta come ciclo-limite, che, come vedremo in seguito, è un tipo particolare di stabilità dinamica. Questo tipo di rappresentazione offre il vantaggio di mostrare il comportamento di un sistema in tutta la sua complessità, per cui è possibile individuare dei tipi generali di comportamento e descriverli. Anche se il tempo non è esplicitamente rappresentato in questi grafici, il senso sulla traiettoria di un aumento del tempo, chiamato il senso positivo, può essere indicato semplicemente da una freccia [33, pp. 162-163 e p. 168 e seguenti].

Questo metodo di rappresentazione grafica, iniziato con la descrizione della velocità annessa ad una posizione, è stato esteso sia dalla cibernetica che dalla fisica e dalla matematica, alla descrizione dei rapporti tra le variabili che descrivono lo stato di un sistema, anche se queste non sono posizione e velocità. Per cui si è passati dallo studio della velocità annessa ad una posizione allo studio dei rapporti tra le variabili, indipendentemente dal loro andamento nel tempo, ed indipendentemente dalla loro posizione e velocità. In tutti questi casi, come anche nel precedente, il termine spazio-di-fase indica quello spazio del piano in cui vengono rappresentate le varie fasi dei rapporti tra due o più variabili qualunque, con esclusione della variabile tempo.

Questa estensione dell'uso dello spazio-di-fase, dalla fisica meccanica al rapporto tra le variabili di qualunque sistema, è descritto per le variabili che descrivono un vettore, nel paragrafo seguente, tratto da Ashby [24, pp. 37-38].

Quando i componenti di un vettore sono variabili numeriche, le trasformazioni possono essere mostrate anche in forma geometrica, e questo modo di illustrare talora mette in risalto delle proprietà che il metodo algebrico non sempre riesce ad illustrare con completezza.

Come esempio di questo metodo, consideriamo la trasformazione:

$$x' = 1/2\ x + 1/2\ y$$
$$y' = 1/2\ x + 1/2\ y$$

... In un piano cartesiano, ciascun vettore, come per esempio il vettore a due componenti (8,4) può essere rappresentato dal punto le cui coordinate sull'asse delle x sono uguali ad 8, e le coordinate sull'asse delle y uguali a 4. Questo stato del sistema è pertanto rappresentato inizialmente dal punto P della Fig. 7, al quadrante contrassegnato da I.

La trasformazione cambia il vettore in (6, 6), e perciò lo stato del sistema cambia da P a P'...

Questo spazio a due dimensioni in cui gli operandi e le trasformazioni possono essere rappresentati da punti è detto lo spazio-di-fase del sistema (...).

Nel quadrante II della stessa figura è mostrato un numero sufficiente di frecce per specificare cosa generalmente succede quando ognuno dei punti subisce la trasformazione. Qui le frecce mostrano gli altri cambiamenti che sarebbero occorsi se altri stati diversi dal (8,4) fossero stati presi come operandi. È facile vedere e provare geometricamente che tutte le frecce sono date da un'unica regola: per ogni punto come operando tracciare le frecce a 45° a sinistra e verso l'alto (oppure verso il basso a destra) fino ad incontrare la diagonale rappresentata dalla linea y = x.

Possiamo finalmente vedere l'utilità della rappresentazione nello spazio di fase (quadrante II), poiché tutte le traiettorie del sistema possono essere viste a colpo d'occhio, come se fossero congelate in una singola immagine. Capita spesso che questa rappresentazione mostri delle particolari proprietà o che sia di sostegno a qualche nuova interpretazione, là dove la forma algebrica non avrebbe contribuito a risolvere il problema.

Questa rappresentazione nel piano è possibile solo quando il vettore ha almeno due componenti. Quando ne ha tre, la rappresentazione di un modello a tre dimensioni, un disegno prospettico, è spesso ancora utile. Quando il numero di componenti eccede tre, una rappresentazione non è più possibile, ma rimane il principio, e uno schizzo che rappresenti questa struttura a molteplici dimensioni può essere ancora molto utile, specialmente quando ciò che è significativo sono le proprietà generali topologiche, piuttosto che le proprietà del dettaglio [24].

Lo spazio-di-fase mostra, pertanto, quali sono i rapporti tra le variabili e come variano, indipendentemente dal loro variare rispetto al tempo. Queste variazioni mostrano, per esempio, che quando una variabile aumenta l'altra diminuisce sempre, oppure che aumentano sempre insieme, e può mostrare l'incremento di una rispetto all'incremento dell'altra, etc.

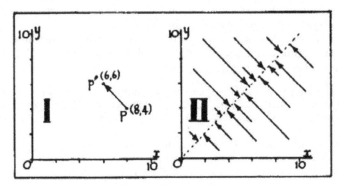

Fig. 7. Spiegazione nel testo. (Da [24], con permesso, © The Estate of W. Ross Ashby)

Per correttezza, quando le variabili rappresentate sono solo due, invece di spazio-di-fase si dovrebbe parlare di piano-di-fase [33].

If a process can be described by two key variables, then the relationship may be plotted 2 dimensionally - in the phase plane (Se un processo può essere descritto da due variabili cruciali, allora la relazione può essere rappresentata graficamente in due dimensioni nel piano-di-fase) [25].

In realtà, per semplificare e generalizzando, è entrato nell'uso comune parlare di spazio-di-fase anche quando le dimensioni, le variabili utilizzate sono solo due.

L'utilità della rappresentazione grafica dei rapporti tra le variabili indipendentemente dal tempo, ha dato origine a molteplici studi sull'andamento delle funzioni nello spazio-di-fase, diventato uno strumento molto interessante in fisica e in matematica per descrivere la stabilità o instabilità dei sistemi [10, 11]. È su questo approccio che si basa infatti la descrizione dei punti critici e, di conseguenza, di un attrattore, come si vedrà in modo più dettagliato nel Capitolo 4 e nel Capitolo 5, dove la descrizione dei punti critici sarà utilizzata per descrivere la stabilità degli stati funzionali (per la descrizione matematica completa di questi argomenti si veda [33, pp. 162-163 e p. 168 e seguenti]).

Come si vedrà di seguito, la rappresentazione grafica dei rapporti tra le variabili nello spazio-di-fase è già da tempo in uso in Medicina e Biologia, anche se non risulta che queste rappresentazioni siano mai state denominate come tali.

Le più famose rappresentazioni in spazio-di-fase di variabili biologiche, nell'ambito cardiovascolare e del sistema nervoso autonomo, sono il loop volume-pressione del ventricolo sinistro ed il rapporto tra pressione arteriosa e frequenza cardiaca che descrive il meccanismo di inibizione retroattiva del riflesso barorecettivo. La prima relazione è mostrata nella Fig. 8 e la seconda nella Fig. 58 a pagina 120, nel riquadro in alto a sinistra. In questo piccolo riquadro è mostrata la relazione tra pressione arteriosa ed attività simpatica (SNA) diretta al cuore. Se la variabile SNA è sostituita con la variabile FC, la relazione rimane tale e quale: vale a dire che al diminuire della pressione arteriosa, il riflesso barorecettivo induce un aumento di attività simpatica diretta al nodo del seno e al cuore, con conseguente aumento della FC e della contrattilità.

2.10 Spazio-di-stato

Abbiamo visto che per stato funzionale di un sistema si intende l'insieme dei valori numerici delle variabili descrittive di quel determinato stato.

Quando i valori numerici di queste variabili vengono rappresentati in uno spazio di fase questo mostrerà le fasi dei rapporti tra le variabili per quel determinato stato funzionale.

Se gli stati funzionali rappresentati sono più di uno, oppure se sono tutti gli stati funzionali possibili del sistema, allora lo spazio-di-fase viene detto *spa-*

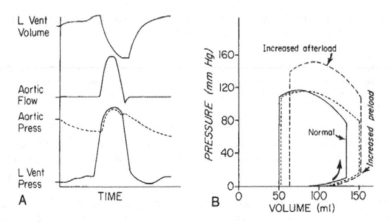

Fig. 8. A: andamento nel tempo delle variabili volume ventricolare, flusso aortico, pressione aortica e pressione ventricolare per un singolo battito cardiaco. B: traiettoria della contrazione ventricolare nel piano-di-fase pressione-volume in condizioni normali ed ad aumentato volume telediastolico (precarico) con postcarico normale ed aumentato. (Da [36], con permesso, © Elsevier)

zio-di-stato, indicando che vengono rappresentati tutti gli stati funzionali del sistema.

Pertanto lo spazio-di stato è una rappresentazione in spazio-di-fase di tutti gli stati funzionali di un sistema per le variabili di stato considerate.

Esempi di spazio-di-stato sono presenti anche nella letteratura biomedica, anche se raramente vengono indicati come tali.

In Fig. 9 è illustrato lo spazio-di-stato del rapporto tra l'apparato respiratorio, la cui variabile di stato è l'assunzione di ossigeno in litri/min, e l'apparato cardiovascolare, le cui variabili di stato sono la gettata sistolica (*stroke volume*), la gettata minuto (*cardiac output*) e la FC (*heart rate*), in tre gruppi di soggetti, pazienti con stenosi mitralica pura (MS), soggetti normali (NA) ed atleti selezionati (Ath). La Fig. 9 mostra in termini sintetici e riassuntivi gli stati funzionali tipici di questi tre gruppi di soggetti durante esercizio muscolare e per le variabili indicate. Il vantaggio della rappresentazione grafica in spazio-di-stato è dato dalla possibilità di valutare a colpo d'occhio l'andamento degli stati funzionali del singolo gruppo e le differenze tra gruppi diversi di soggetti.

Per esempio, la gettata sistolica dei pazienti con stenosi mitralica è molto più bassa di quella degli altri due gruppi di soggetti, e le variazioni di frequenza cardiaca sono molto più ordinatamente distribuite rispetto all'ambito del consumo di ossigeno negli atleti che non nei soggetti sedentari. Inoltre, sempre prendendo come riferimento le variazioni di frequenza cardiaca, è possibile tracciare la soglia al di sotto della quale le variazioni sono dovute quasi esclusivamente a variazioni di tono vagale, rispetto alle variazioni di frequenza cardiaca indotte da aumento del tono simpatico efferente (riquadro in alto a destra).

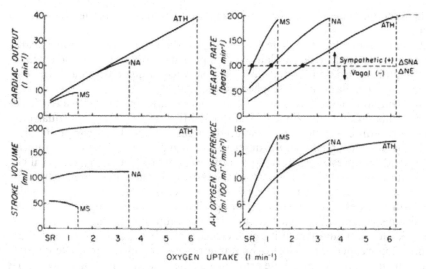

Fig. 9. I determinanti dell'*uptake* di ossigeno (VO₂ max). Risposte cardiovascolari rappresentative all'esercizio dinamico graduale in tre diversi gruppi di individui i cui livelli di
VO₂max sono: a) molto bassi (pazienti con stenosi mitralica pura [MS]), b) normale (soggetti normalmente attivi [NA]), c) molto alti (atleti selezionati di gare di durata [ATH]).
Le linee verticali tratteggiate alla fine di ogni curva indicano il VO₂max per ogni gruppo.
Notare le sostanziali differenze nella gettata cardiaca massima e nelle gettate sistoliche e
la somiglianza nella frequenza cardiaca massima e nella differenza arterovenosa sistemica di ossigeno. Nel grafico relativo alla frequenza cardiaca (pannello in alto a destra) la linea tratteggiata corrispondente alla frequenza cardiaca di 100 battiti/min ed i tre punti
segnati da cerchi pieni mostrano i punti nei quali l'attività simpatica (ΔSNA) e la concentrazione plasmatica di noradrenalina (ΔNE) iniziano ad aumentare. Sopra la linea tratteggiata, la frequenza cardiaca aumenta progressivamente per aumento (+) dell'attività simpatica. Sotto la linea tratteggiata la frequenza cardiaca aumenta rapidamente per ritiro del
tono vagale efferente (−). In tutti i quadranti, l'aumento dell'uptake di O₂ è espresso rispetto al consumo di O₂ durante riposo supino (SR = supine rest). (Da Rowell LB (1986)
Human Circulation: Regulation During Physical Stress. Oxford University Press, New York
– out of print – e da [34], by permission of Oxford University Press)

2.11 Ciclo limite

Sempre dalla descrizione dei rapporti tra le variabili nello spazio-di-fase origina la definizione di *ciclo limite*, anche questa una figura geometrica già utilizzata sia in biologia che in medicina, anche se mai denominata come tale. La definizione più semplice di cliclo-limite è la seguente:

An attracting set to which orbits or trajectories converge and upon which trajectories
are periodic (È un insieme attrattore, verso cui convergono le orbite e le traiettorie, le
quali una volta raggiunto questo insieme, assumono un andamento periodico lungo
l'orbita ciclica definita dall'insieme) [35].

Una rappresentazione grafica del ciclo-limite è proposta nella Fig. 26, mentre la descrizione del ciclo nella teoria dei sistemi, uno stato stabile oscillante, è data a p. 57.

Il comportamento detto ciclo limite è tipico dei sistemi aperti, non-lineari; questi, introducendo energia dall'esterno, possono potenziare un'oscillazione che, amplificandosi, tenderà ad un ciclo periodico, il quale diventa il limite a cui tenderà l'oscillazione nel suo accrescersi [25].

Un esempio molto interessante di questo ciclo limite in matematica e fisica è offerto dalla famosa equazione di Van der Pol (Fig. 10). Questa è un'equazione parametrica differenziale di secondo grado, alquanto complessa, che per il valore del parametro uguale a zero descrive una semplice oscillazione armonica, che, quando rappresentata nello spazio-di-fase, mostra una circonferenza, il ciclo limite, come sua rappresentazione geometrica, esattamente come quella rappresentata in Fig. 6. Per valori diversi del parametro, la rappresentazione nello spazio-di-fase descrive delle oscillazioni periodiche di bassa ampiezza che progressivamente aumentano, cioè si energicizzano, fino a raggiungere il ciclo armonico, che pertanto diventa il limite ciclico, periodico, per la funzione in aumento. Oppure, per altri valori del parametro, può rappresentare delle oscillazioni, più ampie dell'oscillazione armonica di riferimento, che progressivamente vengono smorzate, cioè disperdono energia negli attriti, diminuendo in ampiezza e tendendo, al diminuire, fino al ciclo limite di riferimento [33, p. 165].

Perché questa attenzione al ciclo limite?

In Medicina è la rappresentazione di una funzione di basilare importanza, cioè il rapporto tra volume e pressione del ventricolo sinistro per un singolo battito cardiaco. Anche se non viene mai descritto come tale, il loop VP è una rappresentazione nello spazio-di-fase di due variabili, volume e pressione, e

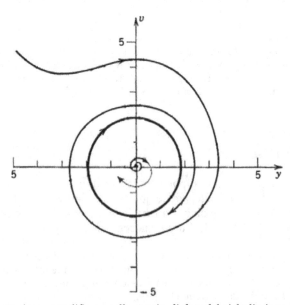

Fig. 10. Rappresentazione semplificata nello spazio-di-fase del ciclo limite e di due curve di soluzione per la equazione di Van der Pol. (Modificata da [33])

mostra il ciclo limite, chiamato loop, formato dal rapporto tra queste due variabili, come riproposto nella Fig. 8.

La Fig. 8a, mostra l'andamento delle variabili: volume ventricolare, flusso aortico, pressione aortica e pressione intraventricolare, in funzione del tempo. La Fig. 8b mostra lo spazio-di-fase per le due variabili: volume ventricolare, sulla ascissa e pressione intraventricolare sull'ordinata. Il loop risultante è un ciclo limite a cui tendono, in crescendo, i battiti cardiaci a basso precarico, o in diminuzione, quelli ad alto precarico. Considerazioni simili possono essere fatte per il variare del postcarico. Dal loop cardiaco, diventa evidente il significato del termine spazio-di-fase, cioè dello spazio che mostra le varie fasi del rapporto tra le variabili rappresentate (diastole, contrazione isometrica, eiezione ventricolare, etc.).

Anche gli eventi emodinamici intratriali, quando rappresentati nello spazio-di-fase volume-pressione, assumono l'aspetto di ciclo limite. Questo ciclo è però più complesso di quello intraventricolare, perché la sua conformazione è dipendente dal numero di fasi di emodinamica atriale presenti, che a frequenza cardiaca normale sono più numerose di quelle intraventricolari, comprendendo sia uno svuotamento passivo, la fase di riempimento rapido ventricolare, sia uno attivo, la sistole atriale. Quando la frequenza cardiaca aumenta, la durata della diastole ventricolare si accorcia e la fase di svuotamento passivo atriale, la fase detta di svuotamento rapido atriale corrispondente alla fase di riempimento rapido ventricolare, viene persa. Ad alta frequenza cardiaca lo svuotamento atriale e, di conseguenza, il riempimento ventricolare, avvengono esclusivamente durante la sistole atriale [37]. Queste variazioni di emodinamica atriale, ed i relativi cicli limite, sono mostrati nella Fig. 11.

L'interesse del loop cardiaco, sia ventricolare che atriale, è dovuto al fatto che l'area delimitata dal ciclo è in relazione lineare con il lavoro fatto dal muscolo cardiaco in quel determinato ciclo, e che questo lavoro, a sua volta, è in relazione lineare con il consumo di ossigeno del cuore [38, 39]. Sulla base di queste implicazioni si può facilmente intuire che il lavoro svolto dall'atrio, e pertanto il suo consumo di ossigeno, a frequenza elevata è maggiore di quello svolto a frequenza normale [37].

Un altro ambito di utilizzo sia della rappresentazione nello spazio-di-fase sia del ciclo limite, è quello utilizzato nello studio dell'ibernazione nei mammiferi eterotermici (Fig. 12).

Anche in questo caso le variabili rappresentate sono in numero di due, frequenza cardiaca e temperatura dell'encefalo, con esclusione della variabile tempo. I punti in alto a destra corrispondono alla frequenza cardiaca, circa 350 battiti/min, e alla temperatura dell'encefalo, 37 °C circa, in condizioni di eutermia, mentre i punti in basso a sinistra corrispondono ai valori delle stesse variabili durante un periodo di ibernazione, con frequenza cardiaca di circa 10 battiti/min e temperatura dell'encefalo di circa 5-10 °C.

Il ciclo limite descritto dalla matematica e quello degli eventi periodici biologici, come il loop cardiaco, oltre che nello spazio-di-fase possono essere descritti anche come successione periodica di stati funzionali diversi, per esempio: diastole, contrazione isometrica, eiezione, etc. Questo tipo di descrizione viene fatto dalla teoria dei sistemi di Ashby, e viene appunto chiamato ciclo: verrà descritto nel Capitolo 4 a p. 57, come completamento della descrizione appena terminata.

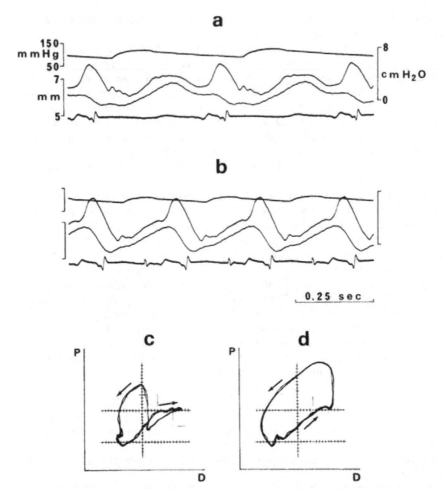

Fig. 11. Variazioni di emodinamica intraatriale indotte da variazioni di frequenza cardiaca. Le variazioni di diametro dell'atrio destro di gatto, sono state misurate con tecnica sono-micrometrica in animali a torace e pericardio aperti. **a** e **b**: dall'alto in basso: pressione arteria femorale, pressione atriale destra, diametro atrio destro e ECG a frequenza cardiaca spontanea di circa 120 battiti/min (**a**) ed a frequenza di circa 180 battiti/min (**b**) indotta da stimolazione elettrica del nodo del seno. Notare in **b** l'assenza della fase di svuotamento passivo atriale. **c** e **d**: rappresentazioni in spazio-di-fase del rapporto tra diametro e pressione atriale, per i periodi mostrati in **a** e **b** rispettivamente; a frequenza spontanea il loop diametro-pressione è a forma di otto, ad alta frequenza di contrazione il loop è singolo e l'area contenuta all'interno del loop è più ampia dell'area del loop mostrato in **c**. (Recordati G et al., osservazione originale [37])

È interessante notare fin da ora, però, che il ciclo limite ha molte analogie sia con i cosiddetti bacini (*basins*), che verranno descritti nel Capitolo 4 a p. 59, che con gli attrattori, che a loro volta sono entrambi elementi cruciali per la descrizione della stabilità di uno stato funzionale biologico. Questo è il motivo per

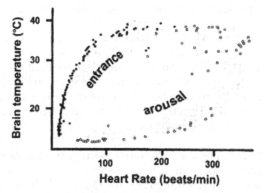

Fig. 12. La figura mostra la relazione tra la frequenza cardiaca (*heart rate*) in battiti/min e la temperatura corporea, in questo caso la temperatura dell'encefalo (*brain temperature* in gradi centigradi, °C), durante inizio (*entrance*) e risveglio (*arousal*) da un periodo di ibernazione per uno scoiattolo della California (*California ground squirrel*). (Modificata da Strumwasser F (1959) Am J Physiol 196:15-22, con permesso; permission conveyed through Copyright Clearance Center, Inc.)

cui si è insistito a lungo sulla descrizione del ciclo limite e per il quale sarà introdotto il concetto di attrattore, dal punto di vista matematico. L'attrattore, dal punto di vista più generale della teoria dei sistemi verrà invece descritto in seguito, nel Capitolo 4, p. 61.

2.12 Attrattore

Come rappresentato nella Fig. 13 a e b, le variabili X e Y mostrano valori numerici costanti nel tempo. In questo caso le due variabili sono dette tempo indipendenti e le loro derivate rispetto al tempo sono nulle: dx/dt = 0, dy/dt = 0; nella rappresentazione in spazio-di-fase (Fig. 13c) non si metteranno in evidenza delle traiettorie, poiché nessuna delle due variabili varia rispetto all'altra

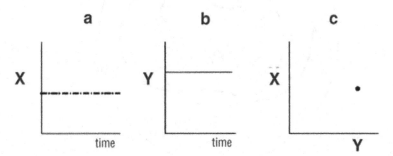

Fig. 13. Variabili X e Y in funzione del tempo ed in spazio-di-fase. Una variabile costante nel tempo, **a** e **b**, mostra un andamento parallelo all'asse delle ascisse. Quando le stesse variabili vengono rappresentate in spazio-di-fase (**c**) i valori numerici costanti di X e Y diventano un punto nel piano, detto punto critico. (Recordati G, osservazione preliminare)

nell'intervallo di tempo scelto per le nostre osservazioni, ma si vedrà solo un punto nel piano; questo punto è detto *punto critico*.

Un punto critico è perciò la rappresentazione in spazio-di-fase del rapporto tra due variabili che mostrano entrambi valori costanti.

Dopo un intervallo di tempo in cui le variabili sono costanti, esse inizieranno a mostrare dei valori che cambiano, in relazione a perturbazioni esterne e fluttuazioni interne. Nello spazio-di-fase si formeranno delle traiettorie. L'andamento di queste traiettorie rispetto al punto critico ci permetterà di descrivere se il sistema è stabile od instabile, e di che tipo di stabilità o di instabilità si tratti.

Per esempio si può stabilire che se le traiettorie non si discostano dal punto critico oltre un intervallo scelto, il sistema è stabile, mentre è instabile se le traiettorie si discostano oltre il limite prefissato. Questa è la base per la descrizione della stabilità secondo Lyapuonov, la cui rappresentazione grafica in spazio-di-fase è mostrata nella Fig. 14.

Su questa rappresentazione grafica si basa la definizione matematica di stabilità secondo Lyapuonov.

Ora, è facilmente intuibile che le traiettorie che abbiamo descritto formarsi dopo il periodo di stabilità descritto dal punto critico, possono anche precedere nel tempo la formazione del punto critico stesso. Che è come chiedersi: cosa avviene delle traiettorie delle variabili dopo un periodo di perturbazioni? Per esempio può accadere che, dopo le perturbazioni, tutte le traiettorie delle variabili di stato di un sistema tendano ad avvicinarsi al punto critico e convergano su di esso. Questo è il caso dell'esempio mostrato in Fig. 15.

Un punto critico su cui convergono tutte le traiettorie delle variabili di un sistema è detto *attrattore*.

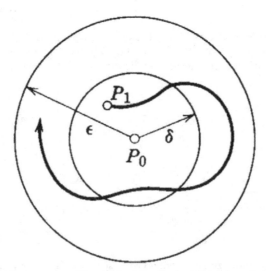

Fig. 14. Il punto P_0 è un punto critico. La traiettoria che inizia al punto P_1 non si discosta da P_0 oltre l'ambito delimitato dal raggio epsilon e il punto P_0 è detto punto critico *stabile*. (Modificata da [33])

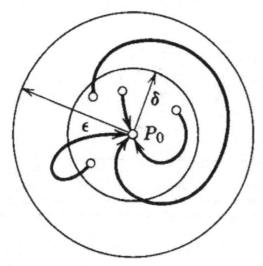

Fig. 15. Il punto P_0 è un punto critico su cui convergono tutte le traiettorie delle variabili del sistema. Il punto P_0 è detto stabile e attraente, cioè è un *attrattore* delle traiettorie. (Modificata da [33])

Questa è la prima definizione di attrattore che possiamo dare.

Dalla Fig. 15 si può notare anche che le traiettorie delle variabili convergono sul punto critico con andamento curvilineo, un andamento che quando rappresentato graficamente nel piano in funzione del tempo, è asintotico, tende cioè a diminuire progressivamente fino a raggiungere il livello di riferimento dato dal punto critico, come mostrato nella Fig. 16.

Come mostrato nelle figure precedenti, le variabili che assumono un andamento asintotico quando rappresentate in funzione del tempo (Fig. 16), mo-

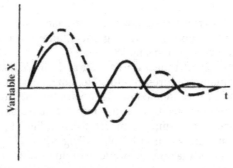

Fig. 16. Andamento nel tempo di due variabili, X_1 (line continua) e X_2 (linea tratteggiata) le cui oscillazioni armoniche si smorzano progressivamente, tendendo asintoticamente verso il livello stazionario indicato dalla linea continua parallela alla ascissa. (Modificata da [11], con permesso)

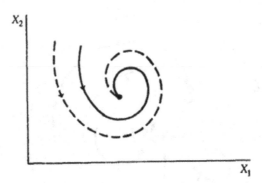

Fig. 17. Rappresentazione in spazio-di-fase delle variabili il cui andamento nel tempo è mostrato in Fig. 15. L'oscillazione armonica e l'andamento asintotico, in spazio-di-fase assumono un andamento a spirale convergente verso il punto critico. (Modificata da [11], con permesso)

strano un andamento a spirale se rappresentate nello spazio-di-fase, indipendentemente dalla variabile tempo (Fig. 17).

Il punto critico su cui convergono asintoticamente le traiettorie delle variabili è detto *attrattore globale*.

Perché è importante descrivere il punto critico e le sue caratteristiche?

Perché sia per i sistemi fisici sia per quelli biologici, come vedremo, il punto critico è la rappresentazione grafica in spazio-di-fase di uno stato stazionario ed è il riferimento matematico e fisico per la descrizione della stabilità di uno stato funzionale. Inoltre, un punto critico attrattore descrive la forma più forte di stabilità di uno stato funzionale.

Sono stati descritti diversi tipi di punti critici, in relazione alle traiettorie che le variabili assumono nello spazio-di-stato, e designati con i termini inglesi di *proper node, improper node, saddle point, spiral point,* etc. Ognuno di questi può essere caratterizzato come punto critico stabile od instabile.

Tutti questi punti critici sono interessanti per la biologia, ma tra questi meritano particolare attenzione il punto critico detto "centro" e l'attrattore detto "periodico".

Un punto critico è detto centro quando le variabili formano delle curve chiuse che contengono il punto P_0 nella regione all'interno di tutte le traiettorie, come nell'esempio mostrato in Fig. 18.

Nonostante l'apparenza, il punto critico centro è di frequente riscontro in ambito biologico, in quanto rappresenta lo stato stazionario o livello medio attorno al quale avvengono le oscillazioni delle variabili. Se queste oscillazioni sono regolari e, per esempio, armoniche, il punto centro è stabile così come sono stabili le oscillazioni. Un esempio è mostrato nella Fig. 19, tratta dal lavoro sulla stabilità degli stati funzionali di Nicolis e Prigogine [11].

La Fig. 19a mostra le oscillazioni armoniche di due variabili, X_1 (linea continua) ed X_2 (linea tratteggiata), attorno ad un livello medio o stato stazionario, X_s, in funzione del tempo, t. Queste oscillazioni possono essere rappresentate anche come variazioni di energia potenziale gravitazionale in funzione della posizione di un oggetto mobile, per esempio una biglia, all'interno di un recipiente cavo. È quanto rappresentato in Fig. 19b, dove il mobile indicato dal cerchio si muove inizialmente verso il fondo del recipiente in direzione della freccia, per poi risalire lungo la parete opposta in ragione dell'energia cinetica acquisita nella discesa. A causa degli attriti, le oscillazioni del mobile verranno progressivamente smorzate, ed il mobile si arresterà in corrispondenza del fondo del recipiente, che corrisponde al livello medio X_s, punto di energia potenziale gravitazionale uguale a zero. È interessante notare come la posizione del mobile sulla parete sinistra del recipiente oltre ad indicare il livello di energia potenziale che il mobile ha prima di iniziare il movimento, è anche un determinante delle condizioni iniziali. L'ampiezza delle oscillazioni lungo le pareti del recipiente sono dipendenti da questa posizione iniziale. Questo modo di rappresentare le oscillazioni di un corpo mobile in funzione dell'energia potenziale gravitazionale e cinetica servirà come riferimento per la descrizione del cosiddetto *fitness landscape*, che verrà descritto nel Capitolo 4, p. 65. Qui basta osservare che il punto X_s in corrispondenza del quale, a causa degli attriti, si arresta la corsa del mobile, è un vero punto attrattore, esattamente simile a quello descritto dalle Figg. 15 e 16.

La Fig. 19c mostra lo spazio-di-fase per le variabili X_1 e X_2 durante la fase di oscillazione armonica in cui le oscillazioni descrivono delle orbite attorno ad un punto critico centrale comune ad entrambe le variabili. Sia il punto critico sia le orbite sono stabili. Qualora prevalgano gli attriti, le oscillazioni si smorzeranno progressivamente e le orbite tenderanno ad assumere l'andamento asintotico mostrato in Fig. 16, che nello spazio-di-fase diventerà un andamento a spirale, come descritto nella Fig. 17.

Un punto critico può essere un punto attrattore, cioè una regione dello spazio-di-fase e dello spazio-di-stato su cui convergono le traiettorie delle variabili.

Molto interessante dal punto di vista biologico, è quello che viene chiamato attrattore *periodico*. Questo è un punto critico dello spazio-di-fase su cui convergono periodicamente le traiettorie che, ancora periodicamente, si discostano da esso.

Per la comprensione di questa funzione sono utili sia la descrizione del ciclo limite, come data dall'equazione di Van der Pol, sia la stabilità orbitale descritta nella Fig. 19c.

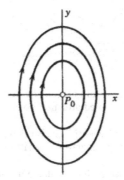

Fig. 18. Rappresentazione in spazio-di-fase di un punto critico, P_0, al centro delle curve chiuse descritte dalle variabili (x, y), detto punto critico centro. (Modificata da [33])

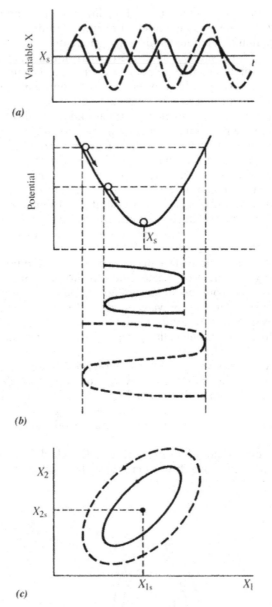

Fig. 19. Modi di rappresentare le oscillazioni armoniche di due diverse variabili.
(a): le oscillazioni in funzione del tempo ed attorno allo stato di riferimento X_s rimangono entro un ambito preciso.
(b): rappresentazione meccanica degli eventi descritti in (a): il movimento di un corpo mobile all'interno di un recipiente di potenziale è descritto per due condizioni iniziali diverse.
(c): rappresentazione in spazio-di-fase di due oscillazioni stabili di ampiezza diversa, stabilità orbitale, attorno ad uno stato di riferimento comune ad entrambe le variabili, X_{1s} e X_{2s}. (Da [11], con permesso)

Partendo dalla stabilità orbitale sappiamo che se le oscillazioni vengono progressivamente smorzate convergono verso uno stato stazionario che diventa un attrattore globale (Figg. 16 e 17). Sappiamo però dalla equazione di Van der Pol (Fig. 10) che il raggiungimento dello stato stazionario e lo smorzamento delle oscillazioni possono corripondere ad una fase di recupero energetico della funzione e che, una volta raggiunto questo livello, le oscillazioni possono riprendere energia, riamplificandosi. Ci troviamo pertanto in una condizione in cui le oscillazioni vengono periodicamente smorzate e successivamente, periodicamente riamplificate. Alla fine del periodo di smorzamento convergono verso uno stato stazionario che è un attrattore. Poiché questi eventi sono periodici si parla di *attrattore periodico*.

Peculiarità di questo tipo di attrattore è che la regione attraente può essere sia stabile sia instabile. Il punto critico P nella Fig. 20 è un punto critico stabile, un attrattore, quando le traiettorie convergono su di esso a causa dello smorzamento delle oscillazioni; è invece un punto critico instabile quando le traiettorie si discostano per raggiungere il ciclo limite. La Fig. 20, mostra un esempio di attrattore periodico.

In seguito vedremo come non solo un punto critico, ma anche un ciclo può essere considerato un attrattore, e come questo possa essere adeguatamente descritto anche dalla figura cinematica dei *basins*.

Come già anticipato, il punto critico e l'attrattore sono premesse indispensabili per la descrizione della stabilità degli stati funzionali che verrà data nel Capitolo 3 e, soprattutto, per la descrizione di quello che, nell'opinione di chi scrive, è lo stato funzionale biologico più stabile ed attraente, il sonno.

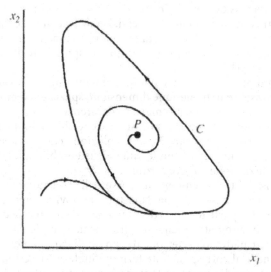

Fig. 20. Attrattore periodico: le traiettorie nello spazio-di-fase evolvono verso il ciclo limite C, che sostiene un punto critico instabile, P. Nella figura sono mostrate le traiettorie che dal punto P raggiungono il ciclo limite, ma non le traiettorie che dal ciclo limite convergono su P. (Da [11], con permesso)

2.13 Complessità

A questo punto è possibile dare una definizione abbastanza precisa di complessità, tradotta da Heylighen [41].

Il termine latino "complexus" indica due o più componenti intrecciate in modo tale da risultare difficilmente separabili. L'Oxford Dictionary definisce "complex" ciò che è composto di parti molteplici connesse tra di loro.

Il termine "complessità" implica pertanto almeno i seguenti due concetti: 1) distinzione delle parti tra di loro; 2) connessione delle diverse parti.

In Biologia tutti i sistemi viventi possono essere considerati esempi di sistemi complessi: gli organi si possono considerare parti ben distinte ma funzionalmente ed anatomicamente connesse tra di loro.

Gli aspetti della "distinzione" e della "connessione" determinano due dimensioni precise della complessità.

La "distinzione" corrisponde a "varietà" ed "eterogeneità" e al fatto che parti diverse si comportano in modo diverso ed hanno funzioni diverse.

La "connessione" indica che le diverse parti non sono completamente indipendenti, e che la comprensione del funzionamento di una parte aiuta la comprensione del funzionamento delle altre [41].

Quando le proprietà di distinzione e connessione sono proiettate al limite, la distinzione conduce al disordine, al caos e all'aumento dell'entropia, come, per esempio, nel caso delle molecole di un gas dove la posizione di una molecola è completamente indipendente da quella delle altre. Il limite della connessione è, invece, l'ordine perfetto, l'entropia negativa, come, per esempio, le molecole di un cristallo dove la posizione di ciascuna molecola è completamente determinata dalla posizione delle molecole vicine.

La complessità può esistere solo se sono presenti, in misura diversa, sia la distinzione che la connessione: nè il disordine totale, nè l'ordine perfetto possono essere descritti come fenomeni complessi. Ne deriva che la complessità, come la vita dei sistemi biologici, è situata in una posizione intermedia tra massimo ordine e totale disordine, oppure, usando un'espressione di moda, è situata sull'orlo del caos [41].

La complessità di un sistema aumenta quando aumentano la varietà (distinzione) e/o la connessione in qualunque dimensione spaziale o temporale. Il processo di aumento della varietà viene chiamato differenziazione, quello di aumento del numero e dell'intensità delle connessioni viene chiamato integrazione.

Ciò che è necessario sottolineare è che l'evoluzione comporta sempre, automaticamente, un aumento della complessità dei sistemi biologici tramite le dinamiche di differenziazione ed integrazione.

Ogni nuova possibilità che emerge nel corso dell'evoluzione corrisponde ad un aumento della varietà del sistema. Non tutte le novità vengono comunque automaticamente a far parte del corredo funzionale e strutturale di un sistema, e non tutte vengono automaticamente integrate nella complessità già esistente. La dinamica che permette una selezione dei possibili cambiamenti viene detta, appunto, "selezione" dal corrispondente termine inglese "selection" [41]. La selezione agisce pertanto diminuendo la varietà, e producendo delle costrizioni. Ciò significa che solo alcune delle possibilità che si incontrano vengono selezionate per diventare parti stabili del sistema. La stabilità è di nuovo quella caratteristica funzionale che qualifica una scelta evolutiva. Infatti, una misura della possibilità che una caratteristica venga selezionata durante l'evoluzione, è la fitnes [41].

Teoria dei sistemi, fenomenologia, psicoanalisi e medicina interna

Da notare è che la definizione dell'oggetto come composto da un numero infinito di variabili, data dalla teoria dei sistemi, coincide con la definizione dell'oggetto data dalla fenomenologia. Merleau-Ponty dice che guardando un oggetto è come se noi guardassimo anche tutti gli altri, e che ogni oggetto è lo specchio di tutti gli altri oggetti (concetto ripreso all'inizio del Cap. 9) [42]. L'operazione di identificare un oggetto in base alle sue variabili più semplici ed appariscenti, non esclude che noi sappiamo che ogni oggetto contiene un numero infinito di variabili, che abbiamo imparato a conoscere osservando tutti gli altri oggetti che già abbiamo incontrato e, pertanto, osservarne uno implica che ne abbiamo già osservati tanti altri. La nostra definizione dell'oggetto è pertanto una semplificazione indotta dalla necessità di poter operare con questi oggetti e di riconoscerli molto rapidamente e nello stesso tempo di poter scambiare l'informazione su ciò che osserviamo con altri. Cioè di condividere una realtà oggettiva, facilmente scambiabile.

Questa convenzione sull'oggetto riguarda anche il problema della identità individuale.

Anche il riconoscimento della identità dell'altro avviene per variabili dell'altro molto semplicemente riconoscibili, quale sesso, statura, peso, colore degli occhi e dei capelli, e tutte le caratteristiche sessuali primarie e secondarie. Tutto questo però non presuppone la conoscenza dell'altro in tutte le sue variabili, ma per convenzione sono sufficienti poche variabili per identificare l'identità dell'altro. Tutto ciò sempre al fine di semplificare il nostro vivere quotidiano.

Anche in Medicina la conoscenza dell'oggetto richiede l'enumerazione e la misurazione di un numero praticamente infinito di variabili: per esempio, se si volesse definire con precisione un sintomo quale il dolore, dandone un quadro completo sia dal punto di vista eziopatogenetico che da quello della diagnosi differenziale, dovremmo praticamente scrivere ogni volta un trattato di fisiopatologia. Ciò comporta due tipi di conseguenze diverse: 1) che le condizioni iniziali non possono mai essere perfettamente note e 2), che non appena approfondiamo la conoscenza di qualcuno o di qualcosa, si rivelano aspetti totalmente nuovi ed imprevisti.

Ciò ha come implicazione che tutte le volte che ci addentriamo in una conoscenza più approfondita di noi stessi o di un altro, le sorprese non mancano, perché scopriamo sempre degli aspetti nascosti, inaspettati, che ci colpiscono come non previsti. Tipico esempio è quello riportato dal medico-psicoanalista J. Cremerius [43], il quale dice che la "anamnesi" e la "autobiografia" in psicoanalisi vengono sempre riscritte, perché la storia che accettiamo come nota di noi stessi, ad una approfondita analisi, rivela delle incongruenze, degli aspetti prima ignoti, che al momento del loro emergere richiedono una riscrittura di quasi tutta la nostra storia. Quello che si può applicare alla descrizione di noi stessi è ovviamente vero anche per la descrizione dell'altro ed è sorprendentemente valido anche per la medicina internistica. I ricordi dei pazienti circa sintomi, malattie e periodi di cura, sono spesso mutevoli e possono cambiare in successive anamnesi. I pazienti sovente dimenticano la frequenza dei sintomi, tendendo ad accomunare sintomi o malattie diverse in una singola precisa entità, e possono riportare, senza rendersene conto, sintomi ed eventi medici che in realtà non sono mai accaduti [44].

L'impostazione data dalla teoria dei sistemi al problema dell'oggetto ci consente pertanto una connessione logica, accettabile, con la filosofia, con la psicoanalisi e la medicina internistica, e si presenta come carica di potenziali interessanti sviluppi; soprattutto se il nostro obiettivo è quello di descrivere ciò che intendiamo per *identità personale*.

Capitolo 3
Equilibrio, stabilità, stati di quiete
e stati stazionari, bilancio

Anche se nel linguaggio quotidiano possono essere indifferentemente utilizzati per indicare una situazione di non cambiamento, in ambito scientifico i termini di equilibrio, stabilità, stato di quiete e stazionario non sono tra loro sinonimi. Ognuno di questi termini ha un ambito di utilizzo preciso e descrive precisi eventi sia chimici sia fisici. Una loro applicazione a stati funzionali biologici richiede pertanto la conoscenza dei significati appropriati di questi termini.

Questo capitolo offre pertanto anche la possibilità di valutare quali sono i significati dei termini che correntemente e nell'attualità vengono utilizzati per descrivere la stabilità di una variabile o di uno stato funzionale.

3.1 Equilibrio

È utile precisare fin dall'inizio che il significato a cui si fa riferimento con il termine "equilibrio" in fisica meccanica è ben diverso da quello a cui ci si riferisce in fisica termodinamica. Vediamo in che cosa consiste questa diversità.

3.1.1 Equilibrio meccanico

In fisica meccanica un corpo, un oggetto, un sistema si dicono in equilibrio quando la risultante delle forze meccaniche che su di essi agiscono, è uguale a zero [10, 11].

> In mechanics equilibrium is a particular state in which both the velocities and the accelerations of all the material points of a system are equal to zero... By definition the net balance of forces acting on each point is zero at each moment. If this balance is disturbed equilibrium will be broken. (In meccanica il temine equilibrio indica uno stato particolare in cui sia le velocità che le accelerazioni di tutti i punti materiali di un sistema sono uguali a zero... Per definizione la risultante delle forze che agiscono su ciascun punto è zero in ogni momento. Se questo bilancio è disturbato, l'equilibrio si rompe) [11].

Su questa definizione di equilibrio meccanico non esistono disaccordi: ...Equilibrium is a condition characterized by a balance of forces (l'equilibrio è una condizione caratterizzata da un bilancio di forze) [25].

L'equilibrio meccanico così definito, può essere ulteriormente distinto in statico e dinamico. In *equilibrio statico* le forze si compensano a vicenda, così che il sistema è fermo, immobile. Nell'*equilibrio dinamico* il sistema è in movimento nello spazio, le forze si completano a vicenda ed il comportamento del sistema è ripetitivo, predicibile, non genera nuovi stati e le traiettorie seguono un ciclo regolare. [25].

Non tutti gli Autori concordano con questa ultima definizione di equilibrio dinamico.

Certamente, invece, vi è accordo sul fatto che l'equilibrio può essere *stabile* od *instabile*, come illustrato in Fig. 21.

Per sottolineare la differenza tra equilibrio stabile ed instabile, consideriamo i due esempi seguenti. Un pendolo è un esempio di equilibrio stabile: consideriamo che sia inizialmente fermo, cioè nel punto stabile indicato in Fig. 21a. Se, dopo una perturbazione, il pendolo ritorna alla posizione di minima energia potenziale indicata in figura, l'equilibrio è stabile.

Consideriamo ora una matita appoggiata verticalmente su di un piano orizzontale: anche il più piccolo movimento del ripiano farà cadere la matita sul suo lato destro o sinistro. Questo è un esempio di equilibrio instabile [14].

Il rapporto tra posizione (ascissa) ed energia potenziale (ordinata) illustrato in Fig. 21 è già stato considerato in relazione alla descrizione del recipiente di potenziale in Fig. 19b. Questo modo di descrivere il rapporto tra posizione ed energia potenziale verrà ripreso successivamente nel Capitolo 4, quando verrà descritto il *fitness landscape*. Per il momento basterà notare che la stabilità è in relazione inversa con l'energia potenziale del punto o mobile preso in considerazione.

Infine, è utile rilevare che il significato del termine "equilibrio" utilizzato da Cannon per la definizione di stabilità e di omeostasi [7], come discusso nel Capitolo 1, è esattamente quello di equilibrio meccanico qui descritto.

3.1.2 Equilibrio termodinamico

Dal punto di vista termodinamico un sistema è formato da un insieme di molecole soggette a diversi tipi di forze che solo in parte possono essere meccaniche, come per esempio la pressione. Il termine "equilibrio" si riferisce a

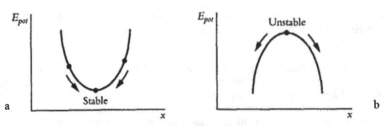

Fig. 21. Rappresentazione in spazio-di-fase del rapporto tra posizione di un oggetto mobile e sua energia potenziale, utile a definire un equilibrio stabile (**a**) od instabile (**b**). (Da [14], con permesso)

qualche proprietà collettiva di questo insieme di molecole, come la temperatura, la pressione e la concentrazione di un componente chimico (che possiamo indicare con l'abbreviazione X_i, dove il pedice i sta per interno) in relazione alle medesime proprietà mostrate dalle molecole che appartengono al sistema ambiente (che possiamo indicare con il simbolo X_e, dove il pedice e sta per esterno) cioè, la definizione del termine equilibrio in termodinamica riguarda principalmente il rapporto tra un sistema ed il suo ambiente (si veda anche Fig. 3, rappresentazione schematica di un sistema aperto e suo ambiente) [11].

Tra l'insieme X_i e l'insieme X_e esistono dei rapporti dinamici, che possono essere indicati dal termine "flussi" e che sinteticamente indicano che tra sistema termodinamico e sistema ambiente esistono degli scambi, che per un sistema termodinamico aperto riguardano energia, materia ed informazione.

Diciamo che il sistema allo studio è in equilibrio termodinamico con il sistema ambiente se è completamente identificato con il sistema ambiente, cioè se l'insieme costituito dalle proprietà X_i e l'insieme costituito dalle proprietà X_e hanno valori identici [11, p. 55].

Facciamo un esempio per un sistema chiuso, un sistema che scambia solo energia e non materia con l'ambiente, lasciando da parte, per il momento, il termine informazione.

Se il sistema possiede delle pareti perfettamente rigide, permeabili al calore ma impermeabili ai materiali, una delle proprietà, o variabili, delle molecole interne al sistema può essere la temperatura, T. Tramite le variazioni di questa quantità possiamo controllare gli scambi di energia, sotto forma di calore, che avvengono tra il sistema chiuso ed il suo ambiente. Per il sistema suddetto, l'equilibrio termodinamico che riguarda esclusivamente il calore, corrisponde a $T_i = T_e$, per ogni momento e per ogni punto della collocazione spaziale del sistema [11].

In questo esempio, poiché il sistema ha pareti rigide ed impermeabili ai materiali, il sistema e l'ambiente rimangono altamente differenziati per ciò che riguarda la composizione interna del sistema, indicata da "c", ed anche per ciò che riguarda la pressione, indicata da "p" [11].

Proseguendo nell'esempio, se le pareti del sistema diventano permeabili ai composti chimici, l'equilibrio termodinamico sarà raggiunto quando il sistema e l'ambiente saranno indistinguibili rispetto ai componenti chimici. Nei casi semplici le variabili relative alla composizione chimica soddisferanno la seguente uguaglianza: $c_i = c_e$. Più in generale, l'equilibrio sarà raggiunto quando vi sarà uguaglianza per una variabile nota come "potenziale chimico", indicata dalla lettera μ, lettera greca mu, cioè $\mu_i = \mu_e$.

Infine, sempre per un sistema chiuso, se questo sistema non ha pareti rigide, è anche in grado di scambiare energia meccanica con il suo ambiente: infatti se la pressione interna supera quella esterna, il sistema si espande, si dilata. Nel caso opposto il sistema si contrae.

Pertanto, perciò che riguarda la pressione, una condizione di equilibrio è data da:

$$p_i = p_e.$$

In conclusione diciamo che il sistema chiuso descritto nell'esempio è in equilibrio con il suo ambiente, quando $T_i = T_e$, $\mu_i = \mu_e$, $p_i = p_e$ [11].

Da questa definizione risulta automaticamente che una condizione di equilibrio è uno stato stazionario, la cui descrizione sarà vista successivamente, perché le proprietà interne del sistema, all'equilibrio, non variano nel tempo e pertanto possono essere scritte come:

$$\delta X_i / \delta t = 0 \ [11].$$

Questo stato stazionario per un sistema chiuso all'equilibrio, è di un tipo abbastanza particolare. Infatti le proprietà interne del sistema sono identiche alle proprietà dell'ambiente, e perciò sistema ed ambiente non hanno nulla da scambiare. Questa situazione sarà pertanto caratterizzata dall'assenza di flussi tra il sistema ed il suo ambiente: $J_i^{eq} = 0$, con J = flussi, con l'apice eq che indica equilibrio [11].

È facilmente intuibile che i sistemi biologici viventi, che per vivere sono nella necessità di scambiare materiali ed energia con l'ambiente, per esempio sotto forma di cibo, non si troveranno mai, da vivi, in una condizione di equilibrio. Il sistema biologico raggiunge una condizione di completo equilibrio con l'ambiente solo quando privo di vita, cioè morto.

Unica e parziale eccezione può essere considerata la sincope, soprattutto quella neuromediata, durante la quale, a causa dell'asistolia ventricolare, della vasodilatazione periferica e della sospensione della attività simpatica efferente al distretto vascolare dei muscoli scheletrici, il circolo cerebrale è drasticamente ridotto, con conseguente perdita di conoscenza e di tono muscolare adeguato a mantenere la stazione eretta. La caduta a terra che ne consegue è una dimostrazione del fatto che l'apparato cardiovascolare non è più in grado di mantenere gradienti e flussi interni al sistema. Una volta a terra, il soggetto deve mantenere una posizione supina per facilitare il ritorno venoso e la ripresa dell'attività cardiaca.

La perdita del tono posturale e la caduta della pressione suggeriscono che durante il periodo sincopale il sistema va all'equilibrio con l'ambiente per ciò che riguarda la componente meccanica muscolo-scheletrica, perdita del tono posturale, e la componente meccanica relativa alla forza pressione arteriosa, la quale diventa molto simile, se non uguale, alla pressione atmosferica.

Essendo la durata del periodo di sincope molto breve, in genere non superiore ai 30-60 sec, la temperatura corporea e la composizione chimica interna del sistema rimangono altamente differenziate rispetto all'ambiente e pertanto si avvicinano semplicemente all'equilibrio, senza raggiungere mai una condizione di equilibrio vero e proprio con l'ambiente.

Durante la sincope possiamo considerare che il sistema vivente raggiunga una condizione momentanea e transitoria molto vicino solo all'equilibrio meccanico, posturale e pressorio, con l'ambiente.

L'unica posizione, infatti, in cui vi è una uniforme distribuzione della forza di gravità sul nostro corpo è la posizione supina, come ben illustrato nella Fig. 22 [34].

L'assunzione della stazione eretta è già di per sè stessa una condizione caratterizzata da distribuzione disomogenea dei gradienti di pressione sia arteriosa sia venosa, dovuti alla presenza di un campo gravitazionale che agisce sull'organismo in senso cranio-caudale e che si manifesta come gradiente di pressione idrostatica.

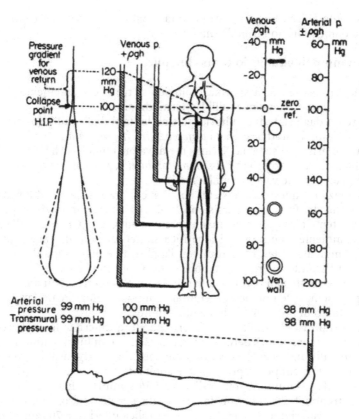

Fig. 22. Distribuzione delle pressioni nell'uomo in posizione eretta e supina. Le scale sulla destra rappresentano la pressione arteriosa (che include la componente dinamica generata dal cuore più la pressione idrostatica (ρgh) e la pressione venosa idrostatica (ρgh). I cerchi e l'ellisse mostrano la forma e lo spessore della parete venosa (*ven. wall*) a diverse distanze dal cuore. Il livello del cuore corrisponde al livello di riferimento di pressione zero (zero ref.). A sinistra della persona, tubi ripieni di liquido mostrano i valori di pressione venosa (pressione di pompa + ρgh), e mostrano un gradiente di 20 mmHg (120 – 100 mmHg), la differenza di pressione per il ritorno venoso. Le vene collassano alla pressione di riferimento di zero (*collapse point*), come mostrato dal tubo a pareti sottili ripieno di acqua posto all'estrema sinistra della figura. Notare la insensibilità del punto di collasso all'aggiunta di volume (linea tratteggiata attorno al tubo). Il punto di pressione idrostatica indifferente (H.I.P.) è al di sotto del punto di collasso, all'incirca al livello del diaframma. La parte inferiore della figura, mostra la distribuzione della pressione arteriosa e della pressione transmurale in posizione supina (da Rowell LB (1986) Human Circulation: Regulation During Physical Stress, Oxford University Press. New York – out of print – e da [34], by permission of Oxford University Press)

La posizione supina è una posizione caratterizzata da minima attività muscolare, da uniforme distribuzione della accelerazione di gravità su tutto il corpo, e dall'assenza di gradienti idrostatici sia arteriosi che venosi. Per cui, durante la sincope, quando il soggetto perde conoscenza e cade a terra, si avvicina sicuramente all'equilibrio meccanico ma mantiene ancora una condizione di lontano dall'equilibrio termodinamico.

3.1.3 Lontano-dall'equilibrio termodinamico

Durante la sua esistenza, il sistema biologico si trova costantemente in una condizione di lontananza dall'equilibrio termodinamico.

A differenza dagli stati di equilibrio, gli stati lontani-dall'equilibrio-termodinamico (LET) sono caratterizzati da *differenze tra le proprietà interne*, o variabili di stato interne, del sistema, X_i (insieme di valori numerici che denotano le variabili interne), *e le proprietà del sistema ambiente*, X_e (insieme di valori numerici che denotano le variabili ambientali).

Le differenze tra questi due insiemi fanno sì che tra il sistema ed il suo ambiente esistano dei flussi, che persistono, cioè non si azzerano nel tempo. Per esistere, il sistema biologico deve mantenere una adeguata distanza dall'equilibrio con l'ambiente, non può mai identificarsi, nel senso di diventare uguale, con il suo ambiente. Questa distanza con l'ambiente è mantenuta dal sistema biologico, utilizzando energia metabolica che viene importata dall'ambiente stesso e che permette agli organi e alle cellule dei sistemi termodinamici aperti, come per esempio le pompe di membrana, di poter compiere un lavoro biologico e pertanto di poter vivere in condizioni LET.

Questa distanza dall'equilibrio è interpretabile e descrivibile anche come una costrizione (*constraint*), perché impedisce la vita al di fuori di un certo ambito lontano dall'equilibrio [11]. Per esempio, per ciò che riguarda la pressione arteriosa, i valori medi per la popolazione adulta durante la veglia sono di circa 120/80 mmHg, durante il sonno di circa 95/65 mmHg, durante l'esercizio muscolare strenuo di 200/120 mmHg, ma la vita, per un adulto, è difficilmente sostenibile con valori di pressione arteriosa sistolica inferiori a 70 mmHg o superiori a 200 mmHg.

Per ogni variabile interna, o proprietà interna del sistema vivente, è pertanto possibile descrivere un ambito entro cui la variabile oscilla in condizioni di salute, ambito che si colloca sempre lontano dai valori di equilibrio. Ogni variabile biologica oscilla entro un ambito LET.

Altro esempio è quello della temperatura corporea, la quale può oscillare entro l'ambito ristretto di 36-40 °C, mentre valori al di fuori di questo ambito non sono normalmente compatibili con la vita. Alla temperatura corporea di 10-15 °C gradi centigradi, il cuore va incontro a fibrillazione ventricolare ed il sistema vivente muore, identificandosi definitivamente con l'ambiente [10].

Sia la variabile pressione sia la variabile temperatura oscillano entro un ambito LET. Questi ambiti si sono, verosimilmente, progressivamente delineati durante la filogenesi, come espressione del rapporto tra sistema biologico ed ambiente e della selezione dei caratteri ereditari necessari all'adattamento ed alla sopravvivenza. Essendo degli ambiti precisi, possono anche essere visti come delle costrizioni, cioè delle limitazioni alle possibili espressioni funzionali dei sistemi viventi [45, 46].

Queste costrizioni derivano, come anticipato da Schrödinger nel suo lavoro pionieristico, da ragioni intrinseche al sistema biologico. Il degrado di ogni forma di energia in calore, sintetizzato nella nozione che l'entropia può essere prodotta e scambiata, ma non eliminata, implica che i sistemi viventi necessitano di mezzi appropriati per eliminare entropia nell'ambiente e che un miglior rendimento biologico richiede mezzi molto efficienti per eliminare entropia [10, 47]. Qualora riuscissimo a trovare mezzi più efficienti per eliminare entropia e ridurre la sua produzione, probabilmente l'ambito di oscillazione delle nostre variabili interne compatibile con la vita potrebbe essere ampliato, con riduzione delle costrizioni ed aumento della varietà delle espressioni funzionali.

Un esempio in questa direzione è dato dall'osservazione sperimentale che l'unico modo ad oggi noto per allungare la durata della vita media di una specie è la riduzione della introduzione di calorie con la dieta, sapendo che la produzione di entropia è direttamente dipendente dalla velocità del metabolismo. Una dieta ipocalorica corrisponderà ad una minore produzione di entropia e quindi ad un allungamento della durata della vita media.

Questo tema verrà ripreso ed ampliato nel capitolo sul controllo neuroumorale [10].

Infine, come sottolineato da Nicolis e Prigogine, un regime di non-equilibrio, rispetto ad uno di equilibrio, facilita il cambiamento e la diversificazione. Un esempio di questa tendenza è la possibilità degli stati lontani dall'equilibrio di dare origine a biforcazioni, la loro tendenza verso nuovi stati funzionali e la comparsa di nuove strutture, le strutture dissipative [11-14, 22].

3.2 Stabilità

Per precisare l'uso del termine "stabile" e del suo opposto "instabile" è bene premettere che questi termini si usano come aggettivi degli stati di equilibrio meccanico e termodinamico appena descritti, degli stati di quiete e stazionari che descriveremo tra breve e degli stati funzionali in genere. Uno stato di equilibrio ed uno stato funzionale, possono essere stabili od instabili, come già visto in Fig. 21. Se uno stato funzionale biologico è stabile, allora può essere denominato stato stazionario.

Mentre nel capitolo successivo vedremo come è possibile valutare in termini precisi la stabilità dinamica di uno stato funzionale, viene qui anticipata la definizione più ampia di stabilità utilizzabile per i sistemi dinamici e proposta dalla cibernetica.

A system is stable if, when perturbed, it returns to its original state. The more quickly it returns, the more stable it is (un sistema ed uno stato funzionale si definiscono stabili se, quando sottoposti ad un disturbo, dopo la perturbazione ritornano allo stato originario. Più rapido è il ritorno allo stato iniziale e più forte è la stabilità) [19].

Questa descrizione della stabilità può essere riferita con precisione al sistema pendolo visto in Fig. 21a.

Cruciale per la definizione di stabilità è pertanto la definizione della perturbazione. Più siamo in grado di quantificare la perturbazione e meglio definita è la stabilità dello stato funzionale allo studio [24].

Il ritorno allo stato iniziale, precedente la perturbazione, viene misurato anche in clinica, per esempio nel test da sforzo, per la valutazione del recupero dopo esercizio, e nel test psicologico, per la valutazione del recupero post-stress. In entrambi i casi il periodo di recupero è caratterizzato da prevalenza di tono parasimpatico, e la velocità di recupero è considerata un valido indice prognostico della funzione cardiovascolare: più veloce è il recupero, migliore è la prognosi. Cioè l'esercizio fisico, lo sforzo muscolare, altera la funzione cardiovascolare solo provvisoriamente, e le condizioni presenti prima dell'esercizio vengono prontamente ristabilite una volta terminato lo sforzo fisico [23].

L'effetto transitorio della perturbazione è utilizzato anche dalla fisica per definire la stabilità di un sistema, secondo il seguente concetto: *stabilità significa che un piccolo cambiamento o disturbo di un sistema fisico in un dato momento modifica il comportamento del sistema solo molto parzialmente nei tempi successivi, cioè nel futuro* [33, p. 168]. Il futuro comportamento del sistema non viene modificato nè alterato dal fatto di aver subito una perturbazione in un tempo precedente. Dopo la perturbazione, il sistema ritorna allo stato stazionario di riferimento; cioè, come detto da Nicolis e Prigogine con un'espressione molto suggestiva, il sistema non ha conservato alcuna memoria della perturbazione stessa [11].

Questi due diversi comportamenti sono rappresentati nella Fig 21, in cui un oggetto mobile si trova in una posizione di equilibrio stabile (Fig. 21a), e di equilibrio instabile (Fig. 21b).

3.3 Stati di quiete e stato stazionario

Lo stato di equilibrio meccanico del pendolo descritto in Fig. 21a, e lo stato di equilibrio meccanico dell'individuo sdraiato in posizione supina, oltre che stati di equilibrio stabili descrivono anche stati di quiete o di riposo.

Come abbiamo visto, il sistema vivente è però un sistema termodinamico aperto, cioè un sistema che può funzionare solo lontano dall'equilibrio termodinamico. Come si definisce allora uno stato di quiete lontano dall'equilibrio?

Uno stato di quiete di un sistema termodinamico aperto è uno stato funzionale, cioè uno stato dinamico, in cui il sistema rimane costante nella sua composizione nonostante vi siano continui processi di importazione ed esportazione di materiali, costruzione e distruzione di strutture ed utilizzo di energia metabolica, cioè continui processi irreversibili. Questo stato di quiete è indicato dai temini "stato stazionario" (*stationary state*) oppure "stato stabile stazionario" (*stationary steady state*). Perciò anche un sistema aperto che scambia materia ed energia con il suo ambiente, cioè che funziona lontano-dall'equilibrio termodinamico, può essere mantenuto in uno stato stabile di quiete [10, 11, 18].

In genere, come suggerito da Nicolis e Prigogine, lo stato stabile stazionario viene indicato dal simbolo X_s, dove il pedice S sta per *stationary state*, che corrisponde, dal punto di vista matematico, alla derivata nulla della variabile rispetto al tempo, cioè simile alla definizione matematica di stato di equilibrio, come illustrato nelle Figg. 13a, 13b e 19a.

Questa corrisponde anche alla descrizione di un punto critico nel piano-di-fase ed a quella di un attrattore. Pertanto, punto critico in spazio-di-fase, attrattore e stato stazionario hanno una rappresentazione matematica simile, quella di derivata nulla rispetto al tempo. Il contesto indicherà di volta in volta a quale temine ci si sta riferendo.

Pertanto, per un sistema aperto, anche uno stato stazionario di lontano-dall'equilibrio può essere uno stato attrattore, soprattutto se è uno stato funzionale di quiete e di riposo.

Questa rappresentazione di uno stato stazionario, come vedremo più avanti, offre l'ulteriore vantaggio che è possibile misurare la sua distanza dall'equilibrio. Nel caso in cui per un sistema, come per il vivente, esistano più di uno stato stazionario, sarà pertanto possibile ordinare questi diversi stati stazionari in funzione della loro distanza dall'equilibrio.

3.4 Bilancio

Anche il termine "bilancio" viene utilizzato per descrivere il rapporto tra un sistema e il suo ambiente (bilancio esterno) o i rapporti tra i diversi comparti menti interni dello stesso sistema (bilancio interno) [10].

In bioenergetica il temine "bilancio" descrive il rapporto tra entrate ed uscite di energia metabolica, con l'inclusione di produzione e dissipazione di calore, mentre in fisiologia renale e clinica nefrologica descrive la relazione tra l'introduzione, con la dieta, e l'eliminazione tramite gli organi escretori di una determinata sostanza, come per esempio il sodio e l'acqua. Per definizione, in stato stazionario un organismo è in condizioni di bilancio neutro, cioè la quantità eliminata di una data sostanza è uguale alla quantità introdotta, più la quantità prodotta internamente; non vi è nè accumulo (bilancio positivo) nè perdita di sostanza (bilancio negativo). Il temine bilancio, pertanto, descrive l'esito finale di processi che avvengono all'interno dell'organismo e tra il sistema vivente ed il suo ambiente, come indice indiretto dei flussi medi di energia e materia [10].

Anche i fisici usano il temine bilancio per indicare flussi di energia e materia da e per l'ambiente e per indicare che questi flussi mantengono il sistema in uno stato stazionario.

I sistemi aperti possono mostrare stati stazionari e bilanci, che risultano e sono mantenuti costanti in condizioni LET. Bilanci importanti e specifici sono i bilanci di energia e di entropia di un sistema aperto (Fig. 23).

Il metabolismo di un sistema vivente produce energia disponibile per il si-

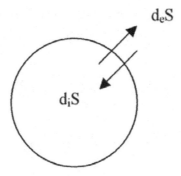

Fig. 23. Le variazioni di entropia totale di un sistema risultano dalla somma di due componenti: d_iS = entropia prodotta internamente da processi irreversibili, e d_eS = entropia dovuta agli scambi di energia e materia. Secondo la II legge della termodinamica, il termine d_iS è sempre positivo, mentre il termine d_eS può essere sia positivo che negativo. (Da [13], con permesso)

stema stesso ed allo stesso tempo produce anche entropia, che deve per necessità essere eliminata. Per cui non solo il sistema vivente produce entropia, ma entropia è anche scambiata tra vivente e suo ambiente.

L'entropia totale è costante solamente quando l'entropia che esce dal sistema è uguale all'entropia che entra nel sistema più l'entropia prodotta internamente al sistema come risultato dei processi interni irreversibili [11-14]. Questo bilancio termodinamico per l'entropia sarà utile per descrivere gli scambi di entropia connessi con assunzione di calorie ed eliminazione di prodotti di rifiuto.

Questo bilancio entropico può essere scritto come:

$$dS = d_eS + d_iS$$

l'entropia totale prodotta, dS, è data dalla somma algebrica delle due componenti (Fig. 23) [11-13].

Capitolo 4
Stabilità cibernetica

4.1 Stato stabile in cibernetica

In cibernetica il concetto di stabilità implica quello di "invariante". Benché il sistema attraversi una serie di cambiamenti, c'è qualche aspetto del sistema che non cambia [24, p. 73]. Applicando questo concetto ad un sistema termodinamico aperto, quale il sistema biologico, si può dire che nonostante il sistema cambi continuamente, perché attraversato da flussi di energia, materia ed informazione, in realtà i suoi stati funzionali rimangono stazionari ed il rapporto con l'ambiente è caratterizzato da bilanci neutri.

Ne consegue che il concetto della "invarianza" è un concetto utile per capire la stabilità dei sistemi biologici e coincide molto spesso con quello di stabilità. Il "cambiamento", invece, è una mancanza di stabilità e di invarianza: indica che qualcosa cambia e si modifica. La cibernetica prima definisce il "cambiamento" e successivamente definisce la stabilità come assenza di cambiamento.

Il termine "cambiamento", può assumere almeno due significati diversi:

1) il passaggio tra due stati diversi, cioè il passaggio tra uno stato ed un altro, o *cambiamento di stato*. Questo evento può essere caratterizzato dalla presenza di *transienti*, cioè di fasi di passaggio tra uno stato ed un altro; per esempio, noi passiamo ogni giorno dallo stato di sonno a quello di veglia, e viceversa, e le fasi di passaggio tra questi due stati costituiscono i transienti;

2) cambiamento può significare anche trasformazione, cioè *modifica di uno stato*, come per esempio la comparsa di una infiammazione tissutale può caratterizzare il passaggio tra uno stato normale ed uno patologico.

È pertanto necessaria una notazione precisa per descrivere un cambiamento e per distinguere un cambiamento di tipo 1) da quello di tipo 2). Il primo passo verso questa caratterizzazione del "cambiamento" viene fatto con il termine di *trasformazione*, introdotto da Asbhy [24], che è un cambiamento primordiale, non ancora specificato, valido per entrambi i significati del termine riportati. La distinzione definitiva tra cambiamento di tipo 1) e quello di tipo 2) verrà presentata nel paragrafo che descrive il "parametro" a p. 69.

Che cosa è una trasformazione?

Una trasformazione è un cambiamento indotto da una causa qualunque su una variabile o un set di variabili o su uno stato del sistema.

Seguendo Asbhy, il modo più semplice di descrivere una trasformazione è il seguente: si indicano le variabili, o gli stati, con una lettera (maiuscola o minuscola): questi sono gli *operandi*. Il fattore causale che determina il cambiamento si chiama *operatore*, indicato in genere dalla lettera T, che sta per trasformazione, e gli stati o le variabili che risultano dall'azione dell'operatore vengono chiamati i *trasformati* (*transforms*).

Queste operazioni possono essere sinteticamente descritte come:

$$T: \downarrow \begin{array}{l} A \ B \dots\dots C \ Z \\ B \ C \dots\dots Z \ A \end{array}$$

Applicando la classica notazione matematica, il passaggio o trasformazione A → B, si indica anche con T(A) = B, che non è altro che la notazione f(x) = y. Esempio semplice di trasformazione potrebbe essere un gioco usuale tra bambini che consiste nel sostituire, nelle parole, una lettera dell'alfabeto con un'altra. Tutte le volte che si incontra una lettera A la si sostituisce con una B, e via dicendo. Se si fa la medesima operazione per tutte le lettere dell'alfabeto, sostituendo ogni lettera con quella successiva e alla Z si ricomincia da A, allora si otttiene la trasformazione riportata [24].

Questa notazione è valida per descrivere sia un cambiamento di stato, per esempio dal sonno alla veglia, sia la modifica di uno stato, per esempio da normale a patologico.

4.2 Stato stabile che non si modifica nel tempo

Quando la trasformazione T non modifica le variabili, o lo stato, su cui è applicata, la variabile, o lo stato, si dicono *stabili*, come dal seguente esempio.

$$T: \downarrow \begin{array}{l} a \ b \ c \ d \ e \ f \ g \ h \\ d \ b \ h \ a \ e \ f \ b \ e \end{array}$$

Poiché T(b) = b, T(e) = e, T(f) = f, la trasformazione T non modifica gli stati b, e, f, che pertanto vengono definiti *stabili*.

(Asbhy descrive questo tipo di non-cambiamento e di stabilità con il termine "equilibrio", e dice che gli stati b, e ed f dell'esempio precedente sono in equilibrio. In questo caso il termine "equilibrio" potrebbe indicare un equilibrio meccanico, cioè il non-cambiamento meccanico. In ambito termodinamico il termine equilibrio andrebbe sostituito, per chiarezza espositiva, con quello di stato stazionario che non si modifica sotto l'influenza dell'operatore).

Un modo alternativo per indicare la stabilità della variabile e dello stato stazionario è quello di mostrare che la derivata della variabile di una funzione rimane costantemente uguale a zero. Poiché la derivata è la tangente alla funzione in un suo punto, se essa è nulla, significa che la tangente ha coefficiente angolare uguale a zero ed è parallela all'asse delle ascisse. Questo ci riporta al caso descritto in Fig. 13, che si applica anche alla descrizione cibernetica della stabilità. Si riporta di seguito, la traduzione letterale dell'esempio di Asbhy.

Se le equazioni che descrivono uno stato sono espresse in forma differenziale, allora l'affermazione che x è immodificata nel tempo equivale a dire che la sua derivata dx/dt deve essere uguale a zero. Per cui nel sistema seguente, descritto dalle due equazioni:

$$dx/dt = 2x - y^2$$
$$dy/dt = xy - \frac{1}{2}$$

lo stato indicato dai seguenti valori delle variabili, x = 1/2, y = 1, è uno stato stabile, poiché quando x ed y hanno questi valori le derivate sono uguali a zero, cioè il sistema smette di cambiare, l'output del sistema è costante [24].

La Fig. 13 a p. 35 mostra un esempio di stato stabile tempo-indipendente, sia per la variabile x che per la y. La descrizione di stabilità cibernetica e matematica sono pertanto coincidenti. È utile ricordare che la derivata nulla di una variabile, quando rappresentata in spazio-di-fase diventa un punto, detto punto critico. Il punto critico, a sua volta, è il riferimento per la descrizione dell'attrattore e del ciclo limite. Pertanto, derivata nulla della variabile rispetto al tempo, punto critico ed attrattore benché siano notazioni geometriche e matematiche diverse, presuppongono il riferimento ad un medesimo elemento di stabilità della variabile. Questo stesso elemento sarà presente nella descrizione termodinamica della stabilità della variabile e verrà indicato dal simbolo X_s. Questo simbolo indica uno stato termodinamico stazionario stabile, che, come vedremo nel Capitolo 5, presuppone anch'esso l'invarianza della variabile nel tempo, cioè una derivata nulla.

4.3 Il ciclo: stato stabile oscillante

La stabilità, oltre ai modelli già descritti, può avere altri modi per essere rappresentata.

Il ciclo, per esempio, è una sequenza di stati, che si ripete costantemente senza modificazioni. Usando la notazione della "trasformazione" riportata in precedenza, si può dire che la trasformazione applicata più volte produce sì un cambiamento di stato, che però presenta la caratteristica di ritornare sempre allo stato da cui era partito.

Per esempio:

$$T \downarrow \begin{matrix} a\ b\ c\ d\ e\ f\ g\ h \\ c\ h\ b\ h\ a\ c\ c\ g \end{matrix}$$

partendo dal punto o dallo stato a, l'applicazione ripetuta di T provoca la sequenza: a c b h g c b h g c b... ed un punto rappresentativo del sistema si trova a riattraversare ripetutamente il seguente ciclo:

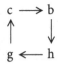

La trasformazione T non ha generato nessun nuovo stato, nessun cambiamento, ma se applicata più volte induce una continua ripetizione degli stati c, b, h, g. Questo ciclo di stati può essere considerato stabile rispetto alla trasformazione T [24].

La stabilità, oltre ad essere presente in una trasformazione che non modifica lo stato, per esempio T(a) = a, è anche presente se la trasformazione non induce nessuna alterazione nella ciclicità degli stati. Un ciclo è, pertanto, un caso particolare di stabilità delle variabili o degli stati che ciclano, che può trovare una sua precisa corrispondenza con lo stato di equilibrio meccanico di tipo dinamico descritto nel Capitolo 2, al paragrafo "Equilibrio meccanico".

L'esempio più semplice di stabilità ciclica al di fuori della cibernetica è quello della rappresentazione dell'oscillazione armonica in spazio-di-fase (Fig. 6). Anche il ciclo limite può essere considerato un esempio di stabilità ciclica.

L'esempio più pertinente in campo biomedico è quello dei loops pressione-volume ventricolare ed atriale, mostrati nelle Figg. 8 e 11. Questi loops sono estremamente stabili, in quanto si modificano solo temporaneamente per variazioni di precarico, postcarico e contrattilità, ritornando alle condizioni precedenti la perturbazione non appena il volume, le resistenze periferiche ed il tono autonomico ritornano alle condizioni di riferimento.

Questi loops, inoltre, offrono un esempio molto evidente di ciclicità di stati funzionali: diastole, contrazione isometrica, etc.

Il ciclo può essere considerato anche come un modo alternativo di rappresentare la stabilità di variabili che oscillano ciclicamente attorno ad uno stato medio e che descriveremo successivamente come stabilità nel senso di Lyapuonov (Cap. 5, p. 76).

4.4 Una regione stabile nello spazio-di-stato

Altro esempio di stabilità può essere dato tramite la rappresentazione di uno stato in una regione stabile dello spazio-di-stato, intendendosi con spazio-di-stato l'insieme degli stati rappresentativi di un sistema, come già descritto nel Capitolo 2 a p. 29 e con il termine "regione" una porzione di questo spazio. Nella Fig. 24 (da Ashby [24]) è riprodotto uno spazio-di-stato di un sistema, con una regione stabile, la zona A scura, ed una regione instabile, la zona B più chiara. Le frecce nella zona A convergono tutte su di un unico punto, che pertanto, sarà il punto critico, stabile, per le variabili le cui traiettorie entrano in questa zona. Il punto P si trova nella zona B, lungo traiettorie che tendono ad uscire da questa zona e dallo spazio-di-stato. Il punto P indica pertanto il valore numerico di una variabile che si modifica con il passare del tempo e che è instabile. Questa figura mostra anche che non tutti gli stati di un sistema sono contemporaneamente stabili od instabili, ma che mentre qualcuno è stabile, altri stati funzionali possono essere instabili. In quale stato funzionale biologico può verificarsi una situazione simile? Per esempio nel sonno. Mentre le variabili metaboliche, cardiovascolari e respiratorie e la temperatura sono stabili e convergo-

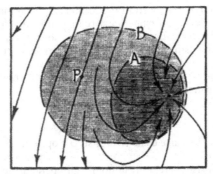

Fig. 24. Rappresentazione in spazio-di-stato di una regione stabile A e di una instabile B. Il punto al centro della regione A è un punto critico stabile asintoticamente. Il punto P è un punto instabile della regione B. (Da [24], con permesso, © The Estate of W Ross Ashby)

no, come vedremo, verso un valore minimo, molte variabili endocrine, come renina ed aldosterone, mostrano il massimo di attività [48-50]. Per cui in uno stesso stato funzionale, alcuni sottosistemi sono stabili, mentre altri sono instabili.

4.5 Bacini

Il termine inglese di *basin* è traducibile con la parola "bacino", punto o luogo di confluenza di corsi d'acqua più o meno voluminosi.

Cosa si intende per "bacino" risulta molto evidente dall'uso del grafico cinematico della trasformazione che presentiamo di seguito. Questa che segue è la traduzione letterale del paragrafo 2/17 dell'"Introduction to Cybernetics" di Asbhy [24].

Grafico Kinematico. Fino a questo punto abbiamo studiato una trasformazione principalmente osservando i suoi effetti su tutti i possibili operandi. Un metodo alternativo (applicabile solo quando la trasformazione è chiusa) è di studiare gli effetti di una trasformazione su di un singolo operando, e per molteplici, ripetute applicazioni della trasformazione. Il metodo corrisponde a ciò che si fa nello studio di un sistema dinamico: lo si predispone in uno stato iniziale e successivamente lo si lascia evolvere spontaneamente, senza ulteriori interferenze, attraverso tutti quei cambiamenti che la sua organizzazione funzionale intrinseca determina. Per esempio, in un sistema telefonico automatico possiamo osservare tutti i cambiamenti che seguono alla chiamata di un numero, oppure in una colonia di formiche possiamo osservare tutti i cambiamenti che avvengono dopo aver posto un pezzo di carne nelle vicinanze della colonia. Supponiamo di avere la seguente trasformazione:

$$U: \begin{matrix} A\ B\ C\ D\ E \\ \downarrow \\ D\ A\ E\ D\ D \end{matrix}$$

Se U è applicata a C, allora la prima applicazione è U(C), la seconda U^2(C), la terza U^3(C) e così via, risulta la seguente serie: C, E, D, D, D, ... e così via, con lo stato D che continua indefinitivamente. Se invece U è applicata ad A, la serie che risulta è la seguente: A, D, D, D, ..., con D che di nuovo continua.

Questi risultati possono essere mostrati graficamente, perciò mostrando istantaneamente risultati che altrimenti potrebbero essere raggiunti solo dopo studi dettagliati. Per disegnare il *grafico kinematico* di una trasformazione, si trascrive l'insieme degli operandi, ognuno in un posto conveniente, e gli elementi vengono congiunti da frecce, seguendo la regola che una freccia va da A a B se e solo se A è trasformato in un singolo passaggio in B. Perciò la trasformazione precedente può essere rappresentata nel seguente grafico kinematico:

$$C \to E \to D \to A \to B$$

(Disegnare una freccia che parte e che rientra su D è opzionale, se si è sicuri che non vi siano fraintendimenti).

Il grafico riportato consiste perciò di "bottoni" (gli operandi) uniti insieme da delle "stringhe" (le transizioni), che possono essere distribuiti in diverse forme, come le seguenti:

Se le connessioni interne sono identiche, il grafico kinematico è sempre lo stesso, anche se espresso in diverse forme. Gli elementi che si susseguono quando C è trasformato cumulativamente da U (la serie C, E, D, D, ...) e gli stati incontrati da un punto nel grafico kinematico che parte da C e si muove percorrendo una freccia ad ogni passaggio, sono ovviamente sempre corrispondenti. Poiché è quasi sempre più semplice seguire il movimento di un punto lungo una linea che calcolare per esempio $U(C)$, $U^2(C)$, etc., specialmente se la trasformazione è complicata, il grafico kinematico è spesso una rappresentazione più conveniente della trasformazione in forma illustrata. Il punto che si muove lungo gli elementi od il grafico è chiamato il *punto rappresentativo* (di cui mostreremo alcuni esempi parlando dell'attrattore e dei *basins*).

Quando la trasformazione diventa più complessa, emerge una importante caratteristica. Supponiamo che la trasformazione sia la seguente:

$$\text{T:} \downarrow \begin{array}{cccccccccccccccc} A & B & C & D & E & F & G & H & I & J & K & L & M & N & P & Q \\ D & H & D & I & Q & G & Q & H & A & E & E & N & B & A & N & E \end{array}$$

Il grafico kinematico di questa trasformazione è il seguente:

Partendo da uno stato qualunque e seguendo la catena delle frecce, possiamo verificare che, durante ripetute trasformazioni, i punti rappresentativi si muovono sempre verso uno stato al quale si fermano, od arrivano a qualche ciclo dove circolano indefinitivamente. Questo grafico è come una mappa del drenaggio dell'acqua in un terreno di campagna, il quale mostra a quale regione finale arriva una goccia d'acqua, o un punto rappresentativo, che parta da un punto qualunque. Le regioni separate dove la goccia d'acqua finalmente arriva sono i *basins* del grafico [24].

Il grafico kinematico ha un vasto utilizzo in campo biomedico. Tutti i diagrammi di flusso mostrati nelle figure dell'Harrison non sono altro che dei grafici kinematici in cui il punto rappresentativo si muove lungo linee e frecce (le "stringhe") determinate dalle nostre domande e risposte relative allo stato clinico di un paziente. Anche molte altre figure, come quella che descrive i sistemi che partecipano alla regolazione del volume plasmatico e dell'edema (Fig. 32-1 a p. 214 della 16a edizione in lingua inglese dell'Harrison) non sono altro che grafici kinematici con riquadri al posto delle lettere.

Questa materia ha a che fare con quello che intendiamo per "stabilità", con il concetto di attrattore e, come vedremo successivamente, con la sua rappresentazione nel *fitness landscape*.

Da questa descrizione risulta che il movimento di una goccia d'acqua lungo il versante di una montagna può corrispondere alla traiettoria di un oggetto rappresentata in spazio-di-fase e che il bacino finale in cui va a cadere può essere rappresentato come un attrattore.

4.6 Attrattore

Come abbiamo visto in precedenza (Cap. 2, p. 35), ed in una recente pubblicazione [10], dal punto di vista matematico un attrattore è un punto critico su cui convergono le traiettorie delle variabili nello spazio-di-stato e, come vedremo nel Capitolo 5 a p. 74, o può essere descritto come uno stato stazionario ed indicato dal simbolo X_s.

Sia il concetto sia la fisica dell'attrattore meritano di essere accuratamente descritti anche dal punto di vista della teoria dei sistemi, perché di potenziale rilevante importanza per la biologia.

Nella teoria dei sistemi, l'attrattore è uno stato del sistema che attrae verso di sé ed in sé stati diversi del sistema stesso [51] (Fig. 25).

Questa descrizione nasce dalla fisica termodinamica dei sistemi isolati, la quale descrive che gli stati di questi sistemi convergono inesorabilmente verso lo stato di massima entropia, che quindi può essere visto come quello stato che attrae a sè tutti gli altri. Questo stato di massima entropia su cui convergono tutti gli altri stati, cioè un attrattore, corrisponde anche allo stato di equilibrio termodinamico (Fig. 25). Per esempio, se lasciamo che un pendolo si muova liberamente, dopo alcune oscillazioni rallenterà e tenderà a raggiungere una posizione di equilibrio, la posizione verticale illustrata nella Fig. 21a, da qualunque posizione sia iniziata l'oscillazione, per cui le differenze iniziali nelle posizioni di partenza (le cause) sono gradualmente ridotte fino a scomparire definitivamente. Ugualmente, anche il movimento di un mobile (una biglia) in un recipiente di potenziale è determinato dalla sua posizione iniziale lungo le pareti del recipiente (Fig. 19, p. 40). Però, indipendentemente dal punto di inizio della oscillazione, il punto di arresto del mobile sarà sempre quello segnato dal simbolo X_s, cioè il punto di equilibrio.

In altre parole, cause diverse conducono sempre allo stesso effetto, che è rappresentato dallo stato di massima entropia. Questo, come già detto, riguarda esclusivamente i sistemi isolati [51].

Consideriamo ora un sistema non-lineare, aggiungiamo cioè l'azione di una forza che amplifica le differenze iniziali. La combinazione di due influenze diverse, una che smorza le differenze, gli attriti, ed una che le amplifica, può dar

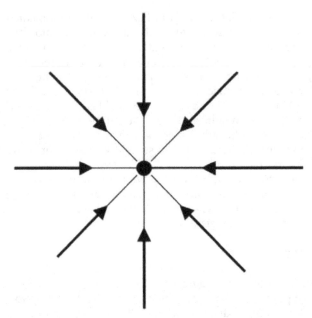

Fig. 25. La figura descrive un punto attrattore: le frecce rappresentano le traiettorie che provengono da diverse direzioni che convergono tutte sul medesimo punto di equilibrio. (Da [51], con permesso)

luogo a comportamenti molto complessi. La più semplice rappresentazione fisica di questa combinazione è una oscillazione regolare, che non si ferma, come quella del pendolo di un orologio tenuto in movimento da una molla. Questo tipo di movimento è di nuovo un attrattore, poiché posizioni iniziali diverse del pendolo convergeranno sempre sulla stessa traiettoria periodica. Ma questo attrattore non consisterà di un semplice punto, come quello visto nella precedente figura, ma di una linea unidimesionale di punti. Questa è denominata ciclo limite, poiché rappresenta la traiettoria chiusa a cui il sistema tenderà al limite (Fig. 26). Pertanto anche il ciclo-limite può essere considerato un attrattore, come mostrato in Fig. 26.

Quando le non-linearità del sistema diventano ancora più importanti, possono manifestarsi attrattori ancora più complicati. La traiettoria finale in cui un sistema viene a trovarsi può avere una forma molto irregolare, senza alcuna apparente periodicità. Tuttavia, anche questa traiettoria può essere un attrattore, poiché le traiettorie che decorrono in prossimità vengono "catturate" dentro di essa, perdendo la libertà di separarsene. Pertanto, una definizione generica di attrattore può essere che un attrattore è una regione dello spazio-di-fase in cui il sistema può entrare ma da cui non può uscire. In questo senso un attrattore è come un "buco nero" nello spazio, che costantemente risucchia materiale, ma che non ne lascia mai uscire. Questa regione può avere dimensioni diverse; il punto a zero dimensioni ed il ciclo limite ad una dimensione sono i casi più semplici. Attrattori a dimensioni non-intere, ma a dimensioni frattali, so-

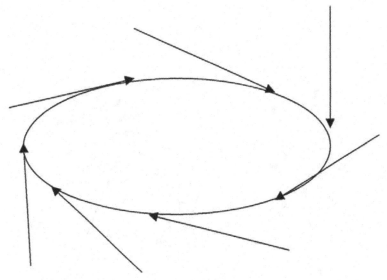

Fig. 26. Attrattore a una dimensione o ciclo limite. Le frecce corrispondono alle traiettorie che iniziano al di fuori dell'attrattore, e terminano in una ciclicità continua lungo l'attrattore. (Da [51], con permesso)

no chiamati *strange* attrattori. Le traiettorie che si muovono all'interno di uno strange attrattore sono completamente caotiche.

Come già detto all'inizio del paragrafo, un sistema termodinamico semplice ha un unico attrattore che corrisponde allo stato di massima entropia. Invece, una caratteristica dei sistemi altamente non-lineari è che in genere hanno più di un attrattore. Quando vi è più di un attrattore la domanda che ci possiamo porre è in quale attrattore andrà a finire il sistema? Possiamo immaginare, per esempio, che ogni attrattore corrisponda ad un lago o ad un mare e che le traiettorie che conducono entro un attrattore corrispondano ai fiumi e corsi d'acqua che fluiscono in questi laghi. In relazione al punto in cui cade, l'acqua piovana seguirà l'uno o l'altro fiume, terminando in un lago o in un altro.

È bene ricordare che questa goccia d'acqua ha lo stesso significato del punto rappresentativo, descritto in precedenza per il grafico kinematico.

L'area di drenaggio di un fiume è chiamata "bacino". Allo stesso modo, ogni attrattore ha un bacino che è la regione dello spazio-di-stato circostante, così che tutte le traiettorie che iniziano in quella regione terminano nell'attrattore stesso. I bacini che appartengono ad attrattori diversi sono separati da confini molto stretti, che possono avere una forma molto irregolare. Per posizioni iniziali molto vicine ai confini, è difficile dire a quale attrattore condurranno. Piccole fluttuazioni possono spingere il sistema dentro uno o l'altro bacino, e perciò entro uno o l'altro attrattore (Fig. 27).

Il bordo che separa due attrattori è chiamato biforcazione (vedere la descrizione nel Cap. 6 a p. 83). Vicino al bordo il sistema si comporta caoticamente, mentre entro un bacino il sistema si muove in modo predicibile verso l'attrattore [51].

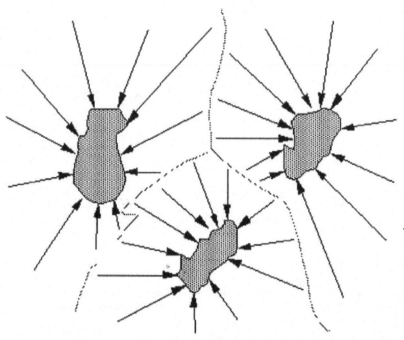

Fig. 27. Sono rappresentati tre attrattori, con le traiettorie di competenza. I rispettivi bacini sono indicati dalle linee tratteggiate. (Da [51], con permesso)

Questa descrizione di attrattore, sia come ciclo limite sia come bacino, corrisponde alla descrizione data dalla cibernetica di Asbhy di entrambe queste funzioni, che nel corso degli anni hanno acquistato chiarezza e coloritura tramite l'apporto di tutte le discipline fisiche.

La descrizione di biforcazione verrà ripresa più avanti (Cap. 6), perché anch'essa di rilevante importanza per la biologia.

Quando un sistema dinamico è posto sotto stress, per esempio aumentando i flussi di energia, di materia e di informazione attraverso di esso, il numero di attrattori tende ad aumentare. Un modo per capire questo comportamento è considerare che un aumento di energia tende ad amplificare le differenze, anche se piccole, e pertanto a risultare in una varietà maggiore di comportamenti, e di stati possibili. Supponiamo di iniziare con un sistema a singolo attrattore. Aumentando lo stress ci troviamo di fronte ad una biforcazione e l'attrattore si divide in due. Il sistema ora possiede due modi stabili di comportamento. Se lo stress aumenta ulteriormente, si presentano nuove biforcazioni e l'attrattore si suddivide ancora. Prima si possono avere 4 possibili regimi, poi 8, 16, 32, e così via. Ad un certo punto il numero di attrattori diventa infinito ed il sistema salta erraticamente e continuamente tra l'uno e l'altro. Questo è il vero caos. Il comportamento del sistema è diventato totalmente imprevedibile [51].

Gli esempi in campo biomedico sono numerosi. Se come punto rappresentativo prendiamo un globulo rosso, questo convergerà sicuramente al cuore, ed il cuore può essere pensato e descritto come un attrattore globale dell'apparato cardiovascolare. In questo caso il ciclo limite è dato dal loop di pressione e volume intracavitario. Per l'ossigeno e l'anidride carbonica il ciclo limite è dato dal ciclo respiratorio, inspirazione ed espirazione, mentre per la temperatura e per la filtrazione glomerulare è dato da una oscillazione armonica con periodo di 24 ore. Un esempio del moltiplicarsi degli attrattori, quando il sistema sottoposto a stress, può ssere rappresentato dallo scompenso cardiaco, nel corso del quale viene persa la capacità di regolazione neuroumorale della fuzione cardiaca, del volume e della osmolalità plasmatica (le sindromi iponatriemiche in corso di scompenso).

Se invece della funzione dei singoli apparati ed organi prendiamo in considerazione gli stati in cui si presenta il sistema vivente, gli stati funzionali del sonno e della veglia rilassata possono entrambi essere descritti come attrattori, caratterizzati, però, da una energia potenziale e cinetica diverse. Lo stato della veglia è caratterizzato da una energia cinetica e potenziale più elevata di quelle del sonno.

4.7 The fitness landscape

Un ulteriore modo di descrivere i bacini e gli attrattori è quello rappresentato nella Fig. 28, che si riconnette ancora al problema della stabilità. Invece di descrivere gli attrattori ed i relativi bacini con una panoramica dall'alto, come in Fig. 27, li descriviamo come il profilo di un percorso che il punto rappresentativo, in questo caso simile ad uno scalatore, può compiere se spinto da energia cinetica adeguata.

Questa descrizione, molto utile da un punto di vista visivo, la dobbiamo a Heylighen, studioso di termodinamica, della teoria dei sistemi e di cibernetica e, come Prigogine, docente all'Università Libera di Bruxelles. Sviluppando lo

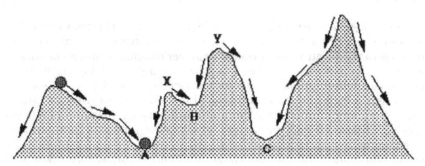

Fig. 28. *The fitness landscape.* La direzione delle frecce indica la direzione in cui il mobile, la palla da bigliardo, o il sistema oggetto di studio, si sta muovendo. L'altezza della posizione della sfera, rispetto al livello zero del bordo inferiore della figura, indica il potenziale del mobile, o l'energia potenziale gravitazionale, che aumenta verso l'alto e diminuisce od è al minimo nella valle indicata dalla lettera A. La *fitness* si comporta all'opposto dell'energia potenziale, ed è massima al livello A e minima in alto. Perciò il punto A ha una *fitness* maggiore (ed un potenziale minore) del punto B. Le valli A, B e C, sono minimi locali del potenziale, cioè attrattori. I picchi X ed Y delimitano il "bacino" dell'attrattore B. X separa i bacini di A e B, Y separa i bacini di B e C. (Da [52], con permesso)

schema di Fig. 29, Heylighen propone che, per meglio descrivere i concetti di stabilità, di energia cinetica e potenziale e di attrattore, sia da prendere in considerazione un grafico come quello mostrato nella Fig. 28, che viene chiamato *fitness landscape*.

Mentre in Fig. 27 il punto rappresentativo, la goccia d'acqua, si muove spontaneamente e passivamente da una regione ad alto potenziale posta al confine tra i bacini, verso l'attrattore, lago o mare che sia, nella Fig. 28 il punto rappresentativo per spostarsi deve possedere un'energia cinetica che può essere fornita sia dall'azione dei muscoli sia dal metabolismo. Cioè, il caso rappresentato in Fig. 28 è un'estensione del principio presentato in Fig. 19b ed in Fig. 34 a p. 79, ed è molto più vicino e simile a ciò che normalmente occorre in campo biomedico, dove l'energia cinetica del circolo, per esempio, è fornita dalla pompa cuore.

Interessante di questa figura è che, non solo rappresenta un esempio molto utile per discutere il problema dell'andamento della pressione arteriosa sistemica e la funzione dell'apparato cardiovascolare, ma è anche la base per la comprensione dell'organizzazione funzionale del sistema nervoso autonomo. Fitness ed energia potenziale gravitazionale si comportano esattamente e rispettivamente come il sistema nervoso parasimpatico e quello simpatico; nel sonno, per esempio, (rappresentabile con la valle A della Fig. 30) l'attività parasimpatica è massima, mentre quella simpatica, l'energia potenziale gravitazionale, è assente o minima. Il che corrisponde a quanto già discusso in precedenza, cioè che il sistema nervoso simpatico è necessario per compiere un lavoro nell'ambiente esterno, mentre quello parasimpatico è necessario per compiere un lavoro all'interno del sistema biologico [23].

Date le possibili e numerose implicazioni che il termine fitness può generare quando applicato ai sistemi biologici, è utile descriverlo più dettagliatamente.

4.8 Fitness

In inglese l'aggettivo *fit* ha almeno due ordini di significati: 1) forte, robusto, in buone condizioni di salute; oppure 2) adattabile a, adattato, conforme, etc. La prima serie di significati viene in genere usata per indicare la "fitness interna", cioè la stabilità intrinseca del sistema, la potenzialità e capacità di riprodursi, come risultato della selezione interna tra le diversi parti del sistema. La seconda, si riferisce principalmente alla capacità di sopravvivere alla selezione esterna, cioè di resistere alle perturbazioni ambientali, e viene chiamata la "fitness esterna". La "fitness assoluta" può essere considerata la somma della fitness interna ed esterna.

Poiché non esiste in italiano un termine altrettanto significativo, continueremo ad usare il termine inglese.

La definizione di *fitness* può essere la seguente: una presunta proprietà di un sistema, che descrive la probabilità che questo sistema sia selezionato nell'evoluzione, cioè la probabilità della sua sopravvivenza e capacità riproduttiva [41].

Una fitness molto alta indicherà che il sistema è molto stabile, e che è molto improbabile che scompaia e che venga eliminato.

Questo concetto viene usato soprattutto in ambito evoluzionistico, in congiunzione con le dinamiche di costruzione di varietà e di selezione. Per esempio, per aumentare la propria fitness assoluta, il sistema deve innanzitutto aumentare la sua fitness interna, cioè il numero di rapporti e legami tra le diverse parti che lo costituiscono e deve rinforzare questi legami. Queste dinamiche comportano un aumento della *complessità strutturale* del sistema, chiamata anche "integrazione". In un secondo momento il sistema deve aumentare la sua fitness esterna, cioè quella relativa al suo ambiente, aumentando la sua capacità di resistere alle perturbazioni, ovvero aumentando la sua *complessità funzionale*, detta anche "differenziazione" [41].

Un esempio: l'evoluzione dall'elefante, glabro, al mammut è dovuta semplicemente al raffreddamento dell'ambiente. Se l'ambiente del mammut ritornasse caldo, la variante pelosa perderebbe la sua *fitness* rispetto a quella glabra e perciò la variante evolutiva seguirebbe il percorso inverso [41].

In ambito biologico, la *fitness* interna potrebbe essere descritta dalla coordinazione esistente nel singolo individuo tra componente centrale, viscerale e muscolo-scheletrica. Lo stile di vita di un individuo "sedentario" sarà pertanto caratterizzato dalla assenza di adeguata coordinazione tra apparato viscerale e muscolo-scheletrico, per cui ogni lavoro muscolare richiederà un consumo di ossigeno maggiore rispetto a quello richiesto dall'apparato muscolare di un individuo allenato, come illustrato nelle Figg. 9 e 58 (pp. 31 e 120). La qualità ed il tipo di integrazione a livello del sistema nervoso centrale della funzione muscolo-scheletrica rivelerà una minore quantità di legami o collegamenti tra i centri nervosi responsabili della regolazione delle funzioni viscerali e muscolari; per esempio, una minore estensione delle aree corticali devolute alla rappresentazione della componente muscolare e collegamenti più deboli tra areee talamiche ed ipotalamiche. L'allenamento, il condizionamento fisico, migliorerà queste connessioni e la *fitness* aumenterà.

Seguendo lo stesso esempio è possibile descrivere anche cosa si intende per *fitness* esterna. Un individuo sedentario avrà difficoltà a correre abbastanza velocemente per salire sull'ultimo autobus disponibile ed eventualmente arriverà tardi all'appuntamento. La *fitness* esterna di questo sedentario, se posto in un ambiente a rischio, è decisamente ridotta. Da questo esempio è anche evidente che la *fitness* esterna è dipendente e deve essere valutata in base all'ambiente specifico in cui è collocato l'individuo.

Anche la componente centrale, culturale, può a tutti i diritti entrare nella valutazione complessiva della *fitness*, per cui un individuo sedentario posto in un ambiente a rischio insieme ad un gruppo di "atleti", dovrà sviluppare le adeguate strategie per sopravvivere, se si intende, con Ashby, che l'intelligenza e la cultura sono gli strumenti di difesa naturale dell'uomo [24].

Perché è importante il concetto di *fitness* nel nostro contesto? Innanzitutto perché la sopravvivenza del più adatto (*fittest*) ha a che fare con la stabilità del sistema, tema centrale del presente lavoro. In secondo luogo perché la *fitness*, secondo l'opinione di chi scrive, ha anche a che fare con la stabilità della variabile, come per esempio le variabili cardiovascolari. In questo senso l'ambito temporale di valutazione della *fitness* sarà molto più ristretto di quando consideriamo la fitness in relazione ai tempi filo- ed ontogenetici.

Esempio: un iperteso risponde con inadeguati aumenti pressori a situazioni ambientali, relazionali o comportamentistiche alle quali un individuo normale risponde senza nessuna variazione di pressione. L'effetto "camice bianco" descritto nel Capitolo 6 illustra uno di questi casi. Sappiamo inoltre che negli ipertesi essenziali vi è aumentata variabilità della pressione stessa, e che in una parte di questi vi è anche un eccessivo aumento di pressione al mattino. Tutte queste varianti rendono il sistema iperteso molto meno *fitted* del sistema normoteso. Infatti, la durata della vita media del paziente iperteso è minore di quella del normoteso, a causa dei diversi danni d'organo prodotti dal persistente aumento pressorio.

Simile considerazione può essere fatta per i cosìdetti "fattori di rischio cardiovascolari" che diminuiscono la *fitness* ed aumentano il rischio di eventi infausti quali infarto miocardico, etc. [53].

Accettando che la *fitness* possa essere considerata per un ambito temporale ristretto, la *fitness landscape* riportata in Fig. 28, è molto simile all'andamento della pressione arteriosa nelle 24 ore. Nel tracciato pressorio (un esempio è mostrato in Fig. 48 a p. 105) i bacini e gli attrattori corrispondono al periodo di sonno durante la notte, lo stato funzionale più stabile e di massima *fitness*, ed ai momenti di riposo durante il giorno, mentre i picchi rappresentano le diverse situazioni comportamentali in cui il soggetto si può trovare durante la veglia e che sono accompagnate da aumenti pressori, come descritto nel Capitolo 8 e nelle Figg. 48 e 67. Considerando che l'energia cinetica, dal punto di vista fisico-matematico, è un fattore formalmente identico al lavoro [33] e che la pressione arteriosa dipende, oltre che dalle resistenze periferiche, anche dalla gettata cardiaca, la quale a sua volta è determinata dal lavoro cardiaco, cioè dall'energia cinetica impartita dalla contrazione cardiaca al flusso ematico, il punto rappresentativo della Fig. 28 può essere interpretato anche come un volume di sangue sottoposto alle forze acceleratrici e deceleratrici della funzione cardiaca.

Simili considerazioni possono essere fatte per il tracciato che mostra il consumo energetico nelle 24 ore della Fig. 43 a p. 101. Il consumo energetico, misurato sia come chilocalorie utilizzate sia come consumo di ossigeno, dà una valutazione diretta dell'energia utilizzata per muovere il sistema lungo la *fitness landscape*. Un sistema allenato allo sforzo fisico, cioè a maggiore *fitness*, consumerà meno ossigeno e mostrerà un minor aumento pressorio per compiere lo stesso tragitto e la stessa quantità di lavoro di un sistema sedentario, cioè di un sistema unfitted. L'efficienza del sistema allenato sarà maggiore.

Infine è necessaria una considerazione sul rapporto tra energia del sistema, la sua stabilità e la sua *fitness*.

In tutti i sistemi fisici, l'aumento del livello energetico, degli scambi energetici con l'ambiente, della mobilizzazione ed utilizzo dell'energia, si accompagna invariabilmente ad una diminuzione della stabilità del sistema:

> ...when we increase the value of energy, we increase the regions where randomness prevails. For some critical value of energy, chaos appears; over time we observe the exponential divergence of neighboring trajectories... [14, p. 41].

Questo potrebbe essere il tipico caso di un preponderante aumento di attività simpatica, che è il tramite indispensabile, insieme alla diminuzione del tono vagale, per aumentare l'energia cinetica e la capacità di lavoro del cuore. Muovendosi da un bacino verso un picco, gli scambi energetici aumentano, mentre la stabilità e la *fitness* diminuiscono.

Questa diminuzione di *fitness* deve essere vista sempre in termini relativi: la *fitness* e la stabilità di un sistema allenato diminuiranno anch'essi, ma sempre meno di quelle di un sistema sedentario.

In altre parole, l'esercizio muscolare, pur generando delle instabilità, è sicuramente indispensabile per aumentare la nostra *fitness* sia interna sia esterna, ed il training fisico darà la possibilità di controllare, per esempio, tutta quella parte di aumento degli scambi energetici, in genere disordinato, dovuto alla componente emotiva, che deve essere controllato se si vuole avere un rendimento ottimale. Durante l'esecuzione dell'esercizio, però, la stabilità del sistema e la sua *fitness* saranno sempre minori che durante gli stati di quiete, perché l'aumento degli scambi energetici muoverà il sistema da regioni stabili a regioni propriamente instabili. Queste instabilità possono perciò essere viste anche come la condizione indispensabile per migliorare la *fitness* a riposo, come in realtà è. Sappiamo infatti che la frequenza cardiaca e il consumo di ossigeno di un atleta a riposo sono minori di quelli di un individuo non allenato. L'attraversamento ripetuto di regioni instabili migliorerà la stabilità del sistema nel suo complesso e la sua *fitness*, cioè la sua possibilità di reagire adeguatamente alle perturbazioni ambientali.

4.9 Parametro

Anche se non inerente la discussione riguardante gli attrattori e i bacini, i cicli limite e la *fitness*, prima di proseguire per discutere gli stati di quiete del sistema biologico, è indispensabile considerare come la cibernetica tratti il parametro, perché la funzione del parametro è inerente al passaggio tra stati diversi e alle modifiche funzionali indote dai diversi comportamenti.

In generale, il parametro può essere definito come un input ad un sistema che modifica l'output del sistema stesso.

Per semplificare la lettura di ciò che segue si può subito dire che un comportamento, in campo biomedico, equivale ad un parametro. I comandi che dai centri corticali agiscono sull'apparato muscolo-scheletrico e su quello viscerale, e che sono responsabili dei diversi comportamenti, possono essere interpretati come parametri che determinano l'output del sistema in ogni momento [1, 2]. Per esempio, con l'introduzione del parametro sonno, l'apparato cardiovascolare funziona in modo molto diverso rispetto a quando si introduce il parametro veglia. Pertanto un comportamento può essere descritto come uno switch, od una leva od un pulsante, che in una macchina cambia il modo di funzionare della macchina stessa.

In campo meccanico, l'esempio più semplice di cosa sia un parametro è dato dalla leva del cambio. Ogni motore esprime la sua potenza entro un ambito di giri al minuto; per esempio la Ferrari di F1 arriva ad un massimo di circa 20.000 giri/min. La potenza del motore viene trasmessa alle ruote tramite una struttura meccanica in cui il cambio regola la distribuzione della potenza alle ruote. Cambiando marcia, si cambia il modo in cui la potenza del motore agisce sulle ruote stesse, cioè il rapporto tra i giri del motore e delle ruote.

In ambito matematico geometrico, l'esempio più semplice è offerto dalla equazione della retta: $y = ax + b$, in cui il coefficiente "a" indica la pendenza della retta ed il coefficiente "b" l'intersezione della stessa sull'asse delle ordinate. I coefficienti "a" e "b" sono dei parametri che determinano la posizione della retta nel piano cartesiano e la sua inclinazione.

Anche questa descrizione del parametro è presa da Asbhy [24, pp. 42-44] di cui i paragrafi seguenti sono una semplice traduzione.

Consideriamo i quattro operandi a, b, c, d, che possono essere quattro stati diversi indicati da quattro valori diversi di pressione arteriosa sistolica, per esempio in crescendo da "a" fino a "d". Questi possono essere soggetti alle seguenti trasformazioni, una diversa dall'altra, che chiameremo R_1, R_2, e R_3:

$$R_1: \downarrow \begin{array}{c} a\ b\ c\ d \\ \downarrow \\ c\ d\ d\ b \end{array} \qquad R_2: \downarrow \begin{array}{c} a\ b\ c\ d \\ \downarrow \\ b\ c\ b\ b \end{array} \qquad R_3: \downarrow \begin{array}{c} a\ b\ c\ d \\ \downarrow \\ d\ c\ c\ b \end{array}$$

Queste trasformazioni sugli operandi possono essere scritte in modo più compatto, come segue:

$\downarrow$	a	b	c	d
R_1	c	d	d	b
R_2	b	c	b	b
R_3	d	c	c	b

Una trasformazione descrive un sistema (Asbhy lo chiama macchina) con un comportamento caratteristico. Pertanto le tre trasformazioni indicate in precedenza R_1, R_2, e R_3 indicano che il sistema ha tre diversi modi di comportarsi. Per esempio, se gli operandi sono i valori di pressione arteriosa, le tre trasformazioni possono essere tre situazioni che determinano comportamenti diversi, come i seguenti:

R_1 : giornata di lavoro
R_2 : giornata di riposo, a fine settimana
R_3 : giornata di esercizio fisico intenso

Molte macchine hanno degli *switch* (pulsanti o interrutori) o delle leve, che possono essere posti in ciascuna di tre posizioni, ognuna delle quali determinerà quale sarà il modo prevalente di comportamento del sistema.

Per cui, se a, b, etc... specificano lo stato del sistema valutato dalla variabile pressione arteriosa, R_1 corrisponde allo *switch* in posizione 1, e R_2 allo *switch* in posizione 2, allora il cambiamento di pedice, da 1 a 2 in R, corrisponde al cambiamento di posizione dello *switch* o della leva da 1 a 2, e pertanto ad un cambiamento nel modo di comportarsi della macchina.

Il termine "cambiamento" applicato a questo sistema si può riferire a due aspetti molto diversi tra di loro. Innanzitutto c'è il cambiamento da stato a stato, da "a" a "b", etc., che è proprio del sistema, e che occorre solo in dipendenza del funzionamento del sistema stesso; e poi c'è il cambiamento indotto dalle trasformazioni, per esempio da R_1 a R_2, che è il cambiamento indotto da un diverso comportamento e che può essere modificato dallo sperimentatore o indotto da fattori esterni al sistema. La distinzione tra i due significati di "cambiamento" è rilevante e non deve essere mai minimizzata.

Il pedice in R, o ogni altro valore numerico o simbolico che specifica quale trasformazione deve essere applicata agli stati di base, viene definito *parametro*. Se è un valore numerico, deve essere tenuto ben distinto da ogni altro numero che può essere usato per indicare gli operandi come variabili o vettori.

Ogni macchina o sistema il cui comportamento può essere rappresentato da un insieme di trasformazioni come quelle riportate nella tabella precedente, può essere chiamato un *trasduttore* o, alternativamente, un *sistema con input* (in relazione con il contesto). L'insieme delle trasformazioni sarà la *rappresentazione canonica* del sistema. Il parametro, come qualcosa che può modificarsi, è il suo input.

Dalla descrizione precedente risulta che, se consideriamo gli operandi come gli stati dell'apparato cardiovascolare in condizioni di base, per esempio quelli osservati nel contesto di un laboratorio o di una clinica, i comportamenti, gli input, vengono introdotti nel sistema dall'azione del sistema nervoso centrale, tramite le sue influenze sul sistema nervoso autonomo. Cioè, la regolazione da parte del sistema nervoso autonomo delle funzioni viscerali introduce un input nella macchina, per esempio sull'apparato cardiovascolare, che a sua volta è dipendente dall'azione del sistema nervoso centrale. Questo input del sistema nervoso, che varia con il variare dei comportamenti, è e può essere considerato un parametro.

Passando dalla fisiologia alla clinica, anche uno schema terapeutico può essere considerato un parametro. Per esempio, se si prescrive ad un paziente iperteso un farmaco beta-bloccante è perché si pensa che questo farmaco introduca un cambiamento nel modo di funzionare del sistema, considerato benefico per il paziente stesso. Il cambiamento che si pensa di introdurre con un beta-bloccate sarà molto diverso da quello che si penserebbe di introdurre prescrivendo invece del beta-bloccante, un farmaco calcio-antagonista, perché quest'ultimo ha proprietà molto diverse dal precedente. Pertanto i due schemi terapeutici possono essere visti come due parametri diversi che introducono comportamenti diversi del sistema e tra i quali è possibile scegliere a seconda di quella che si pensa sia l'utilità terapeutica in un caso o nell'altro.

Infine, dagli studi psicologici e di psicodinamica sappiamo per certo che il funzionamento del sistema nervoso dipende anche dal tipo di relazioni dominanti che un soggetto vive in un preciso momento della sua vita. Ogni nuova relazione che il soggetto può vivere parametrizza pertanto il suo modo di vedere la realtà, e di conseguenza può anche parametrizzare il funzionamento del suo sistema nervoso autonomo e del suo apparato viscerale. Tra i rapporti dominanti si può benissimo includere il rapporto medico-paziente. Tutte le volte che un soggetto sceglie o cambia medico, introduce un nuovo parametro nel funzionamento del sistema nervoso centrale in base a cui si sviluppano i suoi comportamenti le scelte, le decisioni etc... e forse anche il modo di funzionare dell'apparato viscerale..

4.10 Transienti

La descrizione del significato preciso del termine "transiente" e del modo preciso di misurarlo è presa da Asbhy [24, p. 47], di cui il paragrafo che segue è una traduzione letterale.

La risposta, l'output, mostrata da una macchina dopo che qualche disturbo è stato introdotto e mantenuto costante come input nel sistema, è chiamato un "transiente"... Il transiente può essere definito in termini più generali come la sequenza di stati prodotta da un trasduttore in condizioni costanti prima che la sequenza inizi a ripetersi.

Per descrivere un transiente, come distinto dalla parte ripetitiva che segue, è conveniente poter delimitare in modo non ambiguo la sua parte finale. Se la trasformazione è precisa, il metodo seguente dà la sua lunghezza in modo rigoroso. Per esempio supponiamo che la sequenza di stati proceda fino a che la ripetizione non diventi evidente, cioè:

ABCDCDCDCDC... oppure HEFGGGGGGG

Poi, entrando nella sequenza dalla destra, si pone il numero 1 come segnale per indicare il punto in cui la sequenza si discosta dal ciclo ripetitivo, cioè:

$$AB^1CDCDCDCDC... \text{ oppure } HEF^1GGGGGGG$$

Successivamente si pone il numero 2 alla destra del numero 1, per includere un ciclo completo, cioè:

$$AB^1CD^2CDCDCDC... \text{ oppure } HEF^1G^2GGGGGGG$$

Allora il *transiente* è definito come la sequenza di stati dallo stato iniziale fino al numero 2, cioè: ABCD, oppure HEFG.
Una descrizione rigorosa può ora essere data all'impressione intuitiva che i sistemi complessi possono dar luogo, in condizioni costanti, a forme di comportamento più complesse dei sistemi semplici. Disegnando il grafico kinematico arbitrario di un numero N di stati, si può facilmente vedere che se una trasformazione a valore singolare chiusa con N operandi è applicata ripetutamente, allora la lunghezza del transiente non può essere maggiore di N stati [24].

La descrizione e definizione di transiente verrà applicata in futuro per la descrizione degli stati di transizione tra lo stato del sonno e quello della veglia e viceversa.

Capitolo 5
Stabilità termodinamica

Si arriva, con questo capitolo, al punto centrale della descrizione della stabilità. Sempre seguendo il lavoro di Nicolis e Prigogine, di seguito verranno descritti gli elementi necessari per la misurazione della stabilità della variabile, e perciò della stabilità anche di uno stato funzionale. Il metodo qui descritto è applicabile a tutte le variabili biologiche.

Alla fine di questo capitolo il lettore sarà finalmente in grado di misurare la stabilità delle variabili e, perciò, di rispondere al quesito posto da Bernard sulla costanza e stabilità dell'ambiente interno del sistema biologico.

5.1 Stabilità dello stato funzionale

Nella descrizione che segue verrà usata la seguente notazione: la lettera X (ics maiuscolo) indicherà una variabile generica, come per esempio il metabolismo basale, la pressione arteriosa, la frequenza cardiaca, etc., mentre x (ics minuscolo) indicherà un valore preciso che questa variabile può assumere all'interno del suo insieme di definizione, valore che viene espresso in funzione del tempo, che indicheremo con t (lettera ti minuscola). Questo per seguire esattamente la descrizione già data da Nicolis e Prigogine [11].

Qualunque variabile è detta costante o stabile quando il suo valore numerico non varia nel tempo. Come già visto per la definizione di punto critico e di stabilità cibernetica, la costanza della variabile nel tempo è graficamente rappresentata come nella Fig. 13a e 13b.

La variabile dipendente X_s (Fig. 13a), oppure la variabile dipendente Y (Fig. 13b), non variano rispetto alla variabile indipendente tempo (t, in ascissa).

La variabile X ha un valore costante, e pertanto la sua derivata rispetto al tempo è nulla: $dX/dt = 0$. Poiché la variabile X non varia con il tempo, può anche essere descritta come indipendente dal tempo, cioè tempo-indipendente (Fig. 13a).

Questo valore costante della X indica uno stato costante della variabile e, ricordando la definizione data a p. 10 dello stato di un sistema, indicherà anche uno stato funzionale costante di un sistema, e la variabile sarà detta variabile di stato. Questo valore costante verrà indicato dal simbolo X_s (X grande, pedice S,

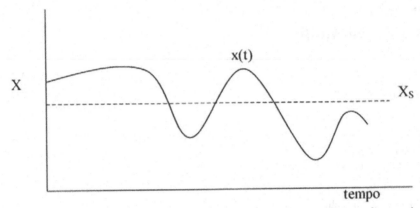

Fig. 29. La variabile X mostra dei valori mutevoli nel tempo, dovuti all'azione di perturbazioni e di fluttuazioni indicati da x(t). Lo stato di riferimento X_s, ricavato come valore medio dai valori numerici tempo-dipendenti di X, può essere sia stabile che instabile: è stabile se i valori di x(t) tendono sempre, dopo la perturbazione, a ritornare verso i valori di X_s (Recordati G, osservazione preliminare)

che indica stazionario). Il valore costante della variabile X indica uno stato stabile, cioè stazionario.

In un sistema complesso e reale, concreto, costituito da molteplici parti e pertanto descrivibile da molteplici variabili, anche se in uno stato di quiete, le variabili non sono quasi mai costanti rispetto al tempo, ma in genere mostrano delle variazioni tempo-dipendenti, che possono essere descritte come *perturbazioni* e come *fluttuazioni*.

Le *perturbazioni* sono variazioni della variabile dovute all'influenza dell'ambiente in cui il sistema è posto, mentre le *fluttuazioni* sono variazioni prodotte internamente dal sistema stesso. Sia le fluttuazioni sia le perturbazioni possono essere descritte come deviazioni dallo stato medio costante, X_s, che prendiamo come riferimento, e, dal punto di vista matematico, come una funzione della variabile X rispetto al tempo. In questo caso, però, la variabile X assume dei valori definiti e precisi che verranno indicati da x(t). Cioè la funzione x(t) può essere utilizzata per descrivere sia le perturbazioni che le fluttuazioni, come nella Fig. 29.

Dalla figura si può vedere che l'andamento dei valori di una variabile nel tempo, i valori osservati e misurati della variabile X in funzione del tempo t, X(t), dipendono sia dallo stato di riferimento costante tempo-indipendente X_s, sia dai valori discreti che la variabile assume in ogni istante, x(t), che sono evidentemente tempo-dipendenti. In che relazione stanno i valori osservati X(t) con X_s e con x(t)? Nella semplice relazione algebrica seguente:

$$X(t) = X_s + x(t).$$

Pertanto ogni variabile ed il suo andamento nel tempo possono essere descritti dalla relazione precedente.

L'utilità di questa notazione algebrica è duplice:

1) ogni stato di una variabile può essere caratterizzato da un valore di riferimento, o da uno stato di riferimento tempo-indipendente, X_s, che chiameremo appunto *reference state* della nostra variabile che ci indicherà il livello attorno al quale avvengono le variazioni tempo-dipendenti della variabile;

2) è da variazioni tempo-dipendenti, x(t), che possono essere anche considerate le rappresentazioni grafiche delle perturbazioni e delle fluttuazioni a cui tutte le variabili vanno soggette nei sistemi reali.

Dalla relazione precedente risulta anche che:

$$x\ (t) = X(t) - X_s.$$

C'è da notare che il valore di X_s non sarà sempre evidente dalle registrazioni dirette delle variabili. In quasi tutti i casi il valore di X_s dovrà essere calcolato e corrisponderà al valore medio che la variabile assume in quel contesto.

Nell'esempio riportato nella Fig. 30, ci troviamo a registrare l'oscillazione armonica, periodica, di due variabili, contemporaneamente. Il valore dello stato di riferimento X_s verrà dato dai valori medi delle due variabili. In questo caso il valore medio ottenuto di X_s, la linea continua in Fig. 30, è identico per entrambe le variabili.

Il valore di X_s per una determinata variabile costituisce lo stato di riferimento, tempo-indipendente; e è questo stato che può essere stabile od instabile, in relazione al tipo di perturbazioni e fluttuazioni a cui và soggetta la variabile stessa.

Una volta definito quale è lo stato di riferimento, si tratta di stabilire quali oscillazioni e deviazioni dallo stato di riferimento possano essere comprese in una definizione di stato stabile, cioè considerate non alterare la stabilità dello stato del sistema, e quali invece debbano essere considerate tali da rendere lo stato instabile. In altre parole sto cercando di descrivere quali sono le deviazioni dallo stato di riferimento X_s che si possono includere in una categoria di stabilità rispetto a quelle che invece si definiscono come instabili.

A questo punto la definizione di stabilità e instabilità della variabili, e degli stati, diventa molto diretta e semplice, come illustrato nei paragrafi seguenti.

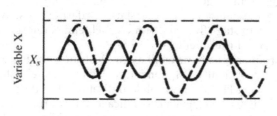

Fig. 30. Stabilità nel senso di Lyapounov per due variabili oscillanti con oscillazione armonica attorno allo stato di riferimento X_s. Sia la variabile indicata dalla linea continua che quella indicata dalla linea tratteggiata oscillano, rispetto al tempo, entro i limiti prestabiliti e indicati dalle linee orizzontali tratteggiate. Lo stato stazionario indicato da X_s si dice stabile nel senso di Lyapuonov. (Da [11], con permesso)

In generale si può dire che lo stato di riferimento X_s è stabile quando, nonostante le perturbazioni e fluttuazioni, i valori di x(t) tendono a ritornare sempre verso X_s; al contrario, lo statoX_s è instabile quando i valori di x(t) si allontanano da esso.

5.2 Stabilità della variabile nel senso di Lyapuonov

Se le variazioni della variabile di stato avvengono entro un ambito ristretto, non si discostano oltre un ambito prefissato dallo stato di riferimento X_s e ritornano, dopo la deviazione, sempre allo stato di riferimento, allora lo stato di riferimento è detto *stabile nel senso di Lyapuonov*, dal nome del matematico che ha descritto questa funzione [10, 13]. Questo caso di stabilità è illustrato nella Fig. 30, per due variabili diverse, una disegnata con curva continua ed una con linea tratteggiata, oscillanti con oscillazione armonica, attorno allo stato di riferimento, X_s.

Le oscillazioni delle variabili intorno allo stato di riferimento avvengono entro limiti precisi e definibili, indicati in Fig. 30 da linee tratteggiate orizzontali, ritornano costantemente allo stato di riferimento, e possono essere considerate delle deviazioni ad escursione limitata, cioè *bounded*. I limiti sia superiore sia inferiore delimitano l'ambito di oscillazione normale (range di oscillazione) della variabile. Questo tipo di oscillazione delle variabili è tipico delle variabili ematochimiche che si misurano in clinica, il cui valore viene sempre dato come riferito ad un ambito di oscillazione che è indicativo dello stato di salute. Quando le variabili mostrano delle deviazioni dallo stato di riferimento che superano i limiti prestabiliti, acquisiscono valori al di fuori della normalità e lo stato di riferimento, X_s, viene descritto come instabile.

È utile anticipare fin da ora che la stabilità nel senso di Lyapuonov è tipica di quasi tutti gli stati funzionali normali, durante il periodo di veglia diurna.

Come vedremo non è l'unico tipo di stabilità possibile.

Per la descrizione della stabilità nel senso di Lyapuonov in spazio-di-fase si veda Kreyszig [32], mentre per la dimostrazione della stabilità di uno stato stazionario di non-equilibrio si veda la teoria della stabilità secondo Lyapuonov in Kondepudi [13].

5.3 Stabilità asintotica

La variabile X non oscilla e non mostra deviazioni attorno allo stato di riferimento, ma da valori lontani a quelli dello stato di riferimento si avvicina progressivamente a questo stato, fino ad assumere, nel tempo, valori uguali a quelli descritti dallo stato di riferimento.

Questo comportamento delle variabili è ben illustrato nella Fig. 32, riprodotta dal lavoro di Von Bertalanffy [18], fondatore della teoria dei sistemi.

Come mostrato nella Fig. 31, la variabile indicata dalla lettera a, si avvicina asintoticamente alla linea tratteggiata che indica lo stato di riferimento stabile o costante e che qui viene chiamato *steady state*, stato stabile, o anche stato stazionario. La variabile indicata dalla lettera b mostra un'iniziale "falsa partenza", cioè si dirige nel senso opposto a quello dello stato di riferimento, per poi ritornare verso di questo. La variabile indicata dalla lettera c mostra un *overshoot* od eccesso di deviazione rispetto allo stato di riferimento per poi avvicinarvisi an-

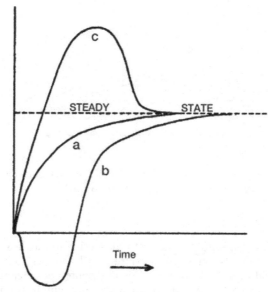

Fig. 31. La figura mostra come uno stato stabile, uno stato costante ed indipendente dal tempo (la linea orizzontale tratteggiata) è avvicinato dalle variabili a, b e c, asintoticamente, secondo diversi andamenti nel tempo. Poiché le tre variabili raggiungono lo stesso stato comune, questo stato è detto equifinale. (Da [18])

ch'essa asintoticamente. Questa figura mostra, pertanto, tre diversi modi di avvicinarsi asintoticamente ad uno stato stazionario. Le tre diverse traiettorie possono però essere considerate anche delle fasi di transizione, cioè dei transienti, tra due stati funzionali diversi (vedere "biforcazione" al Cap. 6).

Proprio perché questo comportamento delle variabili è di notevole interesse per la biologia, ricordiamo che il termine "asintotico" è derivato come una abbreviazione dal termine "asintomatico".

Anche le Figg. 15, 16 e 17, mostrano un esempio di approccio asintotico delle variabili allo stato di riferimento.

La stabilità asintotica è il massimo grado di stabilità di una variabile e di uno stato, ed occorre naturalmente nell'uomo e nell'animale, come vedremo successivamente, principalmente durante il sonno. In questo stato le variabili si avvicinano progressivamente ed asintoticamente ad uno stato stazionario stabile, che viene ad essere anche il minimo della funzione che descrive l'andamento della variabile nel tempo, e che pertanto viene a costituirsi come il livello minimo del range normale di fluttuazione delle variabili.

Una funzione y = f(x) ammette un asintoto, quando al tendere della variabile indipendente x, per esempio il tempo all'infinito (∞), la funzione tende ad acquisire un valore definito e preciso, per esempio indicato dalla lettera l (elle minuscola).

La Fig. 32 mostra l'andamento della variabile f(x) = y, curva indicata dalla lettera A, verso l'asintoto orizzontale indicato dal valore di y = l (lettera elle minuscola).

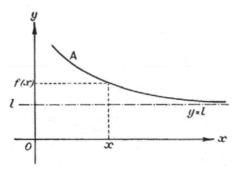

Fig. 32. Asintoto orizzontale. La funzione descritta dalla curva A tende all'asintoto $y = l$, e si scrive come: $\lim f(x) = l$, per $x \to \infty$. (Modificata da [54])

È da notare che in questo caso lo stato di riferimento della variabile y è la retta di equazione corrispondente al valore $y = l$. Per variabili che tendono asintoticamente ad uno stato stazionario che è contemporaneamente anche il minimo della funzione, lo stato stazionario viene raggiunto progressivamente da valori della variabile superiori a quelli dello stato stabile di riferimento.

Come evidente, il comportamento della variabile in questo caso è notevolmente diverso dal comportamento di una variabile che oscilla attorno ad uno stato medio, come rappresentato dalla stabilità nel senso di Lyapuonov.

Vista la stabilità secondo Lyapuonov e la stabilità asintotica, vediamo un altro aspetto della stabilità, e cioè quello che ci permette di distinguere tra stabilità globale del sistema e stabilità solo locale delle variabili o degli stati.

5.4 Stabilità globale e locale

Come visto in precedenza, una variabile di stato ed uno stato si dicono stabili se, dopo la deviazione indotta da una perturbazione, la variabile ritorna ai valori vicini o simili od uguali a quelli dello stato di riferimento X_s. Per meglio descrivere il comportamento di una variabile di stato è quindi necessario considerare anche l'entità della perturbazione o del disturbo proveniente dall'ambiente esterno [24]. Se lo stato di riferimento rimane stabile per tutti i valori delle perturbazioni, anche quelli che superano una certa soglia od entità prestabilita, lo stato sarà detto *globalmente* stabile, mentre se per valori della perturbazione sopra una certa soglia lo stato diventa instabile, cioè la variabile si allontana dallo stato di riferimento, lo stato sarà detto solo *localmente* stabile [11, 24].

Per visualizzare un comportamento simile a quello descritto è utile fare riferimento non alla fisica termodinamica, ma a quella meccanica e ad un corpo in movimento, cioè ad un corpo che, oltre che possedere una sua energia potenziale dovuta al livello in cui si trova, possiede anche una energia cinetica data dal suo movimento nello spazio e nel tempo. Questo metodo è già stato utilizzato per la descrizione della Fig. 21b a p. 46 e per la descrizione della *fitness landscape* nella Fig. 28.

La Fig. 33 mostra un altro esempio di questo tipo. Consideriamo un percorso formato da avvallamenti posti a diverse altezze e da picchi più o meno ripidi, in cui si trovi un mobile, per esempio una palla da bigliardo. Se la biglia si trova nella valle 1, una piccola spinta le farà superare il dislivello posto tra valle 1 e valle 2, e la biglia si muoverà da 1 a 2. Quando sarà nella valle 2, la biglia rimarrà lì, perché la spinta o la forza richieste per spostarla dalla valle 2 saranno decisamente superiori a quelle richieste per superare il dislivello della valle 1. In questo esempio i dislivelli tra le valli corrispondono all'intensità degli stimoli che devono essere applicati al mobile per imprimergli l'energia cinetica necessaria a superare i dislivelli. È facile figurarsi come l'intensità dello stimolo meccanico sia un modo di rappresentare anche la soglia che lo stimolo deve superare per spostare il mobile da 1 a 2 od al di fuori di 2.

L'esempio dei dislivelli a cui sono poste le valli, 1 e 2, nella Fig. 33, si applica con molta semplicità a due situazioni comportamentali ben note, lo stato di veglia rilassata, la valle 1, ed il sonno, la valle 2. Quando in stato di veglia rilassata, un individuo può facilmente addormentarsi, e passare dalla valle 1 alla 2. Oppure uno stimolo improvviso può indurlo ad alzarsi e correre, cioè ad imprimere una energia cinetica tale da fargli superare qualunque dislivello. Pertanto, come nell'esempio del mobile della figura precedente, lo stato di veglia rilassata, uno stato stabile nel senso di Lyapuonov, descrive uno stato solo localmente stabile, perché l'intensità dello stimolo richiesto per superare la soglia oltre la quale la variabile diventerà instabile, la transizione tra 1 e 2, è modesta.

Sappiamo invece che nel sonno noi siamo abbastanza protetti dagli stimoli ambientali, e che è necessario, talora, uno stimolo di notevole intensità per risvegliarci. L'intensità dello stimolo richiesto è decisamente superiore nello stato di sonno che in quello di veglia. Il sonno può pertanto essere descritto come uno stato di stabilità globale.

Da tutta la descrizione precedente emerge con chiarezza che prima di iniziare a misurare la stabilità di una variabile durante uno stato funzionale è necessario descrivere con estrema precisione lo stato funzionale di cui si vuole misurare la stabilità. Per esempio, se consideriamo la Fig. 4, sia il pannello ove sono descritte le variazioni di pressione arteriosa e di frequenza cardiaca in due diversi stati funzionali, la posizione supina e la stazione eretta; questi sono stati funzionali diversi perché l'apparato cardiovascolare funziona in modo diverso da supini rispetto a in piedi, e perché la forza di gravità è distribuita diversamente sul corpo nelle due diverse condizioni. Volendo misurare la stabilità

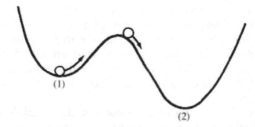

Fig. 33. Stabilità globale e stabilità locale. Un corpo mobile posto nella valle 1, può rimanere all'interno di essa oppure può passare nella valle 2, in base alla propria energia cinetica. In particolare, se l'energia è bassa, rimane nella valle 1, mentre se è alta e supera una data soglia, può muoversi fino alla valle 2 (Da [11], con permesso)

delle variabili pressione arteriosa e frequenza cardiaca, questa potrebbe essere misurata solo separatamente per i due stati funzionali, cioè per la posizione supina e per quella in piedi, ma non per i due stati contemporaneamente. Inoltre le variazioni di PA e di FC che occorrono durante il cambiamento di posizione devono essere considerate dei transienti tra due stati funzionali diversi.

In questo modo la registrazione riportata in ogni pannello (a, b) verrebbe divisa in tre diverse fasi, ognuna corrispondente ad uno stato funzionale preciso: posizione supina, transiente, stazione eretta.

Da questo esempio si deduce come sia assolutamente necessario, prima di misurare la stabilità di una variabile, definire con precisione lo stato funzionale preso in considerazione. Uno stato funzionale dovrà essere definito sia per il rapporto del sistema con le forze ambientali – per esempio luce, temperatura, forza di gravità, posizione, etc. – sia per il modo di funzionare proprio del sistema stesso – per esempio età, sesso, peso corporeo, velocità metabolica, etc.

Per concludere il tema della stabilità della variabile ci rimane da vedere quali sono le condizioni per cui uno stato viene definito come instabile e le condizioni più tipiche di instabilità di una variabile.

5.5 Stabilità e variabilità

Uno stato funzionale è descritto come stabile od instabile in base all'andamento nel tempo della o delle variabili che scegliamo per descrivere questo stato funzionale, le cosiddette variabili di stato.

Per una variabile di stato qualunque, che indichiamo con X, per poter dire se è stabile od instabile, abbiamo bisogno di almeno due serie di valori di questa variabile:

1) il valore medio che la variabile assume nel periodo di tempo considerato, cioè i periodo di osservazione, che indicheremo con X_s;
2) il valore istantaneo che la variabile assume in ogni determinato momento del periodo considerato, che indicheremo con x(t). L'insieme dei valori numerici misurati comprenderà tutti i singoli valori effettivamente misurati della variabile.

Da notare che il valore medio X_s, descritto al punto 1), oltre ad indicare il livello medio attorno a cui la variabile oscilla, indica, genericamente, anche la distanza del valore medio dall'equilibrio termodinamico. Come già descritto nel Capitolo 3, più alto è il valore di X_s e maggiore è la distanza dall'equilibrio, mentre più si riduce e più la variabile considerata si avicina allo stato di equilibrio.

Poiché si tratta di decidere se uno stato stazionario è stabile o no, mentre con X_s indicheremo lo stato funzionale di cui stiamo parlando, questo stato verrà detto stabile od instabile in base all'andamento nel tempo dei valori discreti di X, cioè in base ad x(t). Pertanto mentre X_s indicherà lo stato funzionale e la sua distanza dall'equilibrio termodinamico, x(t) indicherà se si tratta di uno stato stabile od instabile.

Per un dato valore di X_s, lo stato funzionale sarà detto stabile se le oscillazioni indicate dai valori x(t) rimangono nelle vicinanze di X_s, (stabilità nel senso di Lyapuonov), o se tenderanno, asintoticamente, ad acquisire valori sempre più simili a quello dato da X_s (stabilità asintotica). In questo caso X_s non sarà più il valore medio attorno al quale avvengono le oscillazioni di x(t), ma sarà il valore minimo a cui i valori di x(t) tenderanno al limite.

Se, per esempio, le variabili di stato considerate sono tre diverse variabili, X_s, Y_s, e Z_s, questo stato funzionale sarà detto stabile od instabile in relazione ai valori discreti che queste tre variabili assumono nel periodo di tempo considerato, cioè i valori x(t), y(t), z(t).

Da ciò si deduce che quello che determina la stabilità di uno stato funzionale qualunque, è la risposta della variabile di stato alle fluttuazioni e perturbazioni, misurate come oscillazioni nel tempo, cioè i valori x(t).

La descrizione della stabilità, essendo dipendente da fluttuazioni e perturbazioni, sarà pertanto anche dipendente dall'intensità di queste. Per definire la stabilità sarà pertanto necessario definire anche l'intensità delle perturbazioni che stanno agendo sul sistema.

Più accuratamente vengono descritte le perturbazioni e le fluttuazioni e più precisa sarà la descrizione della stabilità od instabilità del sistema. Che è come dire che la stabilità od instabilità di un sistema, dipendono dalla intensità delle perturbazioni e fluttuazioni che su di esso agiscono.

Per chi abbia un minimo di esperienza di ricerca e di misurazioni, viene spontaneo pensare a questo punto che in molti casi i valori di x(t) possano essere dipendenti dal valore medio X_s e, di conseguenza, si può porre la domanda, se esiste un rapporto tra il valore medio e le oscillazioni della variabile.

Come esempio prendiamo gli studi condotti sulla variabilità della PA in pazienti normotesi ed ipertesi. È stato più volte descritto che man mano che i valori medi di PA aumentano, simultaneamente aumenta anche la variabilità dei valori stessi. Cioè nei pazienti ipertesi non solo la PA è più elevata, ma è anche più variabile. Questa variabilità è misurata come deviazione standard dell'insieme dei valori misurati ed è un indice della distanza di ogni singola misurazione dal valore medio dell'insieme. Come detto nel Capitolo 2, la variabilità è infatti una proprietà dell'insieme e non delle singole misurazioni. La variabilità così misurata indica che anche la stabilità dello stato funzionale diminuisce con l'aumentare della PA? Od, in altre parole, possiamo prendere la variabilità come un indice della stabilità funzionale?

Per rispondere a questa domanda proviamo a considerare la Fig. 34.

Questa figura è stata confezionata per dimostrare che la misura della variabilità di un insieme di punti e dell'andamento nel tempo della variabile, è una misura molto approssimativa. La figura mostra, infatti quattro sistemi diversi ognuno caratterizzato da un andamento preciso dei valori della variabile di stato rispetto al tempo. Nonostante la diversità della distribuzione dei valori nel tempo, questi quattro andamenti diversi sono caratterizzati dal fatto che hanno la stessa identica media dei valori, uguale a 140, e la stessa deviazione standard, SD = 11.8. Nel riquadro in alto a destra la variabile mostra un andamento tipico di una oscillazione armonica molto regolare intorno ad un livello medio, mentre nel riquadro in basso a destra l'oscillazione armonica è irregolare. Nel riquadro in alto a sinistra, la variabile ha un andamento monotonicamente decrescente, ed in quello in basso a sinistra ha un andamento crescente a gradino.

Come facciamo a caratterizzare questi diversi andamenti se tutti e quattro hanno la stessa media e la stessa deviazione standard?

Ciò che abbiamo imparato sulla stabilità di uno stato funzionale ci può aiutare?

Proviamo: i due stati funzionali descritti nei riquadri a destra della figura

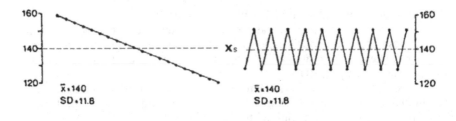

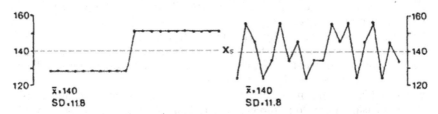

Fig. 34. Disegno schematico che mostra la distribuzione di quattro serie di punti. Ognuno di questi quattro insiemi di punti ha la media di 140 e la deviazione standard (SD) di 11.8. Nonostante questa identica media e SD i quattro insiemi anno una distribuzione di punti molto diversa. Per facilitare la lettura della figura è stata tracciata una linea tratteggiata in corrispondenza della media di ciascun gruppo di punti, e denominata X_s. Il valore in corrispondenza di X_s, la media del gruppo, indica anche lo stato stazionario attorno a cui avvengono le oscillazioni tempo-dipendenti della variabile, x(t). È proprio l'andamento nel tempo di x(t) che indica se lo stato stazionario di riferimento, X_s, è stabile od instabile. Questo è valido solo per il periodo di tempo considerato, che nella figura non viene indicato, ma che si ipotizza essere simile per i quattro gruppi di punti. (Modificata da Parati G e Rizzon D (2005) J Hypert 23:483-486, con permesso, © LWW)

sono chiaramente due stati stabili nel senso di Lyapuonov, in quanto oscillanti attorno ad un valore medio, X_s, ma entro ben precisi limiti. Sono cioè due esempi di oscillazioni *bounded*.

I due stati descritti sul lato sinistro della figura, invece, per il periodo di tempo mostrato in figura, sono due stati chiaramente instabili perché, sia nel riquadro in alto che in quello in basso a sinistra, la variabile tende ad allontanarsi dal valore medio, i valori di x(t) si allontanano in decrescendo o crescendo dai valori di Xs.

La descrizione della stabilità di uno stato funzionale permette pertanto di distinguere tra stati stabili ed instabili, nonostante il valore medio della variabile sia il medesimo e nonostante la variabilità dei valori negli insieme di punti considerati sia la stessa.

Da questo esempio risulta molto chiara la differenza tra ciò che intendiamo per variabilità di un insieme di punti e di ciò che intendiamo per stabilità di uno stato funzionale.

Capitolo 6
Instabilità

Una matita in equilibrio verticale sulla punta è un sistema in uno stato instabile, perché anche la minima perturbazione la fà cadere in posizione orizzontale. Ugualmente, un oggetto mobile posizionato sul picco di una convessità, come descitto nelle Figg. 21b e 35b, descrive uno stato instabile, perché anche una minima perturbazione ne può determinare la discesa da un lato o dall'altro.

Uno stato di un sistema si dice instabile quando cambia spontaneamente od in conseguenza di una perturbazione. Il cambiamento viene valutato in base ai diversi valori che le variabili di stato assumono in quel determinato periodo e l'instabilità in base alla intensità della perturbazione che causa il cambiamento.

Instabilità denota perciò una configurazione non persistente, intendendosi con configurazione qualunque proprietà, stato, tipo di risposta, struttura e sistema [55].

6.1 Instabilità

Fatta questa premessa, ritorniamo alle variabili di stato e agli stati funzionali.

Lo stato osservabile, a causa di perturbazioni e fluttuazioni, non rimane nelle vicinanze dello stato di riferimento X_s e, più precisamente, per ogni valore di t (tempo) esiste una perturbazione la cui grandezza x(t) supera il valore predefinito ed i valori di x escono dall'ambito arbitrariamente prefissato come ambito di stabilità. Possiamo allora dire che lo stato di riferimento X_s è diventato *instabile*. Esempi di instabilità della variabile sono riportati nella Fig. 35 ed espressi in modi graficamente diversi: a) il piano cartesiano; b) la *fitness landscape*; c) lo spazio-di-fase.

Il grafico di Fig. 35a mostra l'andamento di una funzione che, in corrispondenza dello stato di riferimento X_s, mostra una discontinuità oltre la quale la variabile si allontana dallo stato X_s. La Fig. 35b mostra un mobile posizionato su di un picco, da cui può solo scendere; questa posizione ricorda, come vedre-

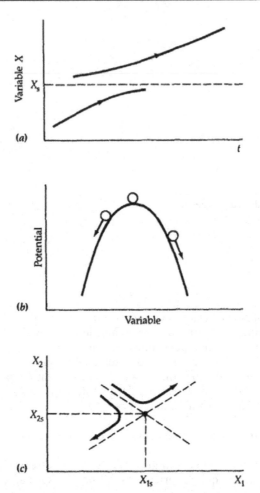

Fig. 35. Sono rappresentate tre illustrazioni della instabilità dello stato di riferimento; (a) evoluzione nel tempo di una variabile di stato X: lo stato di riferimento X_s è instabile perché la variabile si allontana da esso; (b) illustrazione meccanica fornita dal movimento di un punto materiale inizialmente posizionato sul picco di un rilievo: una perturbazione anche minima induce il corpo mobile a scendere da un lato o dall'altro; (c) rappresentazione nello spazio-di-fase: l'inversione delle frecce in (a) e (c), che sarebbe equivalente ad una inversione temporale nelle leggi della dinamica, determina instabilità degli stati di riferimento. (Da [11], con permesso)

mo più dettagliatamente in seguito, il massimo che le variabili cardiovascolari raggiungono all'estremo dell'esercizio muscolare strenuo, posizione di massimo potenziale e di minima *fitness*.

Uno stato di riferimento diventa instabile quando i valori della o delle variabili di stato si allontanano eccessivamente dai valori prefissati dello stato di riferimento.

6.2 Biforcazioni

Un tipo particolare di instabilità si verifica nelle cosiddette biforcazioni, che sono uno dei tanti possibili comportamenti osservabili nelle dinamiche di un sistema complesso e non-lineare.

Il termine "biforcazione" descrive un fenomeno transitorio, come il passaggio tra uno stato funzionale ed un altro, una strada che il sistema sceglie rispetto alle diverse possibilità che gli si presentano. Una biforcazione è molto simile a quella che chiamiamo una scelta.

In pratica, il termine biforcazione è un modo alternativo per descrivere i "transienti" che abbiamo visto nel Capitolo 4.

Il Principia Cybernetica Web [25] dà la seguente definizione di "biforcazione":

> Una biforcazione è la comparsa di un nuovo tipo di comportamento o di nuovi stati funzionali di un sistema. Generalmente si hanno successive biforcazioni quando cambia il valore di qualche caratteristico parametro... La conoscenza dello stato di un sistema in un dato momento, implica la conoscenza delle traiettorie scelte e di quelle non scelte nel passato. La descrizione delle biforcazioni implica, pertanto, anche considerazioni relative alla storia del sistema [25].

L'esempio più semplice di biforcazione in campo sociale è quello mostrato nella Fig. 36, che descrive la strada scelta da una popolazione di formiche per dirigersi verso una fonte di nutrimento [13].

Tra le due strade possibili, entrambe scelte all'inizio, le formiche dopo un certo periodo ne utilizzano una sola, che pertanto diventa la scelta unica di tutta la popolazione di formiche. Questa scelta unica è il passaggio tra lo stato stabile "formiche nella tana" e quello "formiche che si nutrono fuori della tana". La transizione, strada scelta per raggiungere il cibo, è inizialmente instabile perché alcune formiche seguono la strada A ed altre la strada B, indifferentemente. Successivamente questa transizione si stabilizza perché tutte le formiche scelgono la strada A. La scoperta del cibo ha reso instabile lo stato "formiche nella tana", perché adesso tutte le formiche sono in movimento fuori da questa. La dinamica della popolazione rende invece ora stabile la transizione, cioè il movimento lungo il percorso verso il cibo. La transizione è un nuovo stato stabile, dinamico, che origina da un altro stato stabile "formiche nella tana", che ora, invece, diventa instabile.

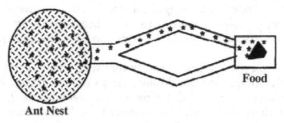

Fig. 36. Una biforcazione nel comportamento di insetti sociali come le formiche, può essere rappresentata dalla scelta della strada che conduce al cibo. (Da [13], con permesso)

Cosa è che determina la scelta della strada A rispetto a quella della strada B? Le formiche producono dei feromoni che agiscono da sostanze chimiche catalizzatrici. La scelta della strada sarà determinata dalla presenza di queste sostanze lungo un dato percorso [13].

Generalizzando, possiamo dire che la presenza di cibo fuori della tana introduce una variabile nel sistema della popolazione, un input, che agisce da parametro sul sistema e che rende la popolazione instabile. La scelta successiva è stabilizzata da catalizzatori.

Cioè uno stato stabile può essere reso instabile dal variare di un parametro, cioè dal variare di un input sul sistema, che determina la comparsa di un comportamento.

Come abbiamo visto in precedenza, il variare del comando che proviene dalla corteccia cerebrale e che induce il cambiamento di comportamento può, a tutti gli effetti, essere considerato un parametro (Cap. 4). Questo "comando centrale" agisce infatti sui centri nervosi del sistema limbico, ipotalamico e bulbare, determinando un modo di funzionare diverso dell'apparato viscerale. Esempio tra tutti è quello del riflesso barorecettivo che ha una sensibilità massima durante il sonno e minima durante l'esercizio muscolare, proprio per l'influenza che i centri nervosi superiori esercitano sui centri bulbari ed ipotalamici.

L'esempio più semplice di biforcazione in campo biologico cardiovascolare è quello offerto dal risveglio mattutino. Mentre nel sonno siamo in uno stato stabile per variazioni di temperatura interna che aumenta tra le ore 2 e le 4 del mattino, o per variazioni del tono simpatico efferente, o per altre cause non ancora identificate con precisione, verso le ore 6 del mattino lo stato in cui ci troviamo tende a diventare uno stato instabile e noi ci risvegliamo. Le variazioni circadiane di temperatura o del tono simpatico costituiscono i parametri che variando determinano molto probabilmente il comportamento del risveglio e il passaggio dallo stato funzionale del sonno a quello della veglia. Se come variabili di stato consideriamo la PA e la FC, al risveglio, quando ci alziamo dal letto e per un periodo variabile successivo, PA e FC aumentano contemporaneamente.

Un esempio di questi transienti è mostrato nella Fig. 48 che rappresenta le variazioni di PA e FC nelle 24 ore in un paziente modicamente iperteso. Le linee tratteggiate verticali delimitano i periodi di passaggio, da sinistra a destra, tra veglia e sonno, "v-s", in cui le variabili diminuiscono, e tra sonno e veglia, "s-v", in cui le variabili aumentano. Questi transienti sono descrivibili anche come biforcazioni perché descrivono il passaggio tra stati funzionali diversi, e sono delle scelte che il sistema compie ogni mattina ed ogni sera.

Descrivendo i periodi di passaggio tra stati funzionali diversi, la dinamica delle biforcazioni potrebbe avere una vasta applicazione in campo biologico e soprattutto cardiovascolare e pertanto meritano di essere esaminate attentamente.

Consideriamo un sistema che si trovi in uno stato stabile, come per esempio lo stato del sonno. In questo stato il valore della variabile di stato è $X = X_s$. Verso le ore del mattino, il valore di un parametro, denominato λ (lettera greca lambda), può variare ed assumere un valore critico, che indichiamo come λ_c. In corrispondenza di questo valore del parametro lo stato funzionale diventa marginalmente stabile, cioè molto vicino all'instabilità, ed il sistema dà origine a variazioni dei valori delle variabili, per esempio PA e FC, cioè ad un cambiamento di stato. Il nuovo stato funzionale verrà raggiunto dopo un certo periodo di tempo, necessario per gli organi e gli apparati per raggiungere la coordinazione della funzione, cioè un nuovo tipo di comportamento e di organizzazione della funzione viscerale (*pattern of response*). Ancora non sappiamo se questo nuovo stato che verrà raggiunto sarà stabile o instabile.

Nella Fig. 37 è rappresentato il diagramma della biforcazione, nella versione ormai classica proposta da Nicolis e Prigogine [11], che mostra come uno stato stabile, nella figura denominato *thermodynamic branch*, alla variazione del parametro diventa instabile (linea orizzontale tratteggiata).

Dal punto di vista matematico il precedente diagramma è descrivibile come un sistema di equazioni parametriche che per valori del parametro $\lambda < \lambda_c$ ha una unica soluzione. Per valori del parametro uguali a λ_c compaiono nuove possibilità di soluzioni, corrispondenti alle diramazioni b_1 e b_2 [11].

Perché lo stato da stabile diventa instabile? Perché per quella variabile di stato, X, e per valori del parametro superiori a λ_c la soluzione proposta in precedenza non è più valida. Che è come dire che la fluttuazione, la branca b_1, con aumento dei valori di X conduce ad una organizzazione funzionale diversa da quella esistente prima della biforcazione, cioè tende ad un nuovo e diverso stato funzionale. Un esempio potrebbe essere il passaggio tra lo stato di quiete, la veglia rilassata, e quello dell'esercizio muscolare. La decisione di muoversi e di iniziare a correre, per esempio, introduce un nuovo parametro nei sistemi di controllo che conduce, durante l'esercizio, ad una diversa organizzazione funzionale sia dell'apparato muscolo scheletrico che di quello viscerale e dell'apparato cardiovascolare. Prima dell'introduzione del parametro (la decisione di iniziare a correre) lo stato di veglia rilassata è stabile nel senso di Lyapuonov. Dopo aver iniziato a correre lo stato di veglia diventa instabile perché le variabili cardiovascolari tendono ad aumentare verso i massimi dell'esercizio strenuo (vedere Cap. 7, Fig. 61). Durante l'esercizio, lo stato stazionario di veglia diventa instabile. Se così non fosse non saremmo, probabilmente, neppure in gra-

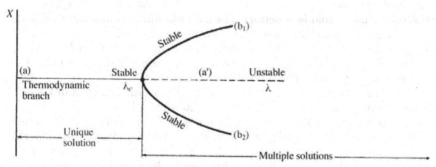

Fig. 37. Diagramma della biforcazione che mostra come una variabile di stato, X, è modificata dal variare del parametro λ. Una soluzione unica, la branca termodinamica, indicata da (a), perde la sua stabilità quando il parametro è λ_c. A questo valore del parametro compaiono due nuove diramazioni di soluzioni, (b_1) e (b_2), che nell'esempio mostrato sono stabili. Lo stato di riferimento dopo l'inizio della biforcazione, indicato da una linea tratteggiata e dalla lettera a', divenuta instabile. (Da [11], con permesso)

do di muoverci. È solo dopo la cessazione dell'esercizio, con il recupero dello stato di quiete, che lo stato funzionale di veglia rilassata recupera la sua stabilità. Da ciò si può intuire che la corsa e l'esercizio muscolare sono delle conquiste filogenetiche, cioè degli stati funzionali apparsi successivamente alla nostra nascita di mammiferi quadrupedi. E quando corriamo ripetiamo, anche se solo in parte e modificati dalla storia successiva, gli eventi che hanno accompagnato la "scoperta" del movimento nell'ambiente, della corsa e dell'esercizio muscolare, con annesse le componenti emotive che ben conosciamo.

Si potrebbe anche dire che l'instabilità dello stato originario è in relazione con l'ampiezza della fluttuazione. Se questa è minima, lo stato funzionale potrebbe conservare la sua originaria stabilità; mentre se la fluttuazione è molto amplificata, lo stato originale diventa sicuramente instabile.

Un esempio di biforcazione con ampiezza di fluttuazione molto ridotta è illustrato nella Fig. 4a, che mostra l'andamento nel tempo delle variabili PA e FC durante l'assunzione della stazione eretta in un soggetto normale, anche questo un evento di straordinaria importanza nella filogenesi. Dal tempo 0 in poi si assiste ad una successione di stati funzionali diversi che terminano, un minuto dopo l'inizio del cambiamento di posizione, con valori di PA simili a quelli osservati in posizione supina ma con valori di FC superiori, anche se di poco, ai valori di controllo. Poiché l'aumento di FC è molto contenuto, la FC in ortostatismo potrebbe essere considerata rimanere entro quelli che consideriamo limiti accettabili, secondo Lyapuonov, per definire la stabilità dello stato di riferimento, che pertanto può essere considerato stabile. Un minuto dopo atropina (Fig. 4b), i valori di FC, invece, non sembrano stabilizzarsi, ma mostrano una tendenza continua all'aumento, indicando che lo stato stazionario di riferimento dopo blocco atropinico (valori di PA e FC prima del tempo 0 in Fig. 4b) è verosimilmente diventato instabile.

Un caso particolare di biforcazione si può presentare nei sistemi periodici, che mostrano fluttuazioni cicliche delle variabili. In questo caso particolare, la biforcazione è uno stato di transizione che in spazio-di-fase diventa la traiettoria di congiunzione tra un punto critico ed un ciclo limite, all'incirca come descritto nel Capitolo 2 per l'equazione di Van der Pol (Fig. 10), e per il cosiddetto "attrattore periodico" mostrato in Fig. 20 a pag. 41. Notevole è il fatto che nell'attrattore peiodico solo le traiettorie che dal ciclo limite si muovono verso il punto critico sono stabili, mentre le traiettorie che dal punto critico vanno al ciclo limite sono instabili. Altro esempio è la biforcazione di Hopf [11]. Quest'ultimo è un esempio di una biforcazione strutturalmente stabile, e poco dipendente dalle perturbazioni ambientali [11].

Anche la rappresentazione meccanica della biforcazione mostrata in Fig. 38 può essere molto utile a chiarire i principi su cui si basa [11].

Un corpo mobile è posto in una valle, indicata dalla lettera "a" nella figura, e nel movimento deve decidere se imboccare la valle indicata dalla lettera b_1 o quella indicata dalla lettera b_2. Il valore del parametro λ_c è posto esattamente alla fine della valle a. Il mobile giunto in λ_c, deve scegliere quale strada percorrere.

Nicolis e Prigogine a questo punto della descrizione sottolineano come questo schema, nella dinamica evolutiva dei sistemi, sia cruciale per interpretare le scelte a cui i sistemi biologici si sono trovati di fronte. Cioè una biforcazione può essere sorgente di innovazione e di diversicazione, per esempio la scelta a

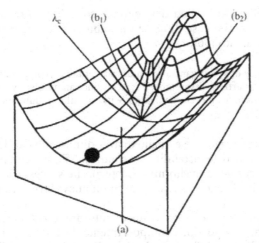

Fig. 38. Rappresentazione del fenomeno della biforcazione per un sistema meccanico. Abbreviazioni come in Fig. 42. (Riprodotto da [11], con permesso)

cui i nostri progenitori si sono trovati di fronte tra scrittura ideografica e simbolica [11], o, molto più semplicemente, la scelta dell'assunzione della stazione eretta. Il raffigurare la biforcazione come una scelta che il sistema deve compiere e tenendo presente che gli stati funzionali sia del sonno che dell'esercizio muscolare e della corsa sono conquiste filogenetiche, stimola la seguente analogia. Durante lo stato di veglia rilassata il sistema è stabile nel senso di Lyapuonov (Cap. 7). Dallo stato di veglia possiamo però decidere sia di metterci a correre od iniziare qualunque lavoro muscolare (la branca b_1 nelle Figg. 37 e 38) oppure di abbandonarci ad un piacevole sonno (branca b_2 nelle Figg. 37 e 38). La strada scelta sarà determinata dal parametro che il nostro sistema nervoso introdurrà (λ_c nelle Figg. 37 e 38).

Seguendo questa analogia lo stato funzionale della veglia rilassata diventerebbe lo stato funzionale di riferimento per valutare la stabilità ed instabilità degli altri stati funzionali. Questo modo di pensare potrebbe essere sostenuto dalle considerazioni filogenetiche già esposte.

6.3 Instabilità biologica

In ambito biologico l'instabilità può manifestarsi in modi e forme diverse che possono riguardare momenti diversi della nostra storia evolutiva e della nostra organizzazione funzionale attuale.

6.3.1 Instabilità filo- ed ontogenetica

Innazitutto si può pensare all'esistenza di una instabilità filo- ed ontogenetica. Questa è una condizione necessaria alla evoluzione della specie, all'adattamento alle condizioni ambientali, ed alla tipizzazione delle caratteristiche individuali. La plasticità del sistema nervoso e degli organi ed apparati in genere, delle cellule staminali, e l'instabilità del genoma, sono le proprietà strutturali e funzionali che stanno alla base di questa instabilità e che permettono il cambiamento e l'adattamento [56].

> Logically, any theory of self-organization must accept the precondition of a disorganized subsystem, or a partially disorganized system, since an inherently totally organized system leaves no room for more organization without either redundancy or contradiction [56].

Il grande merito di Prigogine è quello di aver dimostrato che, lontano dall'equilibrio termodinamico, le instabilità possono contribuire ad amplificare fluttuazioni od eventi casuali a livello microscopico, che successivamente si organizzano stabilmente a livello macroscopico in un nuova struttura emergente: la struttura dissipativa [56].

Perciò l'emergenza di una nuova forma di auto-organizzazione stabile da un livello di instabilità, è un possibile comportamento dei sistemi complessi lontano dall'equilibrio, diverso dalle perturbazioni di un sistema stabile o dal comportamento probabilistico di uno instabile [56].

Il ruolo della stabilità nell'evoluzione biologica è sinteticamente descritto dal principio della ritenzione selettiva che dice che:

> Le configurazioni stabili vengono mantenute, quelle instabili vengono eliminate [55].

6.3.2 Instabilità fisiologiche

Anche in condizioni fisiologiche sono rilevabili degli stati instabili.

Per esempio ogni mattina, prima del risveglio, lo stato del sonno, che come vedremo può essere considerato lo stato fisiologico più stabile, diventa spontaneamente instabile e, per cause non ancora precisate, si passa dal sonno allo stato di veglia.

Considerazioni simili possono essere applicate alla nascita e all'uscita dal periodo di ibernazione per le specie eterotermiche.

Nascita, risveglio mattutino ed *uscita dall'ibernazione* sono fasi di transizione tra uno stato funzionale precedente estremamente stabile, che per motivi non completamente noti diventa fisiologicamente instabile e predispone pertanto al cambiamento verso uno stato funzionale che diventerà un nuovo stato stabile. Tutte e tre queste fasi di transizione sono caratterizzate da una marcata attivazione del sistema nervoso simpatico, che non sappiamo ancora se sia una causa od un effetto dell'instabilità [23].

Anche l'adolescenza, per esempio, può essere considerata la tipica fase instabile di transizione tra il periodo infantile e l'età adulta.

Nell'ambito delle instabilità fisiologiche possono essere incluse anche le *emozioni*. Un'emozione intensa, dal punto di vista viscerale si caratterizza per manifestazioni organiche tipiche, quali: aumento della frequenza cardiaca e della pressione arteriosa, vasocostrizione e vasodilatazione cutanea, sudorazione, midriasi, aumento della concentrazione plasmatica delle catecolamine, etc. (per riferimenti bibliografici si veda [23]).

Esempio caratteristico di risposta emotiva è i cosiddetto "effetto da camice bianco", che descrive l'aumento di pressione arteriosa e frequenza cardiaca che si verifica quando un paziente incontra il medico. Questa risposta allo stimolo "incontro con il medico" è presente in una bassa percentuale di soggetti normotesi ed ipertesi e può essere considerata una fluttuazione amplificata, cioè una instabilità di origine interna, ad uno stimolo che per la maggioranza dei soggetti può essere considerato uno stimolo neutro [57, 58].

Anche le crisi d'ansia denominate attacchi di panico si presentano con tachicardia ed instabilità della funzione respiratoria [59, 60].

Ciò che può essere interessante considerare della vita emotiva è che essa è dipendente sia dalla componente razionale, conscia e consapevole del nostro apparato sensoriale, sia da quella parte del nostro io che possiamo chiamare inconscia ed inconsapevole.

Come dimostrato da Freud [61], tutta la nostra vita pulsionale e, soprattutto, la componente erotico-sessuale di questa, è solo in parte consciamente e razionalmente conoscibile e controllabile. Quella parte di reazioni viscerali corrispondenti alle componenti non razionalmente controllabili e conoscibili generano quelle instabilità che possiamo considerare fisiologiche, se contenute entro limiti socialmente accettabili. *La vita emotiva costituirebbe, pertanto, l'anello di congiunzione,* da una parte, tra la vita interpretata dal punto di vista biologico-energetico-relazionale, cioè il sistema vivente come organicità nella sua relazione con l'ambiente, con il metodo scientifico come riferimento, e dall'altra, la vita interpretata dal punto di vista culturale-psicologico-relazionale, il sistema vivente considerato in base ai suoi prodotti culturali e mentali, nella relazione con sé stesso e gli altri, contesto nel quale l'ermeneutica si presenta come un accettabile metodo di comunicazione e di lavoro.

Questo argomento verrà ripreso nel Capitolo 9, dove saranno verificate le possibili implicazioni di questa impostazione, relativamente al sistema nervoso autonomo.

Ciò che è interessante mettere in evidenza della vita emotiva in relazione al problema della instabilità comprende anche il seguente aspetto. Le emozioni, dal punto di vista relazionale, si caratterizzano anche per la presenza di *dinamiche identificatorie* con l'oggetto e con l'altro. Ed è per questo che la memoria di un evento vissuto emotivamente è molto più viva di un evento a noi indifferente. La dinamica della proiezione introiettiva descritta da Foulkes [62] è una costante di tutta la vita emotiva, sia nel caso di emozioni positive che di traumi o stress.

L'esempio più tipico a questo proposito è il rapporto madre-bambino, in cui il bambino introietta, come rapporto formativo, l'immagine della madre, e viceversa.

Il gioco transizionale di Winnicott descrive le dinamiche psichiche che intercorrono tra madre e bambino, e che avvengono, per il bambino, in una fase di instabilità [63]. Queste dinamiche sono la premessa indispensabile per il raggiungimento di fasi stabili nell'accrescimento sia psichico sia organico, quelle che porteranno alla stabilità emotiva dell'adulto.

Altro esempio è l'innamoramento, una condizione quasi sempre indispensabile per la formazione della coppia. In tutte queste dinamiche relazionali, se vi è emozione vi è sempre una contemporanea attivazione del sistema nervoso simpatico che, oltre che a generare instabilità, sembra essere il tramite necessario per la dinamica identificatoria con l'altro a livello viscerale. Questa componente della risposta emotiva è stata, forse, la prima ad essere riconosciuta, perché il termine "simpatico" attribuito a questa parte del sistema nervoso indica, appunto, la sua attitudine a reagire in sintonia con l'altro e a far sì che tutte gli organi viscerali reagiscano sintonicamente tra di loro.

A questo proposito, è divertente ed interessante ricordare la ricostruzione storica che U. Eco fa, in uno dei suoi romanzi, dell'uso della cosiddetta "polvere di simpatia" sia per curare le ferite sia per cercare di risolvere il problema della determinazione della longitudine di una nave durante la navigazione [64].

In biologia assistiamo invece al fatto che non solo gli stati funzionali ma anche le *transizioni tra i diversi stati* possono mostrare evidenti instabilità. Esempio tipico in questo senso è l'aumento mattutino, al risveglio, di pressione arteriosa e frequenza cardiaca, quello che viene chiamato *morning surge*, che in Fig. 48 è il periodo contrassegnato dalle lettere s-v (sonno-veglia) (v. pag. 107). PA e la FC durante questa transizione si comportano come le variabili mostrate nella Fig. 32 [18] che, con andamento diverso, tendono ad uno stato stabile, in questo caso lo stato di veglia. Questi aumenti sembrano non essere costretti e limitati dagli usuali riflessi barorecettivi, perché PA e FC aumentano nella stessa direzione.

Benché attualmente molto studiati, ancora non sappiamo se questi transienti siano una causa od un effetto della stato ipertensivo che spesso è associato a questa osservazione. Ciò che è stato osservato è che il successivo stato di veglia, per quei pazienti con spiccato aumento mattutino di PA e FC, è caratterizzato da una aumentata variabilità dei valori di PA. Cioè, per quei soggetti che mostrano spiccati transienti, lo stato stabile della veglia è caratterizzato da una maggiore variabilità dei valori pressori e di frequenza cardiaca [65, 66]. Questa osservazione ripropone il problema della stabilità dello stato di veglia nei pazienti ipertesi, nel senso che un aumento della variabilità dei valori di PA potrebbe deporre per una minore stabilità o addirittura una instabilità di questo stato funzionale, come già descritto alla fine del Capitolo 5. Cioè, in analogia con la descrizione delle biforcazioni data da Nicolis e Prigogine, un aumento di ampiezza della fase di transizione non solo rende lo stato di riferimento, il sonno, uno stato instabile, ma predispone anche per una instabilità dello stato verso cui si dirige, cioè quello della veglia. In questo senso l'instabilità diverrebbe un chiaro ed utilizzabile indice di disordine funzionale.

Come descritto esaurientemente da Pattee [56], il nuovo, il cambiamento, presuppone e necessita sempre di una fase di instabilità che precede il raggiungimento di un nuovo stato funzionale stabile. L'attivazione simpatica nella vita emotiva potrebbe essere perciò una condizione indispensabile per predisporre al cambiamento, cioè sarebbe la fase di instabilità che è necessario attraversare per la successiva conquista del nuovo.

6.3.3 Instabilità patologiche

Nell'individuo adulto è possibile distinguere tra instabilità fisiologiche e patologiche.

Per le instabilità patologiche è utile puntualizzare subito che tutti gli stati patologici sono stati instabili, e che i sintomi ed i segni rilevabili all'anamnesi e all'esame obiettivo sono indici rivelatori di questa instabilità. La sintomatologia dolorosa di origine viscerale e la febbre sono esempi tipici in questo senso. Negli stati febbrili la variabile temperatura esce dai limiti prefissati come normali e lo stato di riferimento, indicato dai valori normali di temperatura, diventa uno stato instabile.

Una patologia d'organo è definita tale proprio per la presenza di variabili, sia strutturali sia funzionali, i cui valori escono dall'ambito prefissato come normale.

Queste considerazioni sono applicabili anche agli studi sul genoma, la cui instabilità viene considerata come un elemento favorente la mutazione cancerogena delle cellule [68]. L'instabilità a livello genetico si manifesta come aggiunta o perdita di cromosomi, riorganizzazione strutturale dei cromosomi, amplificazione e cancellazione di materiale genetico. Il ruolo dell'instabilità genetica nell'eziopatogenesi dei tumori sta sollevando notevole interesse, e la prima domanda a cui si sta cercando di rispondere è se questa instabilità è un fattore favorente o compare solo successivamente alla mutazione cancerogena della cellula [68].

Altri esempi caratteristici di instabilità patologiche possono essere le crisi ipoglicemiche, la disidratazione e l'insufficienza prerenale, il colpo di calore, l'asma bronchiale e l'aumentata sensibilità al broncospasmo [69]. Esistono anche farmaci destabilizzanti, tra cui gli immunosoppressori come la ciclosporina: questi farmaci producono una disorganizzazione dei sistemi regolatori con conseguente instabilità degli stati funzionali.

Uno degli esempi più noti di instabilità è quello che viene compreso sotto la denominazione di "angina instabile". Mentre il termine "angina stabile" indica uno stato patologico che rimane costante e stabile nel tempo, il termine "angina instabile" indica un destabilizzarsi di questo stato con ulteriori e non sempre previdibili conseguenza cliniche [70].

Altri esempi di instabilità funzionale si ritrovano nelle patologie autonomiche, come l'insufficienza autonomica pura e la disautonomia familiare [71] che si manifestano tipicamente con ipotensione ortostatica ed impotenza, e nelle principali patologie dell'apparato cardiovascolare come scompenso cardiaco ed infarto miocardico [72].

In un ambito intermedio tra condizioni fisiologiche e patologiche possono essere incluse quelle condizioni instabili che determinano la comparsa di una sintomatologia anormale, ma che non sono sostenute da patologie organiche specifiche. L'esempio più tipico è quello offerto dalla sincope vasovagale, sincope che, dal punto di vista della sintomatologia, è sicuramente patologica, ma che viene considerata un sintomo, e non una patologia organica, in quanto non sostenuta da alterazioni dimostrabili della funzione o struttura degli organi. È stato dimostrato di recente che nelle fasi che precedono la sincope vasovagale vi è una evidente tachicardia, secondaria ad aumento del tono simpatico che precede la fase di ipertono vagale efferente che determina la successiva bradicardia, la vasodilatazione periferica e la riduzione del flusso cerebrale. La Fig. 39 è una riproduzione parziale dal lavoro di Julu et al. [73] e mostra la tachicardia che precede la sincope vera e propria, in un paziente durante ortostatismo passivo (*tilting*) [73]. L'aumento di FC da circa 85 a circa 125 battiti/min, è un aumento inusuale, che esce dall'ambito definito come risposta normale allo stimolo, e che ci permette di dire che lo stato di riferimento, indicato nella figura dal periodo che precede la linea tratteggiata verticale, è diventato instabile.

La sincope vasovagale è pertanto descrivibile come caratterizzata, per moti-

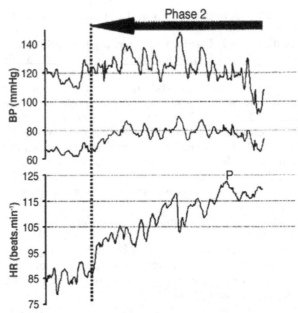

Fig. 39. Segmento di una registrazione continua delle variabili cardiovascolari, pressione arteriosa (sistolica e diastolica, in mmHg; BP) e frequenza cardiaca (in battiti/min; HR) acquisita durante stress ortostatico in un soggetto rappresentativo di risposta di fase 2. L'evento importante in questa fase è la tachicardia improvvisa il cui inizio è indicato dalla linea punteggiata verticale con aumento della FC fino al picco indicato dal punto P; l'improvviso e progressivo aumento di FC segna l'inizio della risposta della fase 2 durante stress ortostatico. Verso la fine del tracciato è possibile notare una chiara diminuzio. ne della pressione pulsatoria (misurata come differenza tra pressione sistolica e diastolica). L'aumento di FC rende lo stato di riferimento, indicato dalla FC di circa 86 batt/min, uno stato instabile. (Da [73], con il permesso dell'Editore, Blackwell Publishing Ltd, e dell'Autore)

vi di origine sia centrale sia periferica, da instabilità: lo stimolo dell'ortostatismo passivo in alcuni soggetti può determinare la comparsa di uno stato instabile di breve durata, che si manifesta con un primo aumento di attività simpatica, seguito da ipertono vagale efferente, totale inibizione del simpatico efferente alla muscolatura e talora al cuore, vasodilatazione periferica e, talora, asistolia e conseguente perdita di coscienza e del tono posturale muscolare. Con la caduta a terra e l'acquisizione della posizione supina, l'apparato circolatorio ed il controllo neuroumorale riprendono la loro normale coordinazione e stabilità, il soggetto recupera lo stato di coscienza e gradualmente la normale posizione ortostatica [73].

Considerazioni simili possono essere fatte per la sincope che accompagna particolari fobie, come la fobia della vista del sangue, in cui lo stimolo visivo attiva reazioni autonomiche esattamente simili a quelle determinate dallo stimolo ortostatico passivo [59], portando alla sincope.

La sincope vasovagale mette in evidenza l'importanza delle fasi di transizione tra stati diversi. Un altro esempio di studio della transizione è dato dallo studio dei riflessi autonomici durante assunzione della stazione eretta, come mostrato nella figura 4 [30] e più in generale, dallo studio dei riflessi barocettivi durante comportamenti diversi. Le fasi di transizione tra stati diversi possono essere considerati anche come la ripetizione di eventi decisivi nell'ambito della filogenesi. Per esempio, tutta la regolazione cardiovascolare e neuroumorale all'assunzione della stazione eretta potrebbe essere il residuo, ciò che è rimasto, dell'evento drammatico che ha caratterizzato l'acquisizione del bipedismo. Questi eventi filogenetici cruciali vengono descritti dalla termodinamica di Prigogine facendo riferimento al modello delle biforcazioni.

6.4 Regioni stabili ed instabili

Le ore del primo mattino, o le ultime del sonno, dalle 4 in poi circa sono caratterizzate da una alta frequenza di eventi cardiovascolari infausti, quali infarto miocardico, ictus cerebrale e crisi ipertensive. Come si è detto, in queste ore lo stato del sonno tende a diventare instabile e l'organismo si predispone progressivamente al passaggio allo stato di veglia. Se sia questo tipo di instabilità ad essere responsabile degli eventi catastrofici del primo mattino ancora non è noto, ma è una possibilità che è degna di essere indagata.

Durante il periodo del sonno esiste però una altra forma di instabilità, a cui ho accennato solo brevemente in precedenza, descrivendo la regione stabile (vedere Fig. 24, p. 59). Questa regione stabile nel sonno comprende solo una parte delle variabili di stato ma non tutte. Infatti mentre il metabolismo, l'apparato cardiovascolare e respiratorio e la temperatura raggiungono il minimo durante la notte e mostrano tutte le caratteristiche di formare una regione stabile dello spazio-di-stato, le variabili endocrine durante lo stesso periodo mostrano delle consistenti instabilità. Prime tra tutte sono la renina, l'angiotensina II e l'aldosterone.

Altre variabili endocrine raggiungono il picco di attività dopo mezzanotte e prima delle sei del mattino, come: fattore natriuretico atriale, GH, TSH, prolattina, melatonina, ACTH, FSH e LH [74].

Vi è la possibilità che queste variabili endocrine vadano a costituire una regione instabile che contrasta con la regione stabile definita dalle variabili riportate in precedenza, anche perché molti ormoni, come l'angiotensina II, possono agire da neurotrasmettitori e neuromodulatori.

6.5 Instabilità dinamica

Il termine "instabilità dinamica", talora descitta anche come "dinamica non-lineare", indica un particolare modo di comportarsi di un sistema, il comportamento caotico [75].

Le caratteristiche di questo tipo di comportamento risultano molto evidenti quando lo si paragona al comportamento deterministico, periodico e non, ed a quello totalmente casuale.

Il comportamento deterministico è un comportamento assolutamente e totalmente predicibile, in cui il rapporto tra causa ed effetto è totalmente determinato. Questo tipo di comportamento può anche essere un comportamento periodico, come per esempio un'onda sinusoidale in matematica, od il normale ritmo sinusale dell'elettrocardiogramma.

Un comportamento completamente casuale, è un comportamento assolutamente aperiodico e non predicibile. Per esempio è possibile predirre il comportamento medio di un volume di gas, ma non si potrà mai predirre il comportamento della singola molecola. Nello stesso modo è possibile predirre la riduzione nella frequenza di contrazione ventricolare di un cuore con fibrillazione atriale quando si somministrano farmaci, come la digossina, che aumentano il periodo refrattario del nodo atrio-ventricolare, ma non sarà mai possibile predire la durata del singolo intervallo RR tra due successivi battiti cardiaci.

Un comportamento caotico è un comportamento che si presenta come totalmente disorganizzato e non periodico, come il comportamento casuale, ma che in realtà è sostenuto da dinamiche deterministiche, cioè che sono, almeno nel breve o brevissimo periodo, predicibili. È per questo motivo che lo studio delle dinamiche caotiche è stato applicato alla biomedicina, come tentativo di comprensione di molteplici condizioni fisiopatologiche, prime tra tutte le aritmie cardiache. Nel lavoro di Denton et al., oltre che la citazione delle prime applicazioni delle dinamiche "non-lineari" allo studio delle aritmie cardiache è possibile trovare anche una descrizione matematica e geometrica accurata di cosa sia una dinamica caotica [75].

Ciò che interessa sottolineare è che, a differenza del comportamento periodico, che, come il ciclo limite può essere altamente stabile, il comportamento caotico è un comportamento altamente instabile.

Come facilmente intuibile il tema del caos, delle dinamiche e dei sistemi caotici esula dalla presente trattazione. Ciò che, invece, può essere interessante conoscere sono i principi utilizzati nella definizione di dinamica caotica quando contrapposta alla dinamica deterministica, perché, come visto nel primo capitolo, tutto l'edificio della scienza moderna, soprattutto biomedica, si basa sul principio del determinismo assoluto di Bernard. Per questo motivo in Appendice è stata inclusa la traduzione di un lavoro di Trump pubblicato online, dal titolo: "Cos'è il Caos?" [31]. Questo lavoro presenta una descrizione estremamente semplice e chiara di cosa si intende per determinismo e di cosa sia una dinamica caotica per i sistemi fisici, applicabile nei suoi principi anche ai sistemi biologici.

M. Trump è un fisico dell'Università di Austin nel Texas; lavora al centro di ricerca fondato da Prigogine (Centri I. Prigogine), per lo studio delle dinamiche complesse che portano alla formazione di nuove strutture e funzioni, le "strutture dissipative", ed a stati totalmente instabili e caotici.

L'indirizzo web di questo centro, insieme a quello di tanti altri centri di ricerca sia fisica che sul sistema nervoso autonomo, sono reperibili all'indirizzo: http://ariel.ctu.unimi.it/corsi/sistemaNervAut/home/, sulla pagina dedicata ai links del corso online: Sistema Nervoso Autonomo: principi di organizzazione funzionale, da me curato.

Capitolo 7
Stati di quiete e di attività del sistema biologico

7.1 Stati di quiete o stati stazionari del sistema biologico

Un sistema biologico è un sistema termodinamico aperto, che scambia energia, materia ed informazione con l'ambiente [10-14, 21-23]. Nella maggioranza dei casi, esso è anche dotato di un apparato muscolo-scheletrico che gli permette di muoversi e di compiere lavoro nell'ambiente. Come si definisce pertanto lo stato di quiete di un sistema come il sistema biologico dei mammiferi?

Poiché l'attivazione muscolo-scheletrica, il movimento, si accompagna sempre ad attivazione metabolica e degli apparati respiratorio e cardiovascolare, lo stato di quiete richiede innanzitutto che l'attività muscolo-scheletrica sia al minimo possibile. Il minimo possibile di attività si verifica nello stato di veglia quando il sistema biologico è fermo, seduto o sdraiato, e nel sonno durante la fase NREM, stadi III e IV, in cui non solo l'attività ma anche il tono muscolare è molto ridotto od assente. Mentre nello stato di veglia si raggiunge un minimo relativo di attività, nello stato di sonno profondo si raggiunge il minimo assoluto di attività muscolare delle 24 ore.

Come visto in precedenza a proposito della descrizione dell'equilibrio meccanico (Cap. 3 p. 45) in posizione supina e nel sonno NREM, il sistema biologico può essere descritto come in equilibrio meccanico con l'ambiente [10].

L'inattività dell'apparato muscolo-scheletrico non è però l'unica condizione da soddisfare per definire lo stato di riposo di un sistema biologico. Il sistema biologico mantiene la sua struttura e la sua organizzazione funzionale per i continui scambi di energia, materia ed informazione con l'ambiente. Uno stato di quiete e di riposo richiede che anche questi scambi siano al minimo livello possibile, siano in uno stato stazionario ed in bilancio neutro.

Come per l'apparato muscolo-scheletrico, anche l'attività metabolica e la temperatura corporea, cioè gli scambi energetici, raggiungono un minimo assoluto durante il sonno, in coincidenza con il livello minimo assoluto di attività muscolare. Nel sonno sono anche normalmente assenti sia gli scambi di materiali, come assunzione di cibo e bevande, defecazione e minzione, sia gli scambi di informazione. Nel sonno gli organi sensoriali sono chiusi all'informazione in ingresso e la soglia agli stimoli provenienti dall'ambiente è aumentata [23].

Pertanto lo stato di riposo e di quiete fisiologicamente e spontaneamente più completo è quello del sonno, in cui l'attività muscolare e metabolica sono al minimo assoluto, e gli scambi di materiali e di informazione sono assenti. Gli unici a essere presenti nel sonno sono gli scambi energetici. Per ciò che riguarda il mantenimento delle funzioni cellulari ed organiche, il metabolismo di base e la termogenesi obbligatoria sono al livello minimo necessario [41, 76, 77]. Durante il sonno, invece, viene raggiunto il massimo della dissipazione del calore corporeo, principalmente per la vasodilatazione cutanea delle estremità: faccia, mani, piedi e genitali. Il minimo di produzione di calore ed il massimo di sua dissipazione vengono pertanto raggiunti contemporaneamente nel sonno, indicando che in questo stato stazionario la produzione di entropia raggiunge effettivamente il minimo possibile [14, 76].

Nello stato di veglia gli scambi con l'ambiente possono essere ridotti al minimo indispensabile, così come l'attività muscolo-scheletrica. Ciò che nello stato di veglia non può essere evitato è l'attenzione più o meno pronunciata verso l'ambiente esterno, cioè la disponibilità del nostro sensorio ad essere attivato dagli stimoli, e del nostro sistema nervoso centrale ad elaborare questi stimoli. Questa condizione di *arousal* del sistema nervoso centrale influisce sull'attività del sistema nervoso autonomo, soprattutto simpatico, che durante la veglia è sicuramente più attivo che durante il sonno. Ciò fa sì che, nonostante durante la veglia sia possibile mantenere gli scambi energetici, di materiali e di informazione, ad un livello minimo, questo livello sarà comunque sempre superiore a quello ottenibile nel sonno.

Questo è il motivo per cui la misurazione di variabili biologiche nell'uomo sveglio deve avvenire in ambienti privi di stimoli eccessivi (luci, suoni, correnti d'aria), e termicamente neutri, su individui possibilmente non ansiosi e rilassati, in posizione supina, per avere una uniforme distribuzione della forza di gravità su tutto il corpo, ed infine a digiuno, per evitare l'attivazione metabolica indotta dall'introduzione di calorie.

Mentre lo stato di quiete corrispondente al minimo assoluto di attività lo si raggiunge nel sonno, nello stato di veglia rilassata è possibile raggiungere un minimo relativo di attività, soprattutto se gli stimoli ambientali vengono ridotti e contenuti.

In conclusione: gli stati di quiete, o stati stazionari, che possiamo prendere in considerazione nell'uomo sono fondalmentalmente due, lo stato di quiete della veglia rilassata, secondo le condizioni indicate in precedenza, e lo stato del sonno. Tutti gli altri sono stati di più o meno pronunciata attività sia muscolo-scheletrica sia metabolica.

Per questi stati di quiete le domande che ci poniamo sono le seguenti: 1) è possibile distinguere tra questi due diversi stati in base al valore dello stato stazionario di riferimento, cioè di X_s, che li caratterizza?; 2) è possibile identificare un andamento delle variabili nel tempo tipico di ciascuno di questi stati? e 3) cosa caratterizza le fasi di passaggio tra i diversi stati, cioè i transienti?

7.1.1 Cenni metodologici: dominio della frequenza

Per rispondere a queste domande, principalmente alla seconda, sono state sviluppate delle tecniche di analisi del segnale biologico che saranno brevemente descritte di seguito.

Le oscillazioni e le fluttuazioni ritmiche delle variabili che descrivono l'attività del sistema nervoso autonomo e dell'apparato cardiovascolare, sono state studiate tramite due tecniche principali: la prima, descritta come *studio nel dominio del tempo* (variabile indipendente: il tempo), consiste nella semplice registrazione delle variabili durante le loro spontanee variazioni nel tempo, seguita dal calcolo del periodo e dell'ampiezza delle oscillazioni riscontrabili; la seconda, più sofisticata, si basa su di una analisi matematica del segnale, ottenuto innanzitutto come in precedenza, cioè nel dominio del tempo, e successivamente elaborato al fine di estrarne le principali frequenze in esso contenute, anche se non direttamente visibili. Questa seconda tecnica si chiama "analisi spettrale" del segnale o *analisi nel dominio della frequenza*, in cui la variabile indipendente è data dalla frequenza in Hertz (Hz).

L'analisi spettrale delle variabili come PA e FC, è un procedimento simile a quello dell'analisi spettrale della luce. Un raggio di luce incidente su di un prisma può essere suddiviso in tutte le componenti di frequenza che formano la luce incidente e che sono quelle che danno origine all'arcobaleno, l'output dal prisma; ugualmente, le oscillazioni presenti, e non visibili, all'interno delle variabili cardiovascolari possono essere suddivise nelle loro componenti costitutive. Analisi spettrale significa analisi delle frequenze. Le Figg. 40 e 41 illustrano questa tecnica [79].

Per la descrizione dei metodi matematici utilizzati per l'analisi spettrale delle variabili cardiovascolari e dell'attività del sistema nervoso autonomo, si rimanda a lavori specifici in questo settore [67, 79, 80]. La Fig. 40 mostra in termini estremamente semplici il metodo usato ed i risultati ottenibili. Un esempio dell'applicazione dell'analisi delle variabili cardiovascolari nel dominio della frequenza è mostrato nella Fig. 41, che descrive le variazioni di frequenze intrinseche alla FC durante cambiamento di posizione del corpo, dal clino- all'ortostatismo.

La presenza di frequenze molto basse (VLF, indicate con il numero 1 in Fig. 40, nel riquadro in basso a destra), basse (LF) e alte (HF), sia nell'analisi della FC che della PA, indica la presenza di ritmi intrinseci a queste variabili, dovuti al ritmo cardiaco, barorecettivo, respiratorio, intrinseco alla attività miogenica delle arterie e del sistema nervoso autonomo. Questi ritmi sono presen-

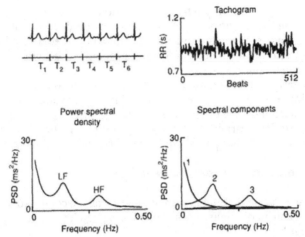

Fig. 40. Rappresentazione schematica dell'analisi spettrale della variabilità della frequenza cardiaca. In alto a sinistra: registrazione dell'elettrocardiogramma (ECG) di un soggetto normale; a destra l'ECG è trasformato da un tacografo in durata degli intervalli RR (in sec.). In basso a sinistra il segnale è sottoposto ad analisi spettrale, da cui si ottiene il grafico della densità delle frequenze riscontrate (PSD, *power spectral density*) rispetto alle frequenze in Hz. Usualmente si riconoscono due componenti principali dette LF (*low frequency*, bassa frequenza) e HF (*high frequency*, alta frequenza). In basso a destra le diverse frequenze presenti, indicate dai numeri, possono essere identificate e misurate. Il numero 1 indica il picco a frequenza molto bassa (VLF, *very low frequency*). (Da [91], con permesso, © Lippincott Williams & Wilkins)

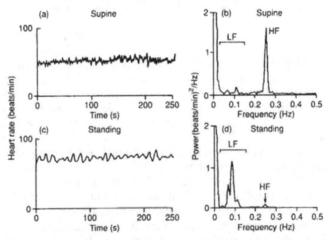

Fig. 41. Analisi spettrale delle variazioni istantanee di frequenza cardiaca in battiti/min (*heart rate*) in un individuo normale. (a) variazioni di frequenza cardiaca in posizione supina; (b) analisi spettrale di (a) con minima componente LF e alta componente HF; (c) variazioni istantanee di frequenza cardiaca in posizione eretta; (d) analisi spettrale di (c) con prominenti oscillazioni LF e minime di HF. Abbreviazioni come in Fig. 40. (Riprodotto con permesso, © Am. Physiol. Soc., da Pomeranz B et al (1985) Am J Physiol 248: H151-H153 e da [80], permission conveyed through copyright Clearance Center)

ti in quasi tutti gli "stati" presi in considerazione. Per esempio mentre nello stato di veglia è prevalente il ritmo LF, attribuibile principalmente al tono simpatico, nel sonno e nei soggetti supini è prevalente il ritmo HF, dovuto soprattutto al ciclo respiratorio e al tono parasimpatico efferente.

Questi ritmi, misurati come frequenze, corrispondono alle oscillazioni misurate nel dominio del tempo, che usualmente occorrono attorno ad uno stato stazionario medio di riferimento [67, 78-81]. Ma poiché un'attività ritmica è anche periodica, questi ritmi ed oscillazioni corrispondono ai cicli e alle traiettorie delle variabili quando queste vengono rappresentate nello spazio-di-fase. Ciò significa che, per ogni stato comportamentale o funzionale preso in considerazione, le variabili cardiovascolari possono essere rappresentate utilizzando almeno tre diverse tecniche:

1) rappresentazione nel dominio del tempo
2) rappresentazione nel dominio della frequenza
3) rappresentazione in spazio-di-fase.

7.2 Sonno

Rispetto allo stato di veglia, nel sonno vi è una graduale diminuzione dell'attività del sistema nervoso simpatico e del valore di molte tra le più significative variabili metaboliche, compresa la temperatura, variabili cardiovascolari e respiratorie. Anche l'apparato gastrointestinale ed urinario durante il sonno sono a livelli minimi di attività. L'insieme delle variabili che caratterizza lo stato del sonno mostra perciò dei valori numerici che sono inferiori a quelli dell'insieme che caratterizza lo stato di veglia rilassata.

Come vedremo, non tutte le variabili neuroumorali raggiungono il valore minimo durante il sonno; altre, come aldosterone e renina, mostrano una intensa dinamica durante il sonno.

7.2.1 Sistema nervoso simpatico

Durante il sonno l'attività del sistema nervoso simpatico (SNS) raggiunge i livelli minimi delle 24 ore. Come mostrato nella Fig. 42, l'attività simpatica diretta al distretto muscolare della gamba (MSNA, *muscle sympathetic nerve activity*) raggiunge il minimo durante gli stadi III e IV del sonno NREM, e mostra il massimo di attivazione durante il sonno REM [82]. L'attivazione simpatica durante il sonno REM è contemporanea ad episodi di riduzione della saturazione d'ossigeno e potrebbe anche essere dovuta all'attivazione dei chemorecettori arteriosi [83]. Se si escludono i periodi di sonno REM, è probabile che l'andamento dell'attività simpatica segua il decorso delle variazioni del metabolismo basale e della temperatura interna, raggiungendo il valore minimo durante le ultime ore di sonno.

7.2.2 Metabolismo

La Fig. 43 mostra l'andamento del consumo energetico totale nelle 24 ore in due donne, di 37 e 27 anni, con indice di massa corporea rispettivamente di 30 e 20. Per consumo energetico totale si intende la velocità del metabolismo basale aumentata del calore prodotto dall'attività fisica e dalla digestione del cibo

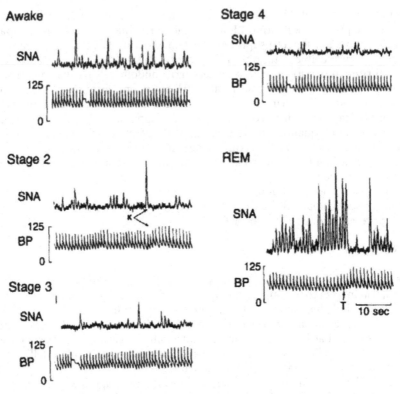

Fig. 42. Registrazione dell'attività simpatica (SNA) e della pressione arteriosa (BP, in mmHg) in un singolo soggetto sveglio e durante stadi (*stage*) II, III e IV di sonno NREM e sonno REM. Con il progressivo approfondirsi del sonno (da stadio II a stadio IV) l'attività simpatica diminuisce progressivamente, mentre la pressione arteriosa e la sua variabilità si riducono. Stimoli eccitatori attivano complessi K nell'elettroencefalogramma (non mostrato in figura) e sono accompagnati da aumenti di SNA e di pressione arteriosa (indicati da frecce in Stage 2). In contrasto con le variazioni osservate durante il sonno NREM, la frequenza cardiaca (non mostrata), la pressione arteriosa e la sua variabilità aumentano durante il sonno REM, insieme ad un consistente aumento sia della frequenza che della ampiezza dell'attività simpatica. È stata osservata una frequente associazione tra le contrazioni durante sonno REM (corrispondenti a momentanei ripristini del tono muscolare, indicati dalla lettera T in REM), l'improvvisa diminuzione dell'attività simpatica e l'aumento della PA. (Riprodotto e tradotto con permesso, © 1993, Massachusetts Medical Society, tutti i diritti riservati, da [83])

[45]. Nel corso delle 24 ore il massimo consumo di energie si raggiunge durante esercizio muscolare (*biking*, andare in bicicletta) ed il minimo consumo assoluto durante il sonno (*sleep*). Le curve che descrivono il consumo energetico nel sonno, dal punto in ascissa di 400 circa in poi, che corrisponde alla fine dello stato di veglia, mostrano un chiaro andamento asintotico verso il minimo assoluto nelle 24 ore, raggiunto al punto 600 in ascissa.

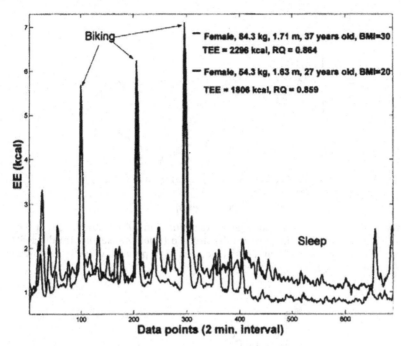

Fig. 43. Consumo energetico nelle 24 ore in due donne con differente indice di massa corporea (EE, *energy expenditure*). (Da [77], con permesso dell'Editore, © Nature, e dell'Autore, ZK)

Questo andamento asintotico della variabile consumo energetico, dall'inizio e per la durata di tutto il sonno, risulta evidente anche se si considerano le medie dei valori ottenuti in 29 soggetti sani, come mostrato in Fig. 44. A partire dall'ultimo valore misurato durante la veglia (*awake*), il consumo energetico diminuisce progressivamente fino a raggiungere un minimo alle 4.00 del mattino. Nelle ultime due ore di sonno (ore 5.00 e 6.00) il consumo energetico tende ad aumentare ancora. Questo nuovo aumento mattutino è contemporaneo a quello circadiano della temperatura ed è spesso osservabile anche nell'andamento delle variabili cardiovascolari, come pressione arteriosa e frequenza cardiaca.

La diminuzione del metabolismo che avviene all'inizio del sonno è molto rapida e occorre pochi minuti dopo lo spegnimento della luce, come mostrato nella Fig. 45 per il consumo di ossigeno, misurato in litri/minuto, di due soggetti normali.

7.2.3 Temperatura

La Fig. 46 mostra le variazioni circadiane della temperatura rettale di giovani maschi, donne e uomini anziani, registrata in continuo per 24 ore [86].

A parte la riduzione in ampiezza delle oscillazioni dovute all'età, il ritmo cir-

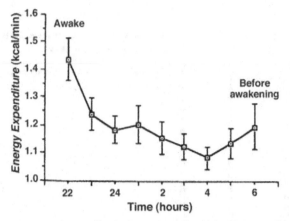

Fig. 44. Consumo energetico medio (*energy expenditure*) in 29 soggetti in stato di veglia (*awake*) e durante il sonno, fino a prima del risveglio (*before awakening*) (media ± SD). (Riprodotto con permesso, © Am. Physiol. Soc., da [84], permission conveyed through copyright Clearance Center)

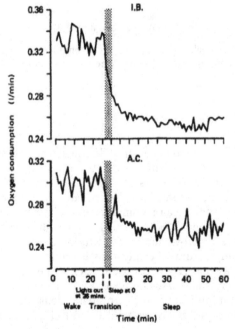

Fig. 45. Consumo di ossigeno (*oxygen consumption*), in due soggetti normali (I.B. e A.C.) all'inizio del sonno. A partire dal momento in cui viene spenta la luce (*lights out*), 26 minuti dopo l'inizio della registrazione, il consumo di ossigeno diminuisce rapidamente e in modo asintotico fino ad un minimo di circa 0.24 l/min. L'intervallo di tempo compreso tra le due linee tratteggiate (spegnimento della luce e inizio del sonno - *sleep at 0*) rappresenta il periodo di passaggio (*transition*) dalla veglia al sonno. (Riprodotto con permesso, © Am. Physiol. Soc., da [85], permission conveyed through copyright Clearance Center)

cadiano della temperatura interna è caratterizzato da netta riduzione della temperatura durante la notte, sia nei giovani sia negli anziani. Nei giovani la diminuzione notturna di temperatura mostra un chiaro andamento asintotico verso il minimo, raggiunto intorno alle ore 5.00 del mattino; negli anziani il

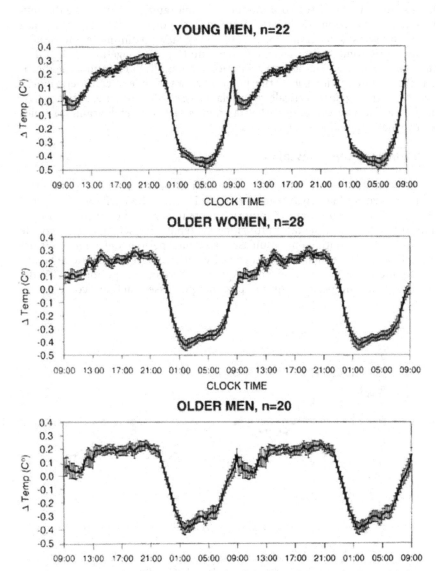

Fig. 46. Variazioni circadiane della temperatura rettale (Δ *Temp*) in soggetti maschi giovani e anziani e in donne anziane, durante normali attività quotidiane e per 24 ore. La variazione di temperatura è espressa come deviazione dalla temperatura media del singolo soggetto prima di fare le medie del gruppo. Ogni ciclo è stato rappresentato per 48 ore anche se registrato per sole 24 ore. Le barre verticali in corrispondenza di ogni dato medio si riferiscono a ± 1 SEM (*mean standard error*). (Da [86], con permesso, © Elsevier)

minimo è raggiunto tra le 2.00 e le 4.00 del mattino, con un andamento in leggero crescendo [86].

7.2.4 Funzione respiratoria

Dallo stato di veglia al sonno profondo vi è una rapida e consistente diminuzione della ventilazione [87]. Durante il sonno, le normali risposte all'ipossia e all'ipercapnia che si osservano nello stato di veglia, sono diminuite, e le variabili respiratorie come la ventilazione per minuto (Fig. 47, soggetto sano) ed il *tidal volume*, mostrano un declino asintotico verso un livello minimo, che diventa anche lo stato stazionario di riferimento per la variabile in considerazione.

La linea tratteggiata verticale, parallela all'asse delle ordinate, indica il passaggio tra l'attività cerebrale (rilevata tramite elettroencefalogramma) tipica della veglia (ritmo alfa) e quella del sonno.

7.2.5 Funzione cardiovascolare

La Fig. 48 mostra i valori di pressione arteriosa sistolica e diastolica (in mmHg) e di frequenza cardiaca (battiti/min) registrati con tecnica oscillometrica (Spacelab 90207) per 24 ore, ogni 15 minuti durante il giorno ed ogni 20 minuti durante la notte, e rappresentati in funzione del tempo, in ascissa, in un paziente iperteso. La linea continua nera sull'ascissa segna il periodo del sonno dalle ore 23.00 alle ore 7.00 del mattino successivo. I valori pressori medi durante la notte sono inferiori a quelli del giorno, e questa differenza è superiore al 20% dei valori medi diurni; pertanto questo paziente può essere definito come un *ex-*

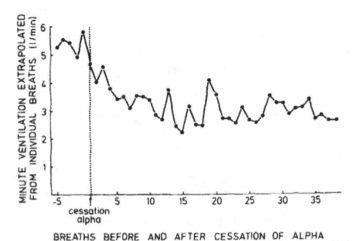

Fig. 47. Ventilazione al minuto misurata per singoli respiri per il soggetto MW. Sono mostrati i valori per gli ultimi 5 respiri prima della cessazione del ritmo alfa all'elettroencefalogramma e per i successivi 35 respiri. La curva rappresenta la media di sette eventi per lo stesso soggetto. (Riprodotto da [87], con permesso, © Am. Physiol. Soc., permission conveyed through copyright Clearance Center)

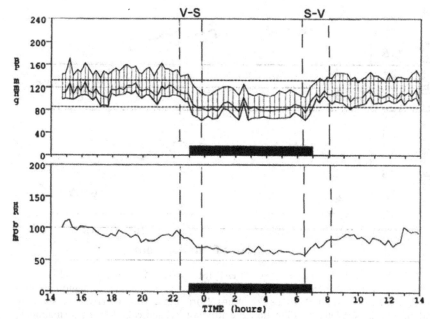

Fig. 48. Monitoraggio della PA e della FC nelle 24 ore per un soggetto lievemente iperteso (A.R.). Il tratto nero sulle ascisse indica il periodo del sonno (ore 23.00-7.00). "v-s" indica il periodo di transizione tra veglia e sonno, mentre "s-v" indica la transizione tra sonno e veglia, cioè l'aumento mattutino di PA e FC, detto *morning surge*. Poiché la PA notturna diminuisce oltre il 20 % della PA diurna, il tracciato è tipico di un soggetto *extreme dipper*. La rappresentazione in spazio-di-fase dello stesso tracciato è mostrata in Fig. 52. (Recordati G, osservazione originale 2004)

treme dipper, termine traducibile in italiano con tuffatore estremo. È possibile notare come anche la variabilità della PA e della FC siano maggiori durante il giorno rispetto alla notte.

Nella Fig. 48 le linee verticali tratteggiate delimitano due intervalli di tempo contrassegnati rispettivamente con le lettere "v-s" e "s-v", che corrispondono ai periodi di transizione tra veglia e sonno e tra sonno e veglia. Per il momento è interessante notare che la diminuzione di pressione dai livelli del pomeriggio e della sera a quelli registrati durante il sonno, segue un andamento asintotico.

Questo andamento del calo notturno di pressione è tipico ed osservabile anche nelle medie dei valori di pressione registrati per gruppi di pazienti.

Per esempio la Fig. 49 mostra valori medi di PA sistolica e diastolica in 109 pazienti e per 24 ore. Il tempo è espresso a partire dal risveglio, che viene considerato il tempo zero, ed indicato da una freccia posta al di sotto della traiettoria della variabile. È inoltre possibile notare che il calo notturno di PA segue un andamento asintotico verso i valori minimi raggiunti durante il sonno, dalla quindicesima alla diciannovesima ora dopo il risveglio [88].

Simili considerazioni possono essere fatte per l'andamento dei valori di PA e di FC per i 1438 pazienti dello studio PAMELA [89], come mostrato nella

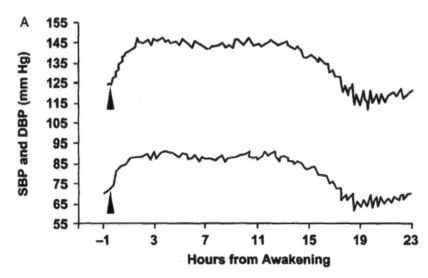

Fig. 49. Ritmo circadiano della PAS e della PAD (SBP e DBP, rispettivamente nel grafico), in 109 pazienti modicamente ipertesi, stadio I, misurato tramite monitoraggio continuo della PA nelle 24 ore. Il tempo in ascissa indica le ore prima e dopo il risveglio. Notare la rapida accelerazione della PA all'inizio delle attività giornaliere. La PAS è anormalmente alta durante il giorno, ma è normale durante il sonno. Si noti il declino asintotico verso i valori minimi della notte con inizio alla quindicesima ora circa dal risveglio. (Riproduzione parziale da [88])

Fig. 50. Il calo pressorio e di FC inizia tra le ore 20.00 e 22.00, e continua fino alle prime ore del mattino, dopo le ore 2.00, quando si raggiungono i valori minimi delle variabili. Alle ore 6.00 circa, sia la PA sia la FC aumentano di nuovo, tendendo ai valori medi diurni.

Pertanto, il periodo del sonno è caratterizzato da una progressiva diminuzione del valore numerico delle variabili metaboliche, cardiovascolari, respiratorie e della temperatura, verso un livello minimo di riferimento, che può essere considerato lo stato stazionario di riferimento minimo nelle 24 ore. Lo stato di quiete del sonno può essere distinto da quello della veglia innanzitutto per il livello dello stato stazionario di riferimento, cioè il livello di X_S, che per il sonno è al livello minimo possibile.

Nel sonno quasi tutte le variabili considerate mostrano un andamento tipico nel tempo: dai livelli presenti alla fine dello stato di veglia, le variabili decrescono asintoticamente verso lo stato stazionario di riferimento. Questo comportamento delle variabili, come visto in precedenza, rende lo stato stazionario di riferimento uno stato stabile, perché la stabilità asintotica è la stabilità più forte che conosciamo.

Una delle conseguenze di un approccio asintotico ad uno stato stazionario, è quella che lo stato di riferimento può essere considerato un attrattore globale. Cioè lo stato del sonno oltre ad essere lo stato più stabile che attraversiamo nelle 24 ore, può essere considerato anche come attrattore globale, con tutte le

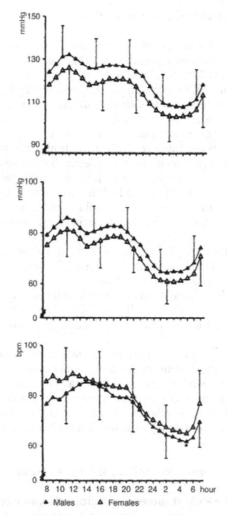

Fig. 50. Dall'alto verso il basso, andamento di PAS, PAD e FC medie, in 1438 pazienti dello studio PAMELA, suddivisi in due gruppi, maschi (*males*) e femmine (*females*), e per le 24 ore. Dalle ore 20.00 alle ore 2.00 la PA e la FC mostrano un andamento asintotico verso il minimo raggiunto nella notte, tra le ore 2.00 e 4.00 circa. Dalle ore 6.00 circa, le variabili mostrano un progressivo nuovo aumento verso i valori che si raggiungeranno nella giornata successiva. (Riprodotto parzialmente da [89], con il permesso dell'Editore, 1990 © LWW e dell'Autore, GM)

conseguenze già illustrate che tale definizione comporta, come, per esempio, il fatto che lo stato di intorpidimento che precede il sonno possa essere considerato parte del bacino in cui lo stato del sonno è un attrattore, e che ad esso possano essere applicati i concetti sviluppati nella descrizione del *fitness landscape*, come visto nel Capitolo 4, p. 65.

7.2.6 Transienti veglia-sonno e sonno-veglia

La Fig. 48 mostra la registrazione nelle 24 ore della pressione arteriosa di un soggetto iperteso. La diminuzione pressoria tra veglia e sonno, nel periodo dalle 23.00 alle 7.00, supera il 20% della media dei valori diurni, e pertanto può essere descritta come tipica di *extreme dipper*, rispetto ai *dipper* il cui calo notturno non è superiore al 10%, e ai *non-dippers* in cui il calo fisiologico notturno della pressione arteriosa non è presente.

Nella Fig. 48 i periodi di transizione tra i due stati principali di sonno e veglia sono stati evidenziati con linee verticali che delimitano il periodo di transizione tra veglia e sonno (v-s), con diminuzione sia di PA sia di FC, e quello di transizione tra sonno e veglia (s-v), durante il quale entrambe le variabili aumentano. In questo modo si sottolineano le differenze di valori medi che caratterizzano i due diversi stati. Non sempre è possibile distinguere con simile precisione i transienti dagli stati, ma nel caso di pazienti *extreme dippers* questo è possibile.

Questo modo di delimitare gli stati mette anche in evidenza i periodi presi come riferimento per valutare sia la stazionarietà dello stato di quiete sia l'andamento delle variabili nei due diversi periodi.

Nella descrizione dell'andamento della variabile durante il sonno è stato preso in considerazione anche il periodo di transizione "v-s", per sottolineare sia la diminuzione dei valori delle variabili sia l'andamento asintotico di questa diminuzione.

Escludendo questa fase di transizione, cioè la fase di decremento asintotico, lo stato del sonno sarebbe comunque descritto come uno stato caratterizzato da valori minimi delle variabili tendenti ad uno stato stazionario.

È interessante notare che anche durante il sonno è possibile mettere in evidenza fluttuazioni delle variabili che oscillano sia in dipendenza del ritmo respiratorio e cardiaco sia dei ritmi propri del sonno, che si originano a livello del sistema nervoso centrale.

7.2.7 Architettura del sonno ed oscillazioni delle variabili

Le fasi di sonno NREM e REM si succedono ciclicamente, ad intervalli di 90-110 minuti. Questa successione ciclica costituisce la macro-struttura del sonno. All'interno di questa è possibile mettere in evidenza anche una microstruttura del sonno, da mettere in relazione con passeggeri alleggerimenti degli stati di sonno, detti CAP (*cyclic alternating pattern*), i quali corrispondono ad oscillazioni dello stato di veglia che si prolungano all'interno degli stati di sonno NREM, mentre la condizione complementare di non-CAP (NCAP) è da mettere in stretta relazione con la stabilità dello stato di sonno profondo [90]. Le oscillazioni sia della macro- sia della microstruttura del sonno si accompagnano ad oscillazioni del tono autonomico, che avvengono comunque sempre in dipendenza della dominanza del tono parasimpatico durante il sonno NREM [90, 91].

Queste oscillazioni del tono autonomico durante il sonno sono mostrate nella Fig. 51, che rappresenta le variazioni delle oscillazioni della FC, misurata come intervallo RR, nel dominio della frequenza e per le 24 ore, in un singolo paziente [91]. Durante il sonno, periodo dalle 12.00 p.m. alle 8.00 a.m., in ascissa, vi è netta diminuzione della FC (indicata dall'aumento dell'intervallo RR nel

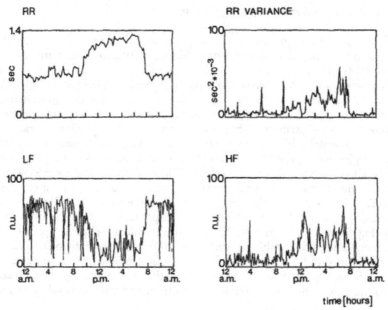

Fig. 51. Variabilità dell'intervallo RR nelle 24 ore per un soggetto normoteso, non ospedalizzato, eseguito da programma di computer. Le componenti a bassa (LF) ed alta frequenza (HF) seguono un ritmo circadiano, con prevalenza delle LF durante il giorno, indicative di prevalente tono simpatico, e delle HF durante il periodo di sonno, indicative di prevalente tono parasimpatico. RR: intervallo RR da registrazione dell'ECG; RR variance: varianza dell'intervallo RR nelle 24 ore; LF: variazione della componente a bassa frequenza misurata tramite analisi spettrale dell'intervallo RR; HF: variazione della componente ad alta frequenza nelle 24 ore. (Da [91], con permesso dell'Editore, 1990 © LWW e dell'Autore, AM)

pannello in alto a sinistra), diminuzione delle frequenze LF (pannello in basso a sinistra), e aumento netto delle frequenze HF (riquadro in basso a destra). Come si è detto, le LF sono indicative del tono simpatico, mentre le HF del tono parasimpatico efferente al cuore. Per cui anche lo studio nel dominio della frequenza conferma la prevalenza del tono vagale efferente durante il sonno [23, 79, 90, 91].

La Fig. 51 mostra inoltre che durante il sonno le frequenze HF (riquadro in basso a destra) presentano ampie oscillazioni, confermando che anche durante il sonno persistono fenomeni ondulatori nel tono autonomico efferente, prevalentemente parasimpatico [91].

Pertanto anche lo stato stazionario del sonno profondo NREM è caratterizzato da oscillazioni delle variabili che, nel dominio della frequenza, avvengono in corrispondenza della banda HF e che riflettono, a livello centrale, l'interazione tra regolazione della funzione respiratoria e cardiovascolare, e a livello periferico l'interazione tra apparato respiratorio, cuore, barocettori arteriosi e venosi, che in genere viene esemplificata nella cosiddetta "aritmia sinusale o respiratoria" [81].

7.2.8 Rappresentazione in spazio-di-fase

La Fig. 52 mostra la rappresentazione in spazio-di-fase del monitoraggio della PA e FC nelle 24 ore, già presentato nella Fig. 48 in funzione del tempo, o nel dominio del tempo.

Nella rappresentazione in spazio-di-fase ogni punto è funzione del valore di PA e della FC registrate ogni 15 min di giorno ed ogni 20 min di notte. Da questo tipo di rappresentazione è subito evidente la separazione dei punti registrati durante il sonno, distribuiti in basso a sinistra, rispetto a quelli registrati durante la veglia, distribuiti in alto a destra. Altrettanto evidenti sono le traiettorie che congiungono i due insieme di punti sulle quali è stata disegnata una freccia orientata verso la direzione seguita dalla variabile tempo. La freccia verso l'alto e a destra indica il transiente tra sonno e veglia (s-v), cioè il *morning surge* di PA e FC, mentre quella diretta verso il basso e a sinistra indica il transiente v-s, cioè il calo di PA e FC che occorre nel passaggio tra veglia e sonno.

Dalla Fig. 52 si nota, inoltre, che l'ambito di variazione della PA e della FC di notte è meno ampio dell'ambito di variazione di PA e FC durante lo stato di veglia, e che la media dei punti registrati durante il sonno sarà spostata verso il basso a sinistra, rispetto alla media dei punti registrati durante il giorno. Lo stato del sonno è pertanto caratterizzato da un insieme di punti con valore nume-

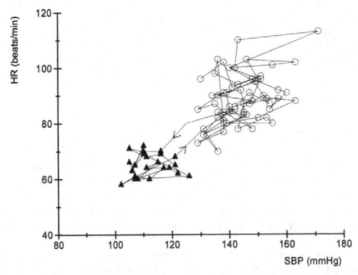

Fig. 52. Rappresentazione in spazio-di-fase del monitoraggio della PA e della FC nelle 24 ore, per lo stesso soggetto di cui in Fig. 48. Ogni punto è funzione del valore di PA e di FC registrati ogni 15 min durante il giorno ed ogni 20 min durante la notte ed è collegato da un segmento di retta al punto successivo della sequenza temporale. La variabile tempo è esclusa dalla rappresentazione in spazio-di-fase, ma le due frecce indicano la direzione dell'incremento del tempo. La freccia diretta in basso a sinistra indica il transiente veglia-sonno, mentre quella diretta in alto a destra indica il transiente sonno-veglia, come mostrati in Fig. 48. Notare come i punti registrati durante il sonno (triangoli pieni) siano nettamente separati, in basso e a sinistra, rispetto ai punti registrati durante il giorno (cerchi vuoti). Ulteriore descrizione nel testo. (Recordati G, osservazione originale, 2004)

rico molto diverso dall'insieme dei punti del giorno: i due stati funzionali sono stati molto diversi tra di loro. Da notare inoltre che questo tipo di rappresentazione offre la possibilità di rilevare i massimi (PA 170 mmHg, FC 110 battiti/min) ed i minimi (PA 100 mmHg, FC circa 60 battiti/min) raggiunti nelle 24 ore.

Come si è detto nel Capitolo 2, la rappresentazione in spazio-di-fase offre la possibilità di verificare le fasi del rapporto tra le variabili. Tra la PA e la FC è noto che il rapporto dovrebbe essere descritto da una sigmoide diretta da sinistra a destra e dall'alto in basso.

In altre parole, il rapporto tra PA e FC è quello descritto dal riflesso barocettivo, con il massimo di FC al minimo di PA e viceversa. La Fig. 52 ci mostra invece un tipo di rapporto tra PA e FC molto diverso, in cui la PA e la FC aumentano e diminuiscono, nella media, nella stessa direzione. Ciò indica che il passaggio tra gli stati funzionali del sonno e della veglia è principalmente dovuto alle variazioni di tono simpatico efferente e non alle variazioni di tono vagale efferente guidato dai riflessi barocettivi.

La notevole varietà dei valori di PA e FC registrati durante il giorno indica, però, che oltre all'effetto del simpatico efferente sono da tener presenti anche le rapide variazioni di tono vagale efferente al cuore indotte dal comando centrale e, sicuramente, anche dall'azione dei barorecettori. La varietà dell'insieme dei punti del giorno indica, pertanto, che tutti i sistemi di controllo, diretti e riflessi, del cuore e del circolo sono attivi e che la prevalenza di uno sull'altro è in relazione al comportamento prevalente nel momento della registrazione dei valori delle variabili.

7.2.9 Conclusioni

Lo stato del sonno è pertanto caratterizzato da una diminuzione ad andamento asintotico dei valori delle variabili metaboliche, respiratorie, etc., verso uno stato stazionario che sarà il minimo delle 24 ore, dovuto principalmente ad una diminuzione del tono efferente simpatico e ad un aumento del tono efferente parasimpatico.

Essendo il valore minimo raggiunto nelle 24 ore, lo stato stazionario del sonno potrà essere rappresentato come nella Fig. 53, in cui viene adottata la notazione già utilizzata nel Capitolo 4.

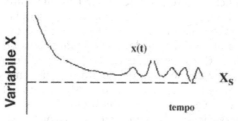

Fig. 53. Rappresentazione schematica dello stato stazionario del sonno, linea orizzontale tratteggiata, X_S, e dell'andamento asintotico della variabile, linea continua x(t), verso questo stato stazionario, in funzione del tempo. In corrispondenza del minimo, la variabile mostra delle oscillazioni di piccola ampiezza, principalmente dovute al ritmo respiratorio e alle fluttuazioni del tono parasimpatico efferente. (Recordati G, osservazione originale, 2004)

Dopo la fase di passaggio, cioè una volta conclusa la transizione veglia-sonno, e durante lo stato stazionario successivo, le variabili sono comunque ancora oscillanti, dipendendo principalmente dal ritmo respiratorio e dai ritmi delle connessioni nervose centrali. L'ampiezza delle oscillazioni delle variabili durante il sonno è comunque inferiore all'ampiezza delle oscillazioni osservabili durante la veglia, come potrebbe essere dimostrato dal fatto che la variabilità della PA e della FC durante il sonno è sempre inferiore rispetto a quella osservabile durante lo stato di veglia.

Utilizzando la rappresentazione nello spazio-di-stato descritta nella Fig. 24, lo stato del sonno potrebbe essere rappresentato come una regione stabile per tutte le variabili descritte nel paragrafo dedicato al sonno.

Non sappiamo però se tutte le variabili biologiche durante il sonno seguono questo andamento verso uno stato stazionario stabile, perché, come detto, alcune variabili, come per esempio renina ed aldosterone, durante il sonno mostrano picchi di attività superiori a quelli del giorno. Per cui è probabile che lo stato del sonno, inteso nella sua globalità e rappresentato nello spazio-di-stato, sia costituito da almeno una regione stabile, comprendente le variabili metaboliche, cardiovascolari, respiratorie e la temperatura, ed una instabile, comprendente principalmente le variabili endocrine.

La presenza di una regione stabile e di una instabile nello spazio-di-stato del sonno richiama la definizione data in precedenza di stabilità globale e locale (Capitolo 5, p. 78). Secondo questa descrizione, anche il sonno sarebbe uno stato funzionale solo localmente stabile, cioè stabile solo per le variabili che abbiamo considerato (metabolismo, emperatura, cardiovascolari, respiratorie, e SNA) ma non per le variabili endocrine.

Considerando il sistema biologico nel suo complesso, anche il sonno non potrebbe essere considerato, pertanto, uno stato completamente e globalmente stabile. E ciò sarebbe in accordo con i dati clinici (Cap. 6, p. 93).

Questa ipotesi richiede però una analisi e una discussione completa del problema, cioè uno studio particolareggiato della funzione endocrina e forse anche immunitaria nel sonno, e va pertanto considerato come un tema di ricerca che verrà approfondito nel prossimo futuro.

7.3 Stato di veglia rilassata

Gli esempi mostrati nelle figure precedenti per l'attività simpatica (Fig. 42), il consumo energetico (Figg. 43-45), la temperatura (Fig. 46), la ventilazione minuto (Fig. 47) e la funzione cardiovascolare (Figg. 48-52), indicano che durante il giorno tutte le variabili finora considerate raggiungono valori numerici superiori a quelli del sonno. Questa considerazione ci permette di raggiungere una prima conclusione e cioè che lo stato del sonno è nettamente distinguibile da quello della veglia perché lo stato stazionario di riferimento della veglia si pone ad un livello di attività superiore a quello del sonno. E questo è facilmente valutabile anche dall'osservazione delle figure che descrivono le variazioni di pressione arteriosa e frequenza cardiaca nelle 24 ore, come l'esempio mostrato nella Fig. 48 e la rappresentazione in spazio-di-fase della Fig. 52.

L'aumento di valore dell'insieme delle variabili che riteniamo rappresentative dello stato di veglia e dello spostamento dello stato di riferimento rispetto a quello del sonno sembra essere principalmente dovuto all'aumento del tono simpati-

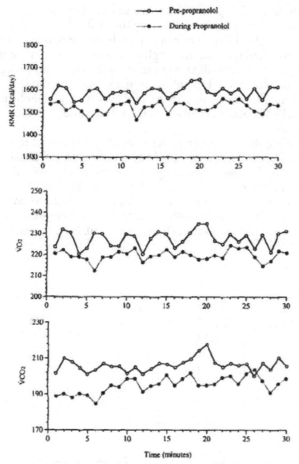

Fig. 54. Valore medio, calcolato ogni minuto, della velocità metabolica a riposo (RMR, resting metabolic rate), consumo di ossigeno ($\dot{V}O_2$) e produzione di CO_2 ($\dot{V}CO_2$) prima (cerchi vuoti) e dopo (cerchi pieni) somministrazione di propranololo. (Da [92], con permesso, © Am. Physiol. Soc., permission conveyed through copyright Clearance Center)

co che si ha al risveglio, che comporta aumento della velocità metabolica, della funzione respiratoria e cardiovascolare e si accompagna ad aumento di produzione di calore e di temperatura corporea. Queste variazioni occupano il periodo di transizione dal sonno alla veglia (s-v) come mostrato nelle Figg. 48 e 52.

Una volta chiarito che il livello dello stato stazionario di riferimento, cioè di X_s, per il sonno è diverso da quello della veglia, rimane da definire il tipo e l'ampiezza delle oscillazioni che caratterizzano lo stato di veglia, cioè di x(t).

Mentre durante il sonno la maggioranza delle variabili tendono ad un livello minimo con asintotico andamento, durante la veglia queste variabili mostrano un tipico andamento oscillante. Questo è mostrato in Fig. 54, in cui sia il metabolismo di base e di riposo, sia il consumo di ossigeno e la produzione di CO_2 in condizioni di veglia rilassata mostrano delle chiare oscillazioni. La Fig. 54 mostra inoltre che il livello attorno al quale avvengono le oscillazioni è dipendente dal tono efferente simpatico agli organi innervati, perché sia il metabolismo basale sia il consumo di O_2 e la produzione di CO_2, diminuiscono dopo somministrazione del beta-bloccante aspecifico, propranololo [92].

Questo tono simpatico efferente, così come il livello del metabolismo basale e le oscillazioni delle variabili cardiovascolari e respiratorie, sarà diverso da individuo a individuo.

Un modo possibile di rappresentare sia le oscillazioni della variabile sia le diversità individuali, potrebbe essere quello di rappresentare graficamente, per ciascuna variabile, sia l'ampiezza ed il tipo di oscillazione, sia il valore medio attorno al quale avvengono le oscillazioni della variabile considerata; cioè di rappresentare l'andamento nel tempo di ciascuna variabile come composta da una componente stabile X_s, tempo-indipendente, e da una componente tempo-dipendente, cioè x(t), come mostrato nelle Figg. 29 e 30. Pertanto, mentre per lo

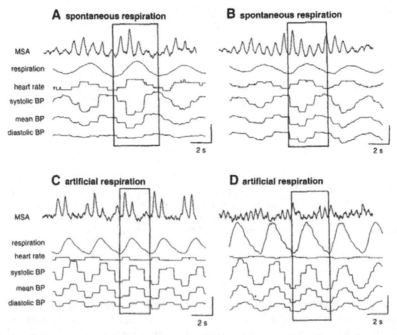

Fig. 55. Variazioni indotte dalla respirazione su attività simpatica diretta ai muscoli (MSNA), FC (*heart rate*), PA sistolica (*systolic* BP), media (*mean* BP) e diastolica (*diastolic* BP), in due soggetti durante respiro spontaneo (A e B) e respirazione artificiale (C e D) con pressione positiva intermittente. Il tracciato dell'attività simpatica è stato avanzato rispetto agli altri tracciati di un tempo corrispondente al ritardo del riflesso barorecettivo. Si noti che durante respirazione artificiale non vi è l'aumento di FC indotto dall'inspirazione, l'inspirazione si accompagna ad aumento della PA ed è mantenuto il rapporto tra respirazione ed attività simpatica. (Da [93], con permesso, © Elsevier)

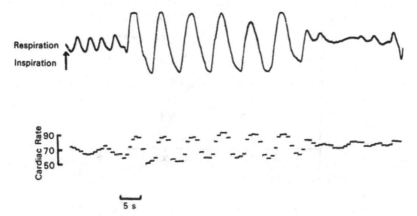

Fig. 56. Aritmia sinusale in un soggetto normale, durante respiro profondo. Traccia superiore: respirazione con inspirazione verso l'alto. Traccia inferiore: FC (*cardiac rate*). (Da [95], by permission of Oxford University Press)

stato del sonno X_s rappresenta il livello minimo raggiunto nelle 24 ore, per lo stato della veglia X_s rappresenterà un livello medio attorno al quale avvengono le fluttuazioni e le oscillazioni della variabile.

In un individuo sveglio e rilassato anche le variabili cardiovascolari mostrano delle oscillazioni continue che sono principalmente in relazione con l'attività respiratoria.

Per esempio la frequenza cardiaca normalmente oscilla con il ritmo respiratorio, aumentando con l'inspirazione e diminuendo con l'espirazione. Questo è dovuto alle connessioni centrali esistenti tra i circuiti nervosi che ricevono gli input periferici dalle fibre sensitive respiratorie e cardiache, ed i circuiti nervosi che regolano gli output a questi organi, tra cui quello responsabile dell'aritmia respiratoria e il tono vagale efferente al nodo seno-atriale.

Questa oscillazione sia delle variabili cardiovascolari sia dell'attività del simpatico efferente diretto al distretto muscolare, è mostrata nella Fig. 55 [93], per due soggetti normali durante respiro spontaneo e ventilazione artificiale.

L'oscillazione delle variabili cardiovascolari, respiratorie ed autonomiche è un fenomeno molto diffuso in campo biologico, che in genere viene studiato nell'ambito dedicato ai ritmi biologici, sia di origine centrale sia periferica, e che di recente, con un termine che non sembra appropriato, è stato indicato come *variabilità cardiovascolare* [93]. (Per approfondimenti si vedano [78-80, 93]).

L'interazione tra funzione respiratoria e cardiaca è pertanto osservata in tutti i soggetti normali, ed è alla base della cosiddetta *aritmia respiratoria*, che non è una aritmia vera e propria, ma solo una oscillazione più o meno accentuata della frequenza cardiaca con il respiro. Per studiare questa interazione è stato perfezionato il test del respiro profondo, cioè lo studio delle variazioni di frequenza cardiaca durante l'effettuazione di respiri profondi, ritmici, nel numero di sei al minuto, un esempio del quale è mostrato nella Fig. 56. La FC oscilla con il ritmo respiratorio, la tachicardia è massima alla fine dell'inspirazione, mentre vi è bradicardia durante l'espirazione [95].

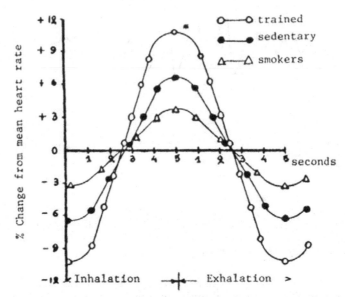

Fig. 57. L'aritmia respiratoria è rappresentata da un'onda sinusoidale, che esprime la variazione di frequenza cardiaca come variazione percentuale rispetto alla frequenza media considerata uguale a zero (*% change from mean heart rate*). Si noti la differenza di ampiezza dell'oscillazione tra soggetti allenati (*trained*), sedentari (*sedentary*) e fumatori (*smokers*). (Da [96], con permesso, © LWW)

Le variazioni della frequenza cardiaca con il respiro profondo possono essere di entità diversa, essendo massime nel giovane e minime nell'anziano. Negli adulti tali variazioni sono maggiori nei soggetti allenati all'esercizio muscolare, rispetto ai soggetti sedentari e ai fumatori (Fig. 57). Queste variazioni potrebbero anche essere espresse come esemplificato nella Fig. 30, cioè come oscillazioni armoniche attorno ad un livello medio [96].

La figura ci dà l'occasione per riassumere le considerazioni riguardanti le oscillazioni e i livelli stazionari di riferimento. Il livello di riferimento, nella figura l'asse delle ascisse, corrispondente al valore medio di variazione di FC fatto uguale a zero, è equivalente allo stato stazionario X_s. Nel modo proposto in questo lavoro, questo stato ha invece il valore medio effettivo della variabile in considerazione, come rappresentato nelle Figg. 29 e 30. L'oscillazione attorno allo stato stazionario, nella Fig. 57 un'onda sinusoidale od oscillazione armonica, può essere di diversa ampiezza e, con la notazione adottata, è descritta da $x(t)$. Come visto in precedenza, $x(t)$ è anche una misura della distanza dell'oscillazione dallo stato di riferimento: $x(t) = X - X_s$ [11]. Infine, ogni oscillazione può essere caratterizzata anche dalla frequenza di ripetizione, misurabile in Hz (eventi al secondo). I lavori effettuati nel dominio della frequenza studiano, in effetti, la frequenza di ripetizione di un evento periodico in Hz.

Tutte le variabili che durante il giorno mostrano dei valori oscillanti possono essere rappresentate seguendo questa notazione. Queste oscillazioni sono presenti anche se non sempre percepibili dall'esame di un tracciato effettuato nel dominio del tempo. Le oscillazioni presenti, ma non visibili, possono essere messe in evidenza tramite analisi nel dominio della frequenza e nello spazio-di-fase.

7.3.1 Stabilità dello stato di veglia

Gli stati di veglia e di sonno si possono caratterizzare, sia per il livello del loro stato stazionario di riferimento, cioè di X_s, che per l'andamento delle variabili rispetto a questo livello medio, cioè di x(t), come già mostrato in Fig. 53. Mentre durante il sonno lo stato stazionario di riferimento rappresenta il livello minimo a cui le variabili tendono, durante la veglia lo stato stazionario è il livello medio attorno a cui avviene l'oscillazione della variabile.

Ci troviamo di fronte a due stati funzionali diversi. Ed abbiamo visto che lo stato del sonno, per l'andamento delle variabili che lo caratterizza, che è di tipo asintotico, può essere descritto come uno stato funzionale globalmente stabile.

Anche lo stato di veglia può essere definito come uno stato stabile?

Nello stato di veglia siamo comunque molto sensibili agli stimoli che provengono dall'ambiente esterno e dai comandi, volontari e riflessi, che provengono dalla corteccia cerebrale. In genere è sufficiente uno stimolo anche di lieve entità, un suono, un'immagine, una sensazione tattile, per attivare risposte viscerali emotive e per generare oscillazioni delle variabili che superano i limiti prefissati dell'ambito normale.

Questo è il motivo per cui lo stato di veglia può essere descritto come stato di stabilità locale e non-globale, come invece viene considerato lo stato del sonno [10].

Questa stabilità solo locale dello stato di veglia si riferisce principalmente all'osservazione che dallo stato di veglia si può facilmente scivolare nel sonno o si può decidere di muoversi. La stabilità solo locale della veglia si riferisce principalmente a quanto descritto nella Fig. 33, cioè alla facilità di passaggio dalla veglia ad un altro stato funzionale. Invece la stabilità solo locale dello stato di sonno, come detto a fine del paragrafo 7.2, sarebbe dovuta alla presenza di una concomitante regione instabile, quella delle variabili endocrine, nello spazio-di-stato. Per cui siamo di fronte ad una scelta interpretativa. Nessuno sembra aver mai affrontato il problema da questo punto di vista. La decisione dipenderà dai dati sperimentali che possiamo raccogliere, cioè dalle misurazioni che faremo, o che sono già state fatte da altri, sia durante il sonno che nella veglia. In base a queste misurazioni decideremo quale dei due stati funzionali è più stabile, o se entrambi dovranno essere considerati solo localmente stabili. Al momento non è ancora possibile dare una risposta precisa a questo interrogativo.

7.4 Stati di attività: esercizio muscolare

Per mettere in evidenza le caratteristiche dell'andamento delle variabili durante gli stati di quiete è utile paragonarli agli stati di attività, come è l'esercizio muscolare.

Per questo stato è possibile distinguere tra l'effetto iniziale dell'esercizio, un effetto che può essere chiamato *on*, il mantenimento dello stato funzionale di

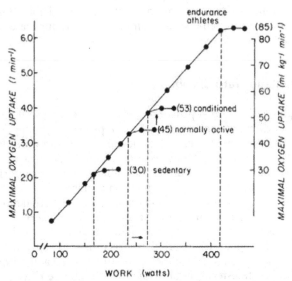

Fig. 58. Valori di assunzione massima di ossigeno (*maximal oxigen uptake*) per soggetti giovani normali, individui sedentari ed atleti selezionati. L'ambito di variazione va da 30 ml Kg^{-1} min^{-1} (od anche più basso, per i soggetti sedentari) fino ad un massimo di 85 ml Kg^{-1} min^{-1} negli atleti di gare di durata. In confronto, l'ambito di aumento osservato per individui normali sottoposti ad un training fisico di 2-3 mesi, è modesto (da circa 45 a 53 ml Kg^{-1} min^{-1}). L'illustrazione mostra anche la relazione lineare esistente tra assunzione di ossigeno e lavoro effettuato. Al massimo del carico di lavoro muscolare, l'assunzione di ossigeno raggiunge un plateau, che rappresenta il valore massimo raggiungibile. (Da Rowell LB (1986) Human Circulation: Regulation During Physical Stress. Oxford University Press, New York – out of print – e da [34], by permission of Oxford University Press)

esercizio, e l'effetto della fine dell'esercizio, *effetto off*. La descrizione che segue è basata sul lavoro di Rowell, uno dei principali studiosi degli effetti cardiovascolari, respiratori e metabolici dell'esercizio muscolare [34].

7.4.1 Effetto *on*

Nella Fig. 43 si può notare che il metabolismo basale aumenta in corso di esercizio muscolare (*biking*) e rimane elevato per tutto il periodo dell'esercizio. Questo aumento assume un andamento a "picco" con rapida salita e discesa, se rappresentato su di una estesa base tempo, come quella delle 24 ore, nella Fig. 43.

Nella fase *on* l'esercizio muscolare è caratterizzato da una relazione lineare tra lavoro muscolare ed utilizzo di ossigeno, come mostrato nella Fig. 58, per gruppi di individui con diverso "stile di vita".

È evidente come in tutti i gruppi di soggetti considerati, l'assunzione di ossigeno massima è in relazione lineare con il lavoro effettuato (calcolato in watt).

Il consumo di ossigeno è, a sua volta, in relazione lineare anche con la gettata cardiaca, come già mostrato in Fig. 9; per cui si può considerare che anche la gettata cardiaca sia in relazione lineare con il lavoro muscolare effettuato.

L'effetto dell'esercizio muscolare sulle variabili cardiovascolari è pertanto quello di un incremento generalizzato. Dal minimo della veglia rilassata al massimo esercizio possibile, la frequenza cardiaca, la pressione arteriosa, la gettata sistolica e cardiaca, aumentano in relazione sia al lavoro che si sta effettuando sia al consumo di ossigeno.

Questo è illustrato schematicamente dalla Fig. 59 che mostra come anche l'incremento dell'esercizio sia accompagnato da variazioni della regolazione neuroumorale del circolo, tra cui le più importanti sono:

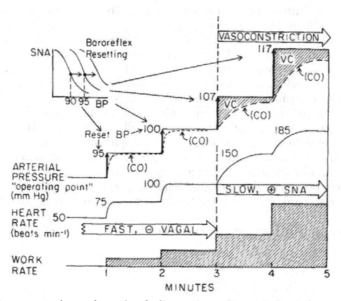

Fig. 59. Rappresentazione schematica degli eventi emodinamici che avvengono durante rapido aumento del lavoro muscolare (*work rate*), durante il quale possono occorrere degli errori nella regolazione della pressione arteriosa quando l'aumento di gettata cardiaca (*cardiac output*, CO) non è sufficientemente rapido da aumentare la PA immediatamente al suo nuovo livello operativo. Ad ogni inizio di esercizio muscolare ed iniziale incremento in velocità di lavoro, la FC (*heart rate*) aumenta rapidamente da 50 a 75 e successivamente fino a 100 battiti/min per ritiro del tono vagale efferente, così che la PA aumenta rapidamente al suo nuovo valore, cioè a 95 e 100 mmHg, per aumento improvviso della gettata/minuto (CO e linea tratteggiata). Per ogni successivo incremento in velocità di lavoro, quando la FC aumenta da 100 a 150 e 185 battiti/min, la velocità di salita in FC e CO è lenta, poiché la risposta all'aumento dell'attività simpatica (+ SNA) è da 10 a 15 volte più lenta della risposta parasimpatica. Perciò l'aumento in PA da 100 a 107 fino a 117 mmHg è ritardato, e il divario tra le pressioni ed il CO deve essere corretto dalla vasocostrizione (VC nelle zone ombreggiate). Perciò l'aumento in attività simpatica e la vasocostrizione iniziano dopo che la FC ha raggiunto il valore di 100 battiti/min a causa del transitorio disaccordo tra CO e conduttanza vascolare totale causato da: 1) repentino cambiamento nel punto operativo del riflesso barocettivo verso una pressione più alta ad ogni incremento di velocità di lavoro (il resettaggio del riflesso barocettivo è mostrato dalle curve di funzione dei barocettori nell'inserto in alto a sinistra della figura), e 2) lento aumento in CO attribuibile alla lenta risposta simpatica. (Riprodotto con permesso, © Am. Physiol. Soc., da Rowell LB, O'Learly DS (1990) J Appl Physiol 69:407-418 e da [34], permission conveyed through copyright Clearance Center)

1) completo ritiro del tono vagale efferente
2) aumento dell'attività simpatica efferente
3) resettaggio dei riflessi barorecettivi
4) vasocostrizione dei distretti vascolari non di primaria importanza nel mantenere la performance, come distretto splancnico e renale, al massimo dell'esercizio.

Mentre il ritiro del tono vagale efferente al cuore è dipendente dal comando centrale, e infatti anticipa l'esecuzione dell'esercizio, l'aumento del tono simpatico efferente è anch'esso proporzionale all'esercizio effettuato, come mostrato in Fig. 60, per l'attività simpatica efferente al distretto muscolare nell'uomo (*muscle sympathetic nerve activity*, MSNA).

Tutte le variabili cardiovascolari mostrano pertanto un progressivo incremento dei valori in relazione all'intensità e alla durata dell'esercizio muscolare.

Per descrivere l'andamento nelle variazioni delle variabili è utile rappresentarle in funzione del massimo dell'esercizio considerato come 100%, cioè è utile descrivere l'incremento percentuale della variabile nel tempo. Nella Fig. 61, che mostra un esempio di questa rappresentazione, si può notare che l'incremento della gettata cardiaca è proporzionale all'incremento della frequenza cardiaca e che le due variabili tendono al raggiungimento del valore massimo, il 100%, con andamento asintotico. In altre parole, per ogni intensità dell'esercizio, le variabili aumentano per raggiungere un massimo, un plateau, che è caratteristico per quella determinata intensità. Questo è descritto anche nella Fig. 59, dove ad ogni intensità corrisponde un gradino di incremento della variabile.

Se l'esercizio muscolare potesse essere mantenuto, il massimo raggiunto per

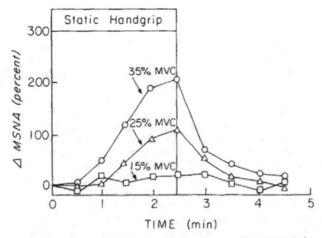

Fig. 60. Aumento medio di attività simpatica diretta ai muscoli (Δ MSNA) durante contrazione isometrica dell'avambraccio (*handgrip*) della durata di 2.5 minuti, in otto soggetti. Una contrazione dell'avambraccio al 15% della contrazione massima possibile volontaria (MVC, *maximal voluntary contraction*) non provoca nessuna variazione significativa della MSNA [34]. (Riprodotto con permesso, © Am. Physiol. Soc., da Seals DR, Victor LG (1988) J Appl Physiol 64:2197-2203 e da [34])

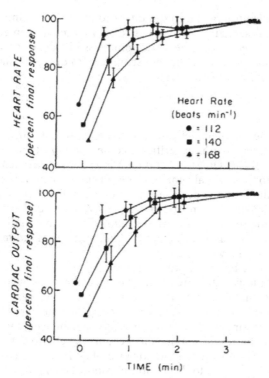

Fig. 61. Andamento nel tempo di FC (*heart rate*) e gettata cardiaca/minuto (*cardiac output*, CO) per tre livelli diversi di esercizio supino in 10 soggetti normali. La severità dell'esercizio è indicata dalle tre FC medie. La gettata cardiaca/minuto è stata calcolata dall'onda pulsatoria della pressione aortica e con l'equazione di Navier-Stokes. L'andamento nel tempo di FC e CO sono risultati simili ed entrambi i parametri hanno presentato una risposta rapida agli incrementi di lavoro iniziali, ma molto più lenta agli incrementi di lavoro finali. (Riprodotto con permesso, © Am. Physiol. Soc., da Jones WB et al. (1970) J Appl Physiol 28:183-189 e da [34], permission conveyed through copyright Clearance Center)

ogni intensità di esercizio corrisponderebbe ad un nuovo stato stazionario, lo stato stazionario dell'esercizio muscolare, tipico per ogni intensità.

All'intensità massima, corrisponde anche la massima variazione possibile delle variabili cardiovascolari, quali frequenza cardiaca, pressione arteriosa, gettata sistolica e gettata cardiaca, e delle principali variabili che descrivono l'incremento del metabolismo quali assunzione e consumo di ossigeno ed utilizzo energetico.

Similmente si comportano le variabili respiratorie, quali frequenza respiratoria, ventilazione/minuto, etc.

Pertanto se fosse possibile una rappresentazione in spazio-di-stato di tutti gli stati funzionali visti fino ad ora, e cioè sonno, stato di veglia rilassata ed esercizio muscolare, la funzione che descrive l'andamento delle variazioni di frequenza cardiaca, pressione arteriosa, gettata cardiaca rispetto al tempo, questa mostrerebbe dei minimi e dei massimi.

I minimi sono sempre raggiunti durante il sonno ed i massimi sono sempre raggiunti durante l'esercizio muscolare estremo. L'ambito intermedio fra questi estremi comprenderebbe tutte le variazioni possibili delle variabili durante comportamenti non estremi quali, per esempio, stato di veglia rilassata, esercizio muscolare di modica intensità, etc.

7.4.2 Effetto *off*

Per una descrizione completa dell'andamento delle variabili cardiovascolari durante l'esercizio, resta ancora da verificare come si comportano le variabili alla cessazione dell'esercizio. Questo *effetto off* è interessante perché caratterizzato dalla ripresa del tono vagale al cuore e viene considerato un indice prognostico per malattie cardiovascolari (per riferimenti bibliografici si veda [23]).

Un esempio di *effetto off* è mostrato in Fig. 60. Alla fine dell'esercizio l'attività simpatica declina prontamente verso i valori di riferimento di pre-esercizio, con un andamento chiaramente asintotico, tendente cioè al limite rappresentato dai valori basali della variabile.

Per descrivere con buona approssimazione l'*effetto off* è necessario vedere come si comporta la variabile frequenza cardiaca alla stimolazione del vago e del simpatico efferenti, considerati separatamente, e alla cessazione di entrambi gli stimoli. Questo studio, un classico nella regolazione nervosa del cuore e del circolo, è sinteticamente descritto nella Fig. 62, in cui è evidente che mentre il *drive* vagale è molto rapido sia nell'*on* che nell'*off*, l'effetto simpatico è molto più lento, e alla cessazione dello stimolo la variabile FC declina asintoticamente verso i valori di riferimento di pre-stimolazione. Poiché ogni livello di esercizio muscolare comporta il ritiro del tono vagale e l'aumento del tono simpatico, e la fine dell'esercizio comporta una ripresa del tono vagale ed una progressiva diminuzione del tono simpatico, è intuibile come l'*effetto off* risulti dalla sommazione di queste due componenti, una rapida vagale ed una lenta simpatica.

Se vi siano anche altre componenti coinvolte sia nell'*effetto on* che in quello *off*, per il momento non è noto. Quando ciò sarà noto sarà di contributo ad una più precisa definizione di entrambi gli effetti.

Non sappiamo ancora, per esempio, se i NANC (neurotrasmettitori non-adrenergic, non-cholinergic) partecipino a questo tipo di risposta, nè questo tipo di regolazione, nè se vi sia una componente di memorizzazione da parte simpatica e vagale, o di entrambi, che modifichi queste regolazioni. Memorizzazione in questo caso significherebbe che il sistema apprende dei modi alternativi, più o meno rapidi, per entrare ed uscire dai nuovi stati funzionali.

Proseguiamo nella descrizione dell'*effetto off*. Sulla base dei dati sperimentali, questo effetto è caratterizzato da una prima fase rapida, il rientro del tono vagale, e da una successiva più lenta, il ritiro del tono simpatico. L'andamento risultante della variabile, sia essa FC, PA o gettata cardiaca, appare dai dati sperimentali, come mostrato nella Fig. 63, dove è possibile notare che alla fine dell'esercizio sia PA, che FC che gettata cardiaca del cane con barorecettori intatti declinano con una iniziale fase rapida ed una successiva più lenta verso i valori pre-esercizio. Questo andamento è presente e del tutto simile anche nel cane dopo denervazione dei barorecettori aortici ed isolamento dei seni carotidei, sia per FC che per gettata cardiaca, mentre non lo è per la PA.

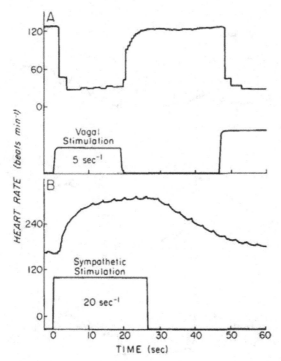

Fig. 62. Variazioni di FC (*heart rate*) in battiti/min durante stimolazione vagale (A) e simpatica (B) efferente al cuore. A) Velocità ed intensità di variazioni di FC durante stimolazione vagale. La risposta alla stimolazione vagale richiede meno di 1 secondo per l'*effetto on* e circa 2 secondi per l'*effetto off*. B) La stimolazione simpatica induce effetti sulla FC molto più lentamente; la risposta è completata solo dopo 10-20 secondi dall'inizio della stimolazione, e si risolve alla cessazione dello stimolo (la risposta *off*) ancora più lentamente. (Riprodotto con permesso, © Am. Physiol. Soc., da Warner HR & Cox A (1962) J Appl Physiol 17:349-355 e da [34], permission conveyed through copyright Clearance Center)

La Fig. 63 mostra inoltre un altro elemento di notevole interesse, che verrà ripreso in seguito quando si parlerà della registrazione della pressione nelle 24 ore, e cioè che sia all'inizio che alla fine dell'esercizio non si notano diversità tra le variazioni di FC e di gettata cardiaca tra l'animale con barorecettori intatti e quello con barorecettori denervati.

Come mostrato nella Fig. 64, l'*effetto off* è stato descritto da Rowell, anche in modo schematico, come una diminuzione asintotica verso il livello di riferimento precedente lo stimolo od il comportamento, e questo è valido per tutte le variabili i cui valori vengono modificati dall'esercizio.

Come si può notare dalla stessa figura, la diminuzione dei valori delle variabili alla fine dell'esercizio, in tutti i settori dello schema, avviene seguendo un andamento asintotico, verso i valori che le singole variabili mostravano prima dell'inizio dell'esercizio muscolare.

Questo è il motivo per cui nella recente pubblicazione, più volte citata [23], è

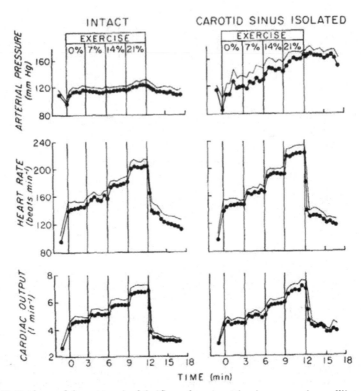

Fig. 63. Evidenza del resettaggio del riflesso barorecettivo in proporzione all'intensità dell'esercizio. Dati da esperimenti su cani con barorecettori intatti (*intact*) e dopo denervazione dei barorecettori ed isolamento chirurgico dei seni carotidei (*carotid sinus isolated*) e con la pressione sinusale tenuta a livello costante per simulare una attività afferente barorecettiva di base. Dall'alto in basso sono rappresentate la PA (*arterial pressure*) in mmHg, la FC (*heart rate*) in battiti/min e la gettata cardiaca/minuto (*cardiac output*, CO) in L min⁻¹. Nei cani con i seni carotidei isolati, CO aumenta normalmente così come la FC, ma l'aumento di PA è massimo e dovuto all'intensa vasocostrizione (anche nei muscoli attivi). L'attività di base dei barorecettori potrebbe essere stata interpretata centralmente come un segnale di progressiva ipotensione ad ogni resettaggio del riflesso barorecettivo che accompagna l'aumento di esercizio muscolare, con conseguente vasocostrizione periferica [34]. Si noti come al termine dell'esercizio FC e CO diminuiscono asintoticamente e rapidamente verso i livelli pre-esercizio. (Riprodotto con permesso, © LWW, da Walgenbach SC, Donald DE (1983) Circ Res 52:253-262 e da [34])

stato descritto l'andamento della variabile nell'esercizio muscolare con una curva tendente asintoticamente verso un livello superiore al massimo valore possibile della variabile, che, all'interruzione del comando centrale, mostra un punto di flesso, con inversione dell'andamento asintotico della variabile nella fase post-esercizio verso il livello dello stato stazionario di riferimento. Cioè con una curva identica a quella riportata da Rowell in Fig. 64.

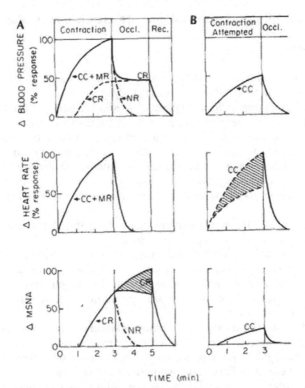

TIME (min)

Fig. 64. Illustrazione schematica delle componenti dovute al comando centrale (CC, *central command*), al chemoriflesso dai muscoli (CR, *muscle chemoreflex*), ed al meccanoriflesso dai muscoli (MR, *muscle mechanoreflex*) durante una potente contrazione isometrica (A) e durante il tentativo di contrazione effettuato dopo blocco neuromuscolare (B). Dall'alto verso il basso: variazione di PA (Δ *blood pressure*) e variazione di FC (Δ *heart rate*) espresse in % della risposta, e variazione di attività simpatica diretta ai muscoli (Δ MSNA), espressa in unità arbitrarie.

L'aumento iniziale di PA è dovuto al comando centrale con una piccola componente dovuta probabilmente al riflesso meccanico proveniente dai muscoli. Dopo circa un minuto, il riflesso chemorecettivo dai muscoli inizia a contribuire all'aumento pressorio. Lo sviluppo nel tempo del riflesso chemorecettivo lo si può dedurre anche dalle variazioni di attività simpatica diretta ai muscoli.

Se alla fine della contrazione viene effettuata un'occlusione completa del distretto vascolare dell'arto che compie l'esercizio (occl.) il recupero normale della PA (linea tratteggiata, NR = normale recupero) non si verifica e la PA rimane elevata (al 50 % dell'aumento massimo). Questa occlusione permette di valutare la presenza del riflesso chemorecettivo dai muscoli. La pressione arteriosa rimane elevata per tutto il tempo in cui persiste l'ischemia muscolare, e cioè il rifleso chemorecettivo dai muscoli.

La FC non risente del riflesso chemorecettivo a partenza dai muscoli resi ischemici dall'occlusione vascolare, mentre ne risente l'attività simpatica diretta ai muscoli. Durante il tentativo di contrazione effettuato dopo blocco farmacologico neuromuscolare, la PA aumenta a valori corrispondenti circa al 50% di quelli normali, per effetto del CC; la risposta della FC è più variabile (area tratteggiata) e l'aumento di attività simpatica è minimo. L'occlusione vascolare in B non ha effetto perché non c'è stata contrazione muscolare. (Riprodotto con permesso, © Am. Physiol. Soc., da Rowell LB, O'Learly DS (1990) J Appl Physiol 69:407-418 e da [34], permission conveyed through copyright Clearance Center)

7.4.3 Stabilità degli stati funzionali durante esercizio muscolare

7.4.3.1 Effetto on

Prendendo come riferimento lo stato di quiete della veglia rilassata, il sistema biologico in questo stato è stabile nel senso di Lyapuonov.

Il sistema inizia un esercizio muscolare di media intensità e tutte le variabili, sia cardiovascolari che respiratorie e metaboliche, mostrano un aumento dei loro valori. Poiché abbiamo definito che lo stato di veglia è stabile nel senso di Lyapuonov, quando le variabili mostrano dei valori che escono dai limiti prefissati come normali nel senso di Lyapuonov, lo stato di riferimento di quiete in veglia, diventa instabile. Maggiore è l'aumento dei valori delle variabili nell'esercizio, più queste si allontanano dai valori di quiete, e più lo stato di quiete diventa instabile.

Pertanto lo stato di riferimento pre-esercizio, che prima dell'inizio dell'esercizio era stabile, durante l'esercizio diventa instabile.

Questa è una situazione molto simile a quella descritta dalle cosiddette biforcazioni. Prima della biforcazione lo stato di riferimento è stabile, mentre quando compare la biforcazione, lo stesso stato di riferimento diventa instabile.

Quale è il significato biologico di questo cambiamento da stabile ad instabile dello stato di riferimento?

Se lo stato di riferimento fosse perfettamente stabile, le variabili non potrebbero allontanarsi da questo oltre il limite prefissato, cioè non sarebbe possibile per il sistema biologico compiere un lavoro molto intenso e rapido nell'ambiente, come per esempio l'esercizio isometrico del sollevamento di un peso. Per compiere un esercizio muscolare intenso e rapido, infatti, è necessario avere un adeguato flusso cerebrale e muscolare, un incremento rapido dell'assunzione di ossigeno ed un corrispondente rapido incremento della funzione cardiovascolare che mantenga tutte queste funzioni anche durante lo sforzo. In altre parole, l'instabilità dello stato di riferimento durante lo sforzo è la condizione per cui i nostri apparati possono compiere efficacemente un lavoro intenso.

Quale è il ruolo del sistema nervoso autonomo in questo cambiamento da stabile ad instabile?

Abbiamo visto che all'inizio dell'esercizio muscolare il tono parasimpatico efferente al cuore è il primo a modificarsi, diminuendo drasticamente la sua azione "frenante" sull'apparato cardiovascolare. Questo ritiro vagale comporta già di per sé un aumento della frequenza cardiaca che, a parità di gettata sistolica, corrisponde ad un aumento della gettata/minuto.

Oltre al ritiro vagale, il subentro dell'attivazione simpatica efferente, aumentando la contrattilità miocardica e la frequenza cardiaca, diminuendo la durata della sistole ventricolare e ridistribuendo i flussi periferici, permette il compimento di un consistente lavoro muscolare senza diminuzione dei flussi cerebrale, cardiaco e muscolare.

L'instabilità dello stato di riferimento è la condizione per cui tutti questi cambiamenti possono essere effettuati.

Un altro modo di considerare questo tema è di vederlo dal punto di vista delle costrizioni (constraints) e delle possibili varietà degli stati funzionali, descritti nel Capitolo 2. Il passaggio tra uno stato funzionale ed un altro è permesso al sistema se lo stato iniziale di riferimento non è eccessivamente costretto, per esempio da riflessi a feedback negativo, che impediscono l'allontanarsi dei valori delle variabili da quelli dello stato di riferimento. Il riflesso barorecettivo a feedback negativo può, per esempio, essere considerato come il tipico riflesso costrittivo delle espressioni funzionali dell'apparato cardiovascolare, cioè proibente il manifestarsi della varietà funzionale.

Il fatto che lo stato di riferimento di riposo diventi instabile, indica che le costrizioni che agiscono in questo stato non sono eccessive, e pertanto possono essere superate per affrontare stati funzionali diversi.

Questo modo di vedere si può basare sulla dimostrazione che all'inizio dell'esercizio muscolare, come ampiamente illustrato nei paragrafi precedenti, vi è un immediato resettaggio del riflesso barorecettivo, probabilmente proporzionale al lavoro da compiere, che minimizza l'influenza costrittrice del riflesso e che accompagna il ritiro del tono vagale. Il riflesso barorecettivo è la tipica costrizione a feedback negativo che agisce sull'apparato cardiovascolare. Il suo risettaggio, nel senso di una diminuzione della sua sensibilità, indica che già all'inizio dell'esercizio vi è una diminuzione dei *constraints* e pertanto vi è una facilitazione verso nuove espressioni funzionali.

Pertanto la diminuzione dei *constraints* autonomici facilita l'instabilità dello stato stazionario di riferimento e permette l'espressione funzionale dello stato funzionale dell'esercizio muscolare.

Infine, come consideriamo il comando centrale da cui parte l'istruzione dell'esecuzione di un lavoro muscolare?

Sempre facendo riferimento all'esempio delle biforcazioni, sappiamo che in una macchina o in un sistema fisico-chimico, un nuovo stato funzionale può comparire quando viene modificato un parametro presente nello stato di riferimento. Abbiamo anche visto che il comando centrale può a tutti gli effetti essere considerato come uno *switch*, una leva che viene abbassata, un pulsante che viene premuto per dare il via ad un nuovo comportamento, cioè ad un parametro che viene inserito nel funzionamento del sistema. Il comando centrale è il parametro che, quando introdotto, modifica il funzionamento del sistema stesso, altera uno stato stabile di quiete in uno stato instabile, e si comporta come la trasformazione descritta da Asbhy nel Capitolo 3.

Riassumendo: l'introduzione del parametro, il comando centrale, modifica i *constraints* che agiscono sull'apparato cardiovascolare, come la sensibilità del riflesso barorecettivo, induce una immediata diminuzione del tono vagale efferente e predispone a una facilitazione del tono simpatico efferente, con la conseguenza che lo stato stazionario di quiete di riferimento diventa uno stato instabile, favorendo il cambiamento di stato verso uno stato caratterizzato da aumento del metabolismo basale e aumento nella produzione e dissipazione di calore e dall'esercizio muscolare.

7.4.3.2 Esercizio muscolare mantenuto

Chiarito come uno stato funzionale di quiete da stabile possa divenire instabile, vediamo ora come interpretare lo stato funzionale dell'esercizio muscolare.

Un sistema, durante esercizio muscolare continuato, è in uno stato stabile, solo locamente stabile o instabile?

Qui si presentano due possibilità, quella dell'esercizio muscolare strenuo, il massimo raggiungibile per un individuo, e quella dell'esercizio muscolare intermedio, corripondente per esempio al 20-30% del massimo raggiungibile individualmente (come mostrato in Fig. 60).

Esercizio muscolare strenuo

Da una parte, guardando le Figg. 61 e 64, notiamo che le variabili tendono asintoticamente ad un massimo, e questo massimo è lo stato di massimo lavoro muscolare possibile. Il fatto che l'andamento delle variabili sia asintotico verso un massimo può far pensare che il nuovo stato raggiunto sia uno stato stabile asintoticamente. Se così fosse, ci troveremmo di fronte ad un nuovo stato stazionario di massima attività. Questo stato sarebbe comunque esclusivamente sostenuto dal comando centrale, perché sappiamo che non appena il comando cessa, le variabili ritonano prontamente allo stato di riferimento.

D'altra parte, riguardando la Fig. 43, durante esercizio muscolare il metabolismo basale raggiunge il suo massimo, che nell'ambito delle 24 ore è raffigurato da un picco. Anche nella rappresentazione schematica data da Rowell, il massimo dell'esercizio muscolare è rappresentato da un picco, come in Fig. 64. Questi picchi ricordano prontamente il picco utilizzato da Nicolis e Prigogine [11] per descrivere la condizione di instabilità di un mobile posizionato su di esso, come in Fig. 35b, ed anche la *fitness landscape* di Heylighen di Fig. 28, in cui un mobile posizionato sul picco Y, per esempio, può solo scendere nel bacino più vicino.

Considerando che si tratta di un massimo da cui il sistema può solo scendere, la conclusione più semplice è quella che si tratti di uno stato instabile.

Esercizio muscolare intermedio

Un esercizio muscolare di modica intensità presenta problemi più complessi.

Possiamo raffigurarci la situazione corrispondente nel *fitness landscape*, pensando ad un bacino, un attrattore, in cui il sistema si trova ad una certa distanza dall'attrattore dello stato di quiete, come, per esempio in Fig. 28 potrebbe essere il bacino designato con la lettera B. In B la *fitness* non è massima ed il potenziale non è minimo, ma il sistema può trovarvisi e lì restare; cioè può mantenere un regime di lavoro non intenso per un periodo prolungato.

Un esempio di un individuo in modico sforzo prolungato potrebbe essere quello di un ciclista che compie in poche ore un centinaio di chilometri, su di un percorso piano, a velocità moderata. Se questo individuo è allenato a questo tipo di sforzo, le variabili metaboliche, cardiovascolari, etc., non si discosteranno eccessivamente dai valori dello stato di riposo, ma il valore medio attorno a cui avverranno le fluttuazioni sarà sicuramente superiore a quello dello stato di riposo. Questo stato di modico esercizio muscolare potrebbe pertanto essere uno stato stabile, ma la sua stabilità dipenderà dalla ampiezza delle oscillazioni delle variabili. In altre parole, esiste la possibilità che a valori medi superiori a quelli dello stato di riposo le variabili mostrino valori più variabili, più mutevoli di quelli che si registrano in condizioni di riposo. Quello che si può verificare in esercizio muscolare di modesta o media entità è un aumento della variabilità dei valori numerici osservati.

Questa situazione sarebbe simile a quella che si verifica nei pazienti con ipertensione arteriosa essenziale, i quali per valori pressori superiori alla norma mostrano anche una variabilità maggiore di questi valori rispetto ai soggetti normali.

In mancanza di dati e di misurazioni effettive, però, tutte queste considerazioni possono essere ritenute semplici speculazioni.

È auspicabile che questo possa essere verificato sperimentalmente nel prossimo futuro.

Pertanto, per il momento, non possiamo trarre nessuna conclusione sulla stabilità o instabilità di uno stato funzionale di esercizio muscolare di media entità perché non abbiamo a disposizione sufficienti dati sperimentali.

Riassumendo: mentre uno stato funzionale di massima intensità è sicuramente uno stato instabile, per gli stati intermedi non abbiamo dati sperimentali sufficienti per trarre alcuna conclusione valida in proposito.

7.5 Conclusioni

Per ogni livello di esercizio muscolare considerato, massimo, medio o lieve, alla sospensione dell'esercizio le variabili recuperano prontamente e progressivamente i valori numerici dello stato stazionario di riposo presente prima dell'inizio dell'esercizio. Questo effetto è mostrato per l'attività del sistema nervoso simpatico diretto ai muscoli in Fig. 60.

L'andamento delle variabili nel tempo dalla sospensione in poi è un andamento asintotico che tende verso lo stato stazionario di riposo più prossimo.

Cioè, lo stato stazionario di riposo ritorna ad essere uno stato stabile, a recuperare la sua stabilità, mentre lo stato di esercizio muscolare, a qualunque livello sia avvenuto, rimane inevitabilmente uno stato instabile.

Da ciò possiamo trarre un'altra interessante osservazione: qualunque stato di attività si consideri, lo stato di veglia rilassata, uno sforzo muscolare di media intensità od uno sforzo muscolare massimo, l'andamento delle variabili alla cessazione di questo stato è un andamento asintotico verso lo stato stazionario di riferimento posizionato ad un livello immediatamente inferiore rispetto all'equilibrio termodinamico. Dallo stato di veglia al sonno, dallo stato di esercizio muscolare lieve alla veglia rilassata e dall'esercizio muscolare strenuo alla veglia rilassata, l'andamento delle variabili segue sempre una traiettoria asintotica in diminuzione. Questo andamento ricorda da vicino un *effetto off* simile a quello che si può osservare in un sistema meccanico e che è del tutto simile all'effetto che si osserva sulla FC al termine della stimolazione del simpatico efferente, come mostrato nella Fig. 62.

Queste osservazioni possono essere riassunte nel principio che tutti gli stati caratterizzati da aumento di attività biologica ed aumento degli scambi energetici con l'ambiente vengono raggiunti tramite transienti o biforcazioni che rendono lo stato stazionario di riferimento instabile. In queste transizioni le variabili mostrano in genere un aumento asintotico tendente al nuovo stato funzionale. L'andamento opposto occorre per il passaggio a stati funzionali caratterizzati da diminuzione degli scambi energetici con l'ambiente.

Ogni diminuzione di attività presuppone che il prossimo stato verso cui il sistema tende sia più stabile del precedente. Questa conclusione richiama immediatamente la nota osservazione secondo cui lo stato stazionario di riposo degli atleti mostra valori delle variabili, soprattutto FC, decisamente inferiori a quelli dei soggetti non allenati o sedentari. Ciò viene comunemente spiegato con il fatto che l'allenamento muscolare, il cosiddetto condizionamento fisico, predispone e si accompagna ad un aumento del tono vagale efferente al cuore, per cui un atleta a riposo può normalmente mostrare una FC di circa 35-40 battiti/min. Oltre che al sistema nervoso autonomo, il problema della stabilità funzionale rimanda però al problema dell'ordine funzionale o dell'ordine dello stato funzionale. Cioè, per il sistema biologico il problema della stabilità è strettamente connesso con il problema dell'ordine funzionale. Infatti il termine instabilità, oltre che ad indicare un andamento atipico delle variabili, richiama immediatamente quello del disordine funzionale, e della patologia organica, anche se i due termini non sono sinonimi.

Non affronteremo qui il problema dell'ordine biologico nè di quello funzionale, poiché porterebbe troppo lontano dall'obiettivo prefissato. Semplicemente si vuole sottolineare che l'instabilità di uno stato, come già visto nel capitolo precedente, non necessariamente implica la presenza di uno stato patologico o di malattia. Anche l'individuo giovane e sano può infatti mostrare stati funzionali instabili, senza per questo pensare che questa instabilità sia un elemento favorente condizioni patologiche.

Dopo aver visto i principali stati di riferimento del sonno, veglia rilassata ed esercizio muscolare, e le loro caratteristiche di stabilità e instabilità, vediamo ora quale rilevanza possono avere queste descrizioni rispetto al controllo neuroumorale del cuore e del circolo e alla organizzazione funzionale del sistema nervoso autonomo, vista nel suo complesso.

Capitolo 8
Stabilità e controllo neuroumorale

Dalla descrizione precedente, abbiamo visto come ogni stato del sistema vivente può essere caratterizzato in relazione alla stabilità o instabilità dello stato stazionario di riferimento X_s, e dal valore e dall'andamento della variabile in relazione a questo stato di riferimento x(t).

Abbiamo visto, inoltre, che i valori delle variabili sono in relazione da una parte con il metabolismo basale, cioè con il lavoro compiuto dagli organi o apparati, e, dall'altra, con l'azione del sistema nervoso autonomo, che è il principale sistema regolatore delle funzioni viscerali.

Volendo dare, pertanto, una descrizione sintetica dell'organizzazione funzionale del sistema vivente e dei suoi stati, ci troviamo di fronte ad un numero esteso di variabili e di stati, di transienti tra i diversi stati e di influenze dei sistemi regolatori, che rendono il sistema allo studio estremamente complesso.

Come si può semplificare ulteriormente questa complessità in modo da trovare elementi semplici che possano essere utilizzati nella pratica clinica?

Questa complessità può essere semplificata facendo riferimento alla definizione data di sistema vivente, un sistema termodinamico aperto che scambia materia, energia ed informazione con l'ambiente circostante, e facendo riferimento alla termodinamica del lontano-dall'equilibrio. Ognuno degli stati visti in precedenza può infatti essere ordinato in base alla sua distanza dall'equilibrio. La distanza dall'equilibrio termodinamico diventa un principio ordinatore, un "principio d'ordine", che ci dà la possibilità di vedere gli stati funzionali in cui il sistema biologico viene a trovarsi in relazione al suo ambiente, in un unico grafico che, anche se schematico, possiamo considerare uno spazio-di-stato.

Questa soluzione della complessità a prima vista sembra introdurre solo delle ulteriori complicazioni che sono, però, complicazioni principalmente terminologiche. Vedremo in pratica come questa impostazione conduca effettivamente ad una semplificazione.

8.1 Vicino e lontano-dall'equilibrio

La descrizione di cosa si intenda per equilibrio e per lontano-dall'equilibrio da un punto di vista fisico, è già stata data nel Capitolo 4 ed in un precedente lavoro [10]. Sinteticamente, parlare di condizioni di equilibrio tra sistema viven-

te e suo ambiente significa dire che i valori delle variabili interne che costituiscono il sistema sono uguali ai valori che le stesse variabili assumono nell'ambiente. È per questo motivo che si usa dire che il sistema vivente è all'equilibrio
con l'ambiente solo quando è privo di vita, cioè morto. Tutte le variabili che uti-
lizziamo per descrivere un sistema vivente vivo assumono dei valori sempre diversi da quelli che le stesse variabili hanno nell'ambiente. Per esempio la pressione arteriosa, una forza distribuita su di una superficie, deve essere intesa come un valore da aggiungere ai valori della pressione atmosferica, cioè la pressione arteriosa sistolica effettiva, in valore assoluto, normale di un uomo è di
120 + 760 mmHg, per cui 120 mmHg superiore alla pressione atmosferica ambiente, e 120 mmHg lontano dall'equilibrio con l'ambiente.

Tutte le variabili di un sistema vivente sono lontano-dall'equilibrio con le
stesse variabili presenti nell'ambiente.

È pertanto possibile dare un ordine agli stati ed alle variabili che li descrivono in relazione proprio alla precisa distanza dall'equilibrio termodinamico delle variabili che caratterizzano gli stati.

In pratica, sempre considerando il rapporto tra vivente e suo ambiente, possiamo porre come livello minimo assoluto l'equilibrio con l'ambiente e come
massimo assoluto la possibile massima distanza dall'equilibrio. Per esempio,
per la pressione arteriosa, possiamo porre il livello minimo al valore zero di
pressione (cioè di 0 + 760 mmHg), ed il livello massimo a quello di 280 mmHg
(cioè di 280 + 760 mmHg).

Poiché la pressione arteriosa raggiunge il valore più basso durante il sonno
(per esempio 95 mmHg di sistolica e 65 mmHg di diastolica) ed il suo valore
massimo durante esercizio muscolare (per esempio 200/140 mmHg) prendendo come riferimento la variabile pressione arteriosa, tutti gli stati finora descritti possono essere riordinati in relazione alla loro distanza dall'equilibrio.
La Fig. 65 mostra in modo schematico questo tipo di riorganizzazione dei dati,
possibile solo se si indicano gli estremi inferiore e superiore della funzione con
i termini di equilibrio e di lontano-dall'equilibrio.

Come descritto schematicamente in Fig. 65, introducendo il riferimento al-
l'ambiente con i limiti di equilibrio e di lontano-dall'equilibrio, tutti gli stati in
cui il sistema biologico viene a trovarsi nel corso della sua esistenza possono
essere riordinati in funzione della distanza della variabile dall'equilibrio termodinamico. Per ogni stato, il valore dello stato di riferimento della variabile,
X_s, ha una sua precisa collocazione in relazione all'equilibrio. In Fig. 65, la variabile indipendente è il tempo, ma l'andamento della variabile nei tre diversi
stati rappresentati non tiene conto della durata effettiva, né di quella relativa, di
questi stati.

Questa operazione di riordino degli stati e delle variabili può essere fatta per
tutte le variabili e per tutti gli stati.

Il "principio di riordino" applicato sembra essere funzionale nel semplificare una situazione complessa.

Infatti, oltre che a permettere di vedere i diversi stati comportamentali in
funzione della loro distanza dall'equilibrio, mostra istantaneamente che ad
ogni livello o distanza dall'equilibrio compete un preciso tipo di stabilità della
variabile. Cioè, *la stabilità della variabile e dello stato possono essere viste anche
come funzione della distanza dall'equilibrio* (o del massimo raggiungibile come
lontano-dall'equilibrio).

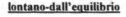

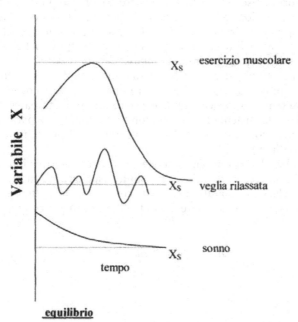

Fig. 65. Rappresentazione schematica dell'andamento nel tempo della variabile X, durante gli stati funzionali di quiete, sonno e veglia rilassata, e dello stato di attività dell'esercizio muscolare e della loro rispettiva distanza dall'equilibrio termodinamico. Lo stato più vicino all'equilibrio termodinamico è lo stato del sonno profondo NREM. (Recordati G, Bellini TG, osservazione originale, da [10])

Per esempio il sonno, lo stato più vicino all'equilibrio, è lo stato più stabile, mentre l'esercizio muscolare è quello più fisiologicamente instabile.

L'ulteriore vantaggio di introdurre i dati in un contesto di termodinamica del lontano-dall'equilibrio è che, oltre all'andamento delle variabili e alla loro stabilità, è possibile inserire una visione complessiva e sintetica del ruolo funzionale del sistema nervoso autonomo.

Lo stato più stabile, il sonno, è accompagnato da una netta prevalenza di tono parasimpatico diretto al cuore e al circolo, mentre l'esercizio muscolare si connota per una marcata diminuzione, se non completa assenza, di tono parasimpatico. In altre parole, dal vicino al lontano-dall'equilibrio il tono parasimpatico al cuore e al circolo diminuisce, in relazione inversa a quello che invece fà il sistema nervoso simpatico, che è massimo durante esercizio e minimo nel sonno.

Dalla rappresentazione schematica proposta nella Fig. 65 è possibile trarre un'ulteriore generalizzazione. Mentre la teoria dei sistemi dà gli strumenti per descrivere il rapporto tra le parti di un sistema nel suo complesso, gli stati funzionali, i transienti, le trasformazioni, i parametri, etc., la termodinamica del lontano-dall'equilibrio permette innanzitutto di considerare il rapporto del sistema biologico con il suo ambiente. Il rapporto tra lavoro, calore ed energia, la produzione di entropia e l'invecchiamento, l'introduzione di materiali, il metabolismo ed i fattori di rischio, sono tutti concetti che in campo termodinamico trovano precise descrizioni ed applicazioni. L'approccio termodinamico al sistema biologico proposto in questo lavoro è inteso a porre le basi elementari per un utilizzo dei modelli termodinamici anche nello studio del sistema nervoso autonomo e dell'apparato cardiovascolare.

Perseguendo questo obiettivo, il primo risultato tangibile in ambito di sistema nervoso autonomo e di regolazione neuroumorale è quello proposto nella Fig. 66, dove l'andamento della regolazione neuroumorale da parte delle due principali divisioni del sistema nervoso autonomo, simpatico e parasimpatico, è messo in relazione con la distanza degli stati funzionali più significativi dall'equilibrio termodinamico.

La Fig. 66 mostra che, riordinando gli stati del sistema in funzione della distanza dall'equilibrio termodinamico, è possibile visualizzare l'ambito del controllo neuroumorale. Questo ambito coincide con quello descritto dal concetto di riserva funzionale cardiovascolare. Il controllo parasimpatico guida il siste-

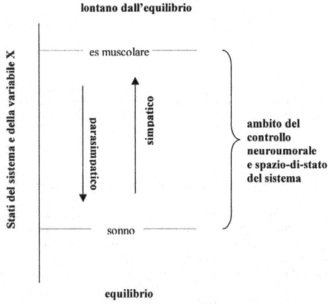

Fig. 66. Rappresentazione schematica dell'ambito di controllo neuroumorale e spazio-di-stato del sistema. I possibili stati funzionali valutati dalla variabile di stato X sono compresi tra i due estremi dello stato funzionale del sonno e dell'esercizio muscolare. I passaggi di stato dal più vicino all'equilibrio, il sonno, al più lontano dall'equilibrio, l'esercizio muscolare, sono accompagnati da aumento dell'attività simpatica efferente. Il percorso o le traiettorie dallo stato più lontano dall'equilibrio al più vicino, il sonno, sono accompagnati da aumento dell'attività parasimpatica. Le variazioni di attività simpatica e parasimpatica sono pertanto complementari e nello stato intermedio di veglia rilassata i toni simpatico e parasimpatico sono bilanciati. Sia il condizionamento fisico, l'allenamento muscolare, che quello psichico possono contribuire ad ampliare l'ambito del controllo neuroumorale. (Recordati G, Bellini TG, osservazione originale, da [10])

ma verso gli stati più stabili e più vicini all'equilibrio, mentre il controllo simpatico guida il sistema lontano dall'equilibrio e verso stati instabili. La velocità metabolica, cioè consumo energetico e di ossigeno, si muove nella direzione del sistema nervoso simpatico. Poiché la produzione di entropia biologica è dipendente dalla velocità metabolica, l'aumento di attività simpatica è accompagnato da un aumento di entropia termodinamica.

L'ambito del controllo neuroumorale coincide con lo spazio-di-stato del sistema in considerazione, in quanto tra il minimo ed il massimo si collocano tutti gli stati possibili delle variabili e del sistema. In termini di spazio-di-stato e ricordando la Fig. 24, si può allora parlare anche di regioni dello spazio-di-stato stabili, a prevalente controllo parasimpatico (quelle più vicine all'equilibrio) e di regioni instabili, a prevalente controllo simpatico (quelle più lontane dall'equilibrio).

Questa suddivisione schematica dello stato-di-spazio è suggerita non solo dai dati sulla stabilità degli stati funzionali presentati nei capitoli precedenti, ma anche dai dati sulla prevalenza di tono simpatico e parasimpatico nei comportamenti [23] e dai dati sul bilancio simpato-vagale misurato nel dominio della frequenza [79-81, 94].

Il riordino degli stati stazionari in relazione alla distanza dall'equilibrio termodinamico non solo contribuisce a delineare la precisa fisionomia dei principali stati funzionali, ma offre anche un quadro sintetico della regolazione neuroumorale nel suo complesso.

8.2 Ambito di regolazione neuroumorale

Tra il minimo dello stato stazionario raggiunto nel sonno ed il massimo durante l'esercizio muscolare si collocano tutti gli stati intermedi, come quello della veglia rilassata e dell'esercizio muscolare di media entità.

Tra i sistemi regolatori dell'apparato viscerale che modificano gli stati stazionari e la loro distanza dall'equilibrio, primo fra tutti è il sistema nervoso autonomo. Gli stati stazionari del minimo e del massimo delimitano pertanto anche un altro ambito, quello dello regolazione neuroumorale da parte del sistema nervoso autonomo.

Il sistema nervoso parasimpatico tende ad avvicinare lo stato di riferimento all'equilibrio, mentre l'attività del sistema nervoso simpatico sposta lo stato stazionario lontano dall'equilibrio.

L'ambito compreso tra il minimo del sonno ed il massimo dell'esercizio muscolare è lo spazio-di-stato del sistema e della variabile in considerazione; cioè è l'ambito in cui sono racchiusi tutti i possibili stati in cui si può trovare la variabile. La linea immaginaria che collega il passaggio tra gli stati diversi disegna la traiettoria della variabile in dipendenza sia dalla funzione d'organo sia dal controllo autonomico di questa funzione.

Ogni stato può pertanto essere descritto sia sulla base dei valori delle variabili che vengono scelte per descriverlo, in base alla funzione dei vari organi, sia sul tipo di regolazione neuroumorale presente per ogni stato funzionale (si potrebbe anche semplicemente dire che il sistema nervoso autonomo esercita una funzione di controllo e di regolazione tipica per ogni stato funzionale, che nell'ambito della fisiologia integrativa è noto come il *pattern of response* o tipo di risposta del SNA nei principali comportamenti).

Una dimostrazione di questa affermazione si trova nel lavoro di Rowell [34], quando viene descritto il controllo barorecettivo nell'esercizio muscolare, e mostra che ad ogni livello di pressione arteriosa raggiunto durante esercizio corrisponde un parziale resetting dei barorecettori (Fig. 59). Questa osservazione, unita a quella nota da tempo secondo cui il controllo barorecettivo è massimo nel sonno e molto diminuito od assente durante esercizio muscolare estremo, permette di dire che ad ogni stato funzionale compete una precisa regolazione neuroumorale che si esplica tramite gli effettori del simpatico e del parasimpatico sugli organi bersaglio, ma la cui regolazione è dipendente dallo stato funzionale dei centri nervosi superiori. Il comando centrale che induce alla preparazione dell'esercizio è infatti accompagnato da un immediato ritiro del tono vagale efferente, prima ancora che l'esercizio muscolare abbia effettivamente inizio [34].

Questo tipo e successione di eventi, in cui l'azione del sistema nervoso centrale influenza la regolazione indotta dai centri del sistema nervoso autonomo, può essere visto come l'introduzione di un parametro, regolato da uno switch, cioè dal comando centrale che induce il comportamento.

L'ambito di regolazione neuroumorale, schematicamente delineato nella Fig. 66, non è un ambito immodificabile, ma può cambiare in relazione al tipo di vita del sistema in considerazione. Sappiamo infatti che il training fisico, permettendo un aumento di efficienza del lavoro muscolare ed una ottimizzazione del consumo di ossigeno, permette di raggiungere dei massimi delle funzioni cardiovascolari che non sono raggiungibili, per esempio, da un individuo normale e sedentario. La Fig. 9, mostra infatti come il massimo di frequenza cardiaca raggiunto da un atleta sia all'incirca simile a quello di una persona normale non allenata e di un individuo con stenosi mitralica, ma che a questo massimo corrisponde un ben più efficace aumento della gettata sistolica, e pertanto della gettata/minuto (*cardiac output*) e dell'utilizzo di ossigeno.

Il training fisico, oltre ad estendere i limiti superiori delle funzioni cardiovascolari, cioè ad aumentare la cosiddetta riserva o capacità funzionale, si accompagna anche ad una diminuzione, in condizioni di riposo, dei valori minimi possibili raggiungibili. La frequenza cardiaca a riposo di un atleta può aggirarsi intorno a valori di 35-40 battiti/min, cioè decisamente inferiore alla media di 60 battiti/min degli individui normali, ma non allenati allo sforzo fisico.

Ciò significa che il training fisico oltre ad estendere i limiti superiori dell'ambito di regolazione neuroumorale, estende verso il basso, cioè verso l'equilibrio, i limiti inferiori raggiungibili in condizioni di riposo.

Non solo il training fisico, ma anche quello psicologico o mentale possono influenzare l'ambito di regolazione neuroumorale. I lavori di Bernardi (per riferimenti bibliografici si veda [23]) hanno mostrato come gli yoghi, persone allenate alla concentrazione psichica e alla percezione del proprio io corporeo, hanno un livello di metabolismo basale inferiore alle persone non istruite all'arte dello yoga e, pertanto, un ambito di regolazione neuroumorale più ampio di quello di una persona normale. A questo si accompagna un più accentuato controllo vagale delle funzioni cardiovascolari e respiratorie.

Pertanto, sia il condizionamento fisico, come l'allenamento all'esercizio, sia quello mentale, quale la meditazione, la capacità riflessiva, il controllo emotivo e la conoscenza in generale di sé stessi, compresa la "dimestichezza" con il proprio inconscio, possono contribuire ad ampliare l'ambito di controllo neuroumorale, migliorando l'efficienza muscolare e degli organi viscerali.

In condizioni patologiche, come per esempio nella stenosi mitralica grave della Fig. 11, l'ambito di regolazione neuroumorale si restringerà, per cui durante il sonno non si assisterà ad una diminuzione verso un livello minimo delle variabili cardiovascolari, metaboliche e respiratorie ma, per esempio, la frequenza cardiaca rimarrà elevata anche per compensare la diminuzione di gettata sistolica. Allo stesso modo, in condizioni di danno d'organo cardiaco, il lavoro efficace del cuore sarà decisamente minore che in condizioni normali, per cui non sarà possibile la distribuzione di una adeguata gettata cardiaca nè lo sviluppo di una pressione arteriosa come nell'esercizio muscolare di un individuo normale, anche se la funzione cardiaca e quella autonomica simpatica saranno al massimo livello possibile. In condizioni patologiche, pertanto, l'ambito delle possibili risposte funzionali cardiocircolatorie sarà ristretto, anche se entro questo ambito sarà comunque raggiunto il massimo di attività del sistema nervoso simpatico.

Sarà da valutare quale sia l'interazione tra sistema nervoso simpatico e parasimpatico in queste condizioni e, soprattutto, se queste regolazioni mantengano o abbiano perso l'ordine loro caratteristico, come quello rappresentato dalla reciprocità della loro azione e dalla loro ritmicità.

Un esempio del disordine causato dallo scompenso cardiaco viene dalla registrazione continua della pressione arteriosa tramite monitoraggio oscillometrico, dove è possibile osservare che il ritmo circadiano normale non è più riconoscibile, e vi può essere un'inversione del ritmo circadiano della PA, con aumento notturno e diminuzione diurna. Una simile inversione di ritmo si verifica anche nell'insufficenza renale cronica.

8.3 Corrispettivi funzionali dell'ambito di regolazione

L'attivazione simpatica si accompagna ad un aumento del metabolismo di base del consumo di ossigeno, ed induce un aumento della capacità di lavoro degli organi innervati (cardiovascolare e respiratorio), ma allo stesso tempo induce una diminuzione nell'efficienza del lavoro effettuato: cioè, a parità di consumo di ossigeno, durante stimolazione simpatica una percentuale minore di energie metaboliche è trasformata in lavoro effettivo ed una percentuale maggiore in calore, rispetto alle percentuali utilizzate in assenza di stimolazione simpatica [38, 39].

Questa diminuzione di rendimento durante stimolazione simpatica, cioè la diminuzione di efficienza, coincide con il concetto di diminuzione di *fitness*. Lo spostamento progressivo da vicino a lontano dall'equilibrio aumenta la quantità di lavoro ma ne diminuisce l'efficienza, e pertanto la *fitness* diminuisce anch'essa [45].

La stimolazione simpatica è diretta in genere a favorire un'azione nell'ambiente esterno [23]. Questo è verificabile anche nel fatto che l'attività simpatica si accompagna ad aumento della componente cinetica del lavoro effettuato, come accelerazione della frequenza cardiaca, dei flussi plasmatici e dei consumi di ossigeno e della velocità metabolica. Pertanto il minimo di attività cinetica si ha nel sonno, mentre il massimo si raggiunge nell'esercizio muscolare strenuo. In base a ciò lo spostamento dello stato stazionario lontano dall'equilibrio si accompagna ad eventi fisiologici che sono estremamente simili a quelli descritti dal *fitness landscape* (Fig. 28). Gli stati a massimo potenziale e minima *fitness* corrispondono a quelli dell'esercizio muscolare.

L'ambito di regolazione neuroumorale si caratterizza pertanto non solo come variazioni del tono vagale e simpatico, ma anche come variazioni di energia potenziale e cinetica.

Questi concetti risultano molto chiaramente espressi dalla Fig. 67, costruita utilizzando gli stessi elementi presenti nella Fig. 65, ma disposti lungo una base tempo di 24 ore, e connessi da transienti la cui durata è resa all'incirca proporzionale al ciclo circadiano.

La Fig. 67 può essere considerata come un *fitness landscape* per la variabile X. È molto simile sia alla Fig. 28, che rappresenta il percorso di un mobile tra *basins* e picchi, sia alla Fig. 43, che rappresenta il consumo energetico nelle 24 ore.

È come dire che il mobile rappresentato in Fig. 28 viene alimentato esclusi-

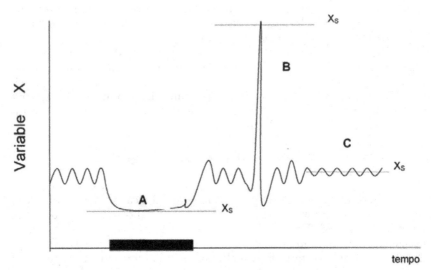

Fig. 67. Rappresentazione schematica dell'andamento della variabile X, nel dominio del tempo e per 24 ore. La linea nera sopra l'ascissa indica il periodo del sonno. La lettera A indica il bacino corrispondente, punto di massima *fitness* e minimo di energia potenziale. La lettera B indica il picco massimo raggiunto dalla variabile durante lo stato funzionale di massima attività, simile all'esercizio muscolare strenuo. La linea tratteggiata sopra la linea B indica lo stato stazionario della massima attività (massimo potenziale e minima *fitness*) che può essere mantenuto solo per un breve periodo e che è uno stato instabile. La lettera C indica lo stato stazionario della veglia rilassata (riga tratteggiata indicata da X_s sotto la lettera C) che è lo stato attorno a cui avvengono le oscillazioni della variabile. Come lo stato indicato dalla lettera A, anche quello indicato dalla lettera C è uno stato stabile. Le variabili che nel corso delle 24 ore hanno un andamento simile sono il consumo energetico (Fig. 43), la pressione arteriosa e la FC (Fig. 48, in cui non è compreso il massimo dell'esercizio). Ma mentre l'oggetto mobile rappresentato in Fig. 28 può andare sia verso il "futuro" che verso il "passato", le variabili biologiche hanno un andamento secondo la "freccia del tempo", cioè da A a C. (Recordati G, osservazione originale, 2004)

vamente da energia interna, cioè da energia metabolica. Per compiere il percorso utilizza l'energia cinetica fornita dal suo metabolismo e pertanto il consumo energetico aumenta nel superamento dei picchi e diminuisce nei *basins*. Come visto in precedenza, i bacini rappresentano gli stati di quiete del sistema. Nella Fig. 67 sono rappresentati tre bacini, A, B e C, ognuno ad una definita distanza dall'equilibrio termodinamico, cioè ognuno con un definito potenziale. Questi bacini corrispondono anche ai minimi di energia cinetica, cioè ai massimi di *fitness*. Il massimo di *fitness* ed il minimo potenziale si raggiungono nel sonno, segnato da un tratto nero, bacino A, che è anche un attrattore globale. Le linee tratteggiate indicano, approssimativamente, il livello degli stati stazionari e di quiete, rispettivamente per il sonno e lo stato di veglia rilassata e lo stato instabile al massimo dell'esercizio muscolare. Se la variabile è studiata nella dimensione della frequenza, in A sarà presente solo l'oscillazione di tipo HF, in C saranno presenti sia HF che LF, mentre in C il picco LF sarà più consistente di HF. Cioè, nell'analisi spettrale delle variabili cardiovascolari, le frequenze tipiche del controllo vagale e respiratorio prevarranno solamente in A.

Altra variabile che può essere presa in considerazione è quella dell'entropia.

Particolarmente per gli omeotermi, che funzionano in condizioni isotermiche, la velocità metabolica e la produzione di entropia sono semplicemente proporzionali, così le variazioni di una riflettono le variazioni dell'altra [97]. Su questa osservazione è stata basata l'ipotesi secondo cui l'invecchiamento del sistema biologico inizia quando la sua capacità di degradare energia diminuisce, cioè quando diminuisce la sua capacità di produrre entropia. La produzione di entropia può essere misurata anche come entropia specifica, che è l'entropia generata per unità di tempo, di volume e di peso del sistema [98]. Secondo questo schema, il solo intervento che sembra essere in grado di rallentare l'invecchiamento è la restrizione calorica, che agisce simultaneamente attraverso una riduzione della velocità metabolica e tramite una riprogrammazione metabolica, che conduce ad una minor produzione di derivati metabolici tossici [98, 99]. Come è noto, l'invecchiamento è sempre accompagnato da un aumento dell'attività simpatica [100], mentre la restrizione di calorie introdotte con la dieta è caratterizzata da una diminuzione dell'attività simpatica (per riferimenti bibliografici si veda [23]).

Infine, se si parla di entropia, è inevitabile fare riferimento alla cosiddetta "freccia del tempo", cioè al fatto che, secondo l'interpretazione originale di Prigogine, è proprio la presenza di reazioni irreversibili, cioè che producono entropia, nei sistemi lontano-dall'equilibrio, che segna l'inesorabile passaggio del tempo. Il futuro, per il secondo principio della termodinamica, presuppone sempre una quantità di entropia superiore al passato appena trascorso. La produzione di entropia, come una freccia, segna la direzione in cui si muove il flusso del tempo [11-13].

8.4 Reazioni viscerali e ambiente

Ogni variabile descrive non solo un aspetto dell'oggetto, di uno stato biologico, e la sua distanza dall'equilibrio, ma descrive anche un gradiente, cioè la distanza tra l'ambiente interno e quello esterno. L'ambiente inoltre non è esclusivamente l'ambiente fisico-chimico naturale, ma anche l'individuo altro da me, per esempio il vicino di casa è un elemento di questo ambiente esterno. Questa diversità tra valori della variabile interna ed esterna è dipendente sia dal lavoro che il sistema biologico sta effettivamente compiendo, sia dai parametri introdotti dai centri nervosi superiori che controllano la funzione del sistema nervoso autonomo.

Gli *switch* introdotti dal sistema nervoso centrale non sono necessariamente solo in funzione del lavoro che il sistema sta effettuando nell'ambiente, ma anche dal modo in cui il sistema percepisce la sua collocazione nell'ambiente, e dal modo in cui il sistema percepisce sè stesso in questa collocazione e dal modo in cui il sistema percepisce la difficoltà o le resistenze che può incontrare nell'effettuare il lavoro che ancora deve iniziare a compiere. Ciò può essere visto come una variante di quello che è stato citato all'inizio, nel paragrafo descrittivo di "sistema", cioè del rapporto tra osservatore ed oggetto. In questo caso l'oggetto è l'osservatore stesso che si autoosserva: il parametro che il controllo centrale inserisce prima di compiere il lavoro, è in relazione anche al modo in cui il sistema percepisce il proprio esserci in relazione con sè stesso, il cosiddetto *sé individuale*, oppure in relazione all'ambiente esterno e gli altri, il cosìdetto *sé gruppale*.

Per usare una terminologia psicodinamica si può dire che il controllo centrale non dipende solo dalla componente conscia e razionale che ci permette di descrivere obiettivamente la realtà e le sue difficoltà effettive, ma anche da una componente "inconscia", che tende a farci descrivere la realtà che abbiamo di fronte in relazione alla nostra storia personale, alle difficoltà ed insicurezze personali, alle paure ed aspettative, desideri, sogni e fantasie, cioè al modo in cui la rappresentazione della realtà viene modificata dall'inconscio personale di ciascuno.

Per esempio, se prima di uscire di casa so che mentre mi avvio al cancelletto che dà sulla strada incontrerò il gatto dei vicini, questa aspettativa risulta neutra per il mio sistema nervoso, che pertanto non preparerà nè predisporrà il mio apparato viscerale ad un lavoro particolarmente impegnativo. Se al posto del gatto mi aspettassi di incontrare e "so che incontrerò'" un dinosauro, forse aggressivo perché a digiuno, allora il mio sistema nervoso preparerà l'apparato viscerale in modo che sia pronto a sostenere una reazione di attacco o fuga, da decidersi al momento dell'incontro e dipendente dalle dimensioni del dinosauro e dal suo appetito. Le aspettative o le previsioni sulla realtà che si apre dinanzi a me, che mi attende, sono quelle in base alle quali il comando centrale introduce questo o quel parametro di controllo dell'attività viscerale. Queste aspettative e previsioni dipendono dal mio particolare modo di rappresentarmi la realtà, che non è solo razionale, ma in gran parte dipendente da una componente "irrazionale o inconscia".

Questa componente "inconscia" può agire non solo nel caso della preparazione ad un attacco e fuga, ma anche semplicemente nella direzione di costruire delle differenze tra me e gli altri. Il valore delle variabili interne può essere inteso non solo come distanza dall'equilibrio termodinamico, ma anche come un indice della distanza, conscia ed inconscia, che un soggetto mette tra sé e gli altri. Il risultato finale è che più i valori delle variabili sono elevati e maggiore è la distanza tra il soggetto, l'ambiente e gli altri. Le reazioni viscerali sono anche uno strumento usato per accentuare le caratteristiche individuali all'interno di un confronto, cioè per sentirsi individui pronti a confrontarsi.

I valori delle variabili devono essere visti pertanto come gradiente tra il sistema biologico ed il suo ambiente, ma anche come gradiente tra il sé corporeo individuale, l'ambiente e l'individualità degli altri.

A questo punto, un'ipotesi sulla eziopatogenesi dell'ipertensione arteriosa da non sottovalutare è quella che riguarda l'aumento pressorio esclusivamente come finalizzato ad aumentare i gradienti tra il proprio corpo, l'ambiente e gli altri. L'ipertensione arteriosa essenziale potrebbe essere dovuta ad una reazione inconscia o non consapevole tendente a creare delle distinzioni tra il sè del paziente e quello degli altri, distinzioni che si manifestano principalmente con un aumento dei gradienti pressori.

Questa presunta distinzione che viene messa in atto a livello viscerale deve essere tenuta molto ben distinta dalla reazione di allarme o di stress, spesso ipotizzata come responsabile dell'aumento cronico della pressione arteriosa. Quella che qui viene proposta non è una reazione tipo attacco-fuga, ma soprattutto, almeno inizialmente, una reazione di difesa inconscia, tendente ad accentuare la distanza tra l'io corporeo del paziente e l'ambiente. Questa ipotesi potrebbe anche essere sostenuta dall'analogia tra il tracciato della PA e FC nelle 24 ore (Fig. 48) ed il tracciato della *fitness landscape* di Fig. 28, come mostrato nella Fig. 67. L'aumento di PA e di FC, secondo questa analogia, sarebbe finalizzato ad aumentare l'energia potenziale del sistema, oltre che quella cinetica, allo scopo di aumentare la capacità di lavoro nell'ambiente. In quei contesti ed in quei frangenti in cui viene richiesta una distinzione precisa tra soggetti, ed in cui questa distinzione è cruciale per l'emergenza e la sopravvivenza, il sistema nervoso centrale potrebbe essere l'iniziatore di reazioni del sistema nervoso simpatico, tendenti ad aumentare i gradienti con l'ambiente e la distanza dall'equilibrio termodinamico. Questa ipotesi non deve essere generalizzata a tutti i casi di ipertensione arteriosa essenziale, ma ristretta a quel gruppo di pazienti che mostrano una spiccata reattività adrenergica agli stimoli ambientali, sociali ed emotivi [120].

Le cause che attivano questo tipo di reazioni sono certamente di origine centrale e potrebbero essere dovute a disadattamento, senso di inferiorità, necessità di emergere, difficoltà in generale a creare sufficienti distinzioni tra sé e gli altri annesse ad una ontogenica difficoltà ad esprimere il proprio disagio.

Questa possibilità o chiave di lettura delle possibili cause dell'ipertensione arteriosa, deriva dall'interpretazione dei gradienti per quello che sono, cioè una differenza non solo tra sé e l'ambiente, ma anche tra sé e gli altri e del rapporto di causa ed effetto come un rapporto che crea distinzioni (a questo proposito si legga il lavoro di Heylighen sulla causalità che offre un quadro completo del rapporto causa-effetto come creativo di distinzioni, nelle scienze moderne. [101]). In questo senso l'ipertensione arteriosa sarebbe inconsciamente finalizzata a costruire una distinzione tra l'io corporeo del paziente e gli altri. Sarebbe come dire che il paziente somatizza come "segno" medico, come linguaggio del corpo, ciò che il soggetto riesce ad esprimere solo a sé stesso, ed anche questo con estrema difficoltà.

È, come si sa, una difesa e distinzione effimera, perché l'effetto finale, purtroppo, è quello di accorciare la durata della vita del soggetto. L'iniziale reazione di difesa, se mantenuta, è quella che causerà una distruzione più rapida del sistema.

Il parametro introdotto dal sistema nervoso centrale che dipende sia da elementi razionali che da elementi irrazionali, o inconsci, determina il modo di funzionare del sistema nervoso autonomo, che a sua volta parametrizza la funzione viscerale.

E con ciò si conclude questo lavoro sulla stabilità funzionale e controllo neuroumorale, per ciò che riguarda il biologico dal punto di vista della teoria dei sistemi e della termodinamica.

Nel prossimo capitolo verrà presentata quella che, nell'ambito di una scacchiera scientifica, può essere considerata una "mossa ardita"; un tentativo di collegamento tra, da una parte, il sistema nervoso autonomo, l'oggetto, il sistema responsabile della vita pulsionale e viscerale e, dall'altra, il soggetto nella complessita della vita relazionale. Il tramite tra soggetto ed oggetto è il tempo, l'entropia, la sessualità o ciò che si può chiamare il taglio semiotico.

Il capitolo che segue è il testo della tesi che ho presentato alla Società Italiana di Gruppoanalisi per ottenere il diploma in Psicoterapia Gruppoanalitica.

L'ambito della scienza "relazionale" è altrettanto vasto quanto quello della scienza cosiddetta "esatta" o deterministica; ma nell'ambito relazionale, la libertà del linguaggio concede di esplorare territori e dimensioni che in genere sono preclusi alla scienza dell'oggetto.

Vi invito a leggere quest'ultimo capitolo per avere una idea di quali territori ci si trova ad esplorare se, partendo dall'idea di stabilità della funzione, si vuole arrivare a delineare il problema del cambiamento e della creatività individuale, problemi strettamente connessi a quelli dello sviluppo ontogenetico e della sessualità, e, a mio parere, anche a quello della eziopatogenesi delle malattie internistiche.

Capitolo 9
Il sistema nervoso autonomo:
la storia, il nuovo e l'unità dell'io corporeo
tra pensiero scientifico ed ermeneutico

9.1 Introduzione

L'obiettivo di questo lavoro è di stabilire una connessione tra due esperienze diverse, quella biomedica e quella psicoanalitica. Più precisamente tra il lavoro sul sistema nervoso autonomo, il controllo nervoso ed umorale del cuore e del circolo e delle funzioni viscerali, ed il ruolo che le funzioni viscerali possono giocare nel dialogo psicoanalitico.

Questo lavoro, mi auguro possa contribuire ad una migliore comprensione del ruolo delle neuroscienze per gli psicoterapeuti e nello stesso tempo a mettere nella giusta prospettiva il problema chiamato dello "stile di vita" e dei "fattori di rischio" dei pazienti con malattie internistiche, soprattutto cardiovascolari.

La seguente premessa è indispensabile per facilitare la lettura di ciò che segue.

Ogni costruzione di senso scientifica è una interpretazione, una spiegazione ed una metafora. L'interpretazione dei dati scientifici e delle teorie di riferimento è una vera e propria interpretazione non dissimile, nel modo in cui si articola, dalla interpretazione psicoanalitica di un gruppo. Gli Autori da me "tirati in ballo", costituiscono dei veri e propri gruppi di lavoro, anche se i contrasti tra le diverse impostazioni teoriche li possono collocare in gruppi in assunti di base.

La metafora scientifica che costruisco si basa sulla interpretazione dei dati scientifici che ho a disposizione, tra i quali scelgo quelli che più mi sembrano attinenti per ciò che intendo dimostrare. Già questo introduce un aspetto di arbitrarietà di cui sono consapevole.

Inoltre, come scrive Lewontin, tutta la scienza moderna si basa sulla metafora di Cartesio del mondo come una macchina.

Mentre, da una parte, non si possono evitare le metafore nel pensare ciò che è "natura", dall'altra si corre il rischio di confondere la metafora con l'oggetto allo studio. Noi smettiamo di vedere il mondo *come se fosse* simile ad una macchina, ma lo consideriamo una macchina a tutti gli effetti. Il risultato è che le proprietà che attribuiamo agli oggetti di nostro interesse e le domande che ci poniamo al loro riguardo rafforzano la metafora originale e ci fanno perdere di vista gli aspetti del sistema che non rientrano nella approssimazione metaforica [102].

9.2 Il sistema vivente ed il suo ambiente

9.2.1 L'essere vivente ed il sistema biologico

Il vivente per essere studiato da un punto di vista "scientifico" diventa oggetto e viene definito come "oggetto sistema", cioè composto di parti diverse che interagiscono tra di loro in modo ordinato e dinamico. Sotto questo aspetto lo si può studiare sia dal punto di vista biomedico che delle scienze che in genere si rivolgono alla descrizione del nostro ambiente, cioè la fisica. Seguendo una raccomandazione dataci da Claude Bernard nel 1865, per comprendere appieno la realtà biologica, e pertanto per distinguerci dai filosofi "vitalisti" che proponevano strane teorie filosofiche sulla natura dell'energia vitale e dell'anima, l'essere biologico lo si deve considerare composto delle stesse sostanze fisico-chimiche che sono presenti nel nostro ambiente. Bernard fu a mio avviso il primo che riconobbe con chiarezza che il sistema vivente è tale perché vive in un preciso ambiente fisico-chimico, e che non può essere interpretato senza fare esplicito riferimento a questo fondamentale rapporto:

> così la vita risulta dai rapporti fra l'organismo e l'ambiente; essa diventa inconcepibile se si considera solo l'organismo o solo l'ambiente [5].

L'omologare il sistema vivente ad un sistema fisico comporta l'ulteriore vantaggio che gli scambi tra l'essere vivente ed il suo ambiente possono essere quantificati e misurati.

Non solo in ragione delle necessarie energie metaboliche, ma anche in funzione dei problemi di evoluzione e di adattamento, o disadattamento, che sempre devono tenere presente l'ambiente di riferimento (sia fisico-chimico o emotivo-affettivo).

Impostazione simile per la fenomenologia:

> Il corpo è veicolo dell'essere al mondo, e per un vivente avere un corpo significa unirsi ad un ambiente definito, confondersi con certi progetti e impegnarvisi continuamente [42].

A questo punto riporto la definizione di "sistema biologico" accettata in biomedicina ed in fisica e che propongo all'attenzione degli psicoanalisti di gruppo:

> Il sistema vivente può essere definito come il sistema termodinamico aperto che scambia materia, energia ed informazione con il suo ambiente. Questi scambi garantiscono la stabilità e la crescita del sistema biologico e, allo stesso tempo, la possibilità di adattarsi, evolvendo, ad ambienti nuovi [10, 22, 23].

Per materia si intendono i materiali introdotti nell'organismo, come cibo e bevande, i cui residui vengono eliminati nell'ambiente, e tutti gli altri materiali prodotti dal biologico; per energia si intende il risultato dei processi biochimici che, degradando i materiali introdotti, producono energia biologica essenziale al mantenimento di tutte le attività vitali; e per informazione si intende tutto il complesso di quelle funzioni biologiche, soprattutto del sistema nervoso e degli organi di senso, che vengono trasferite dall'ambiente sul biologico e che il biologico utilizza come sistemi di comunicazione al suo interno, come per esempio i neurotrasmettitori, gli ormoni ed il sistema immunitario.

Il sistema vivente, anche come oggetto, deve sempre essere visto in relazione al suo ambiente, alla storia ed ai possibili sviluppi futuri di questa relazione. I termini di materia, energia ed informazione comprendono tutti i possibili stimoli che dall'ambiente agiscono sull'organico e tutte le azioni dell'organico nell'ambiente possono essere ricondotte ad almeno uno di questi termini. Per esempio il dialogo, psicoanalitico o no, può essere visto come lo scambio di informazione effettuato tramite l'utilizzo di energia metabolica. Per cui la definizione termodinamica del sistema biologico può essere utilizzata per descrivere le diverse attività dell'organico nel suo contesto ambientale.

Il termine *termodinamico aperto* distingue il sistema biologico dai sistemi termodinamici chiusi ed isolati e si basa principalmente sul fatto che i sistemi termodinamici chiusi ed isolati non scambiano materiali con l'ambiente [10].

Il termine *informazione* è strettamente connesso con la funzione del sistema nervoso. Tutti gli esseri viventi che posseggono un sistema nervoso sono in grado di scambiare informazione; che non è esclusivamente dipendente dal linguaggio: anche i comportamenti sono veicoli di informazione per gli altri componenti del gruppo.

Infine un'ultima notazione che può sembrare ovvia, ma che nel dibattito scientifico attuale sta assumendo sempre maggiore valenza come concetto centrale dello studio del problema della complessità biologica. È noto che l'individuo nella sua totalità ha valenze e significati maggiori e diversi dalla semplice somma od assemblaggio delle singole parti [5, p. 72; 18]. Dallo studio dei network, siano essi genetici, biochimici o neuronali, è stato proposto che l'interazione tra le diverse dinamiche è proprio ciò che conferisce stabilità all'insieme. L'ordine della complessità, come in un "gruppo", risulterebbe dalla interazione complessa [103], è condiviso dalla fenomenologia nei termini seguenti.

Primo concetto: sistema.

Il corpo proprio è nel mondo come il cuore nell'organismo: mantiene continuamente in vita lo spettacolo visibile, lo anima e lo alimenta internamente, forma con esso un sistema [42].

Anche i rapporti del corpo con il mondo costituiscono un sistema.

Il corpo non è se non un elemento nel sistema del soggetto e del suo mondo [42].

Da ciò derivano i concetti di *orizzonte* e di *abitare*. Il primo si rifà all'oggetto ed alla sua percezione.

L'orizzonte è ciò che assicura l'identità dell'oggetto nel corso dell'esplorazione [42]. In altri termini: guardare un oggetto significa venire ad abitarlo, e da qui cogliere tutte le cose secondo la faccia che gli rivolgono [42].
Io posso quindi vedere un oggetto in quanto gli oggetti formano un sistema o un mon-

do, e ciascuno di essi dispone gli altri attorno a sé come *spettatori* dei suoi aspetti nascosti e garanzia della loro permanenza. Ogni mia visione di un oggetto si ripete istantaneamente fra tutti gli oggetti del mondo che sono colti come coesistenti: ciascuno di essi è infatti tutto ciò che gli altri "ne vedono". Ogni oggetto è pertanto lo specchio di tutti gli altri [42].

Questi concetti di sistema ed orizzonte sono applicabili non solo allo spazio ma, come vedremo, anche al tempo. Interessante può essere il riferimento ai componenti di un gruppo, simultaneamente osservatori e specchi dei lati nascosti di ciascuno.

Nell'ambito fenomenologico trova esauriente collocazione anche il concetto di *esonero*.

Data la straordinaria molteplicità degli stimoli, nel loro insieme definibile come informazione, a cui il soggetto può essere sottoposto, la funzione di esonero attua un filtro a selezione degli input che, per esempio, possono raggiungere il livello cosciente.

Questa selezione in ingresso è fondamentale per la sopravvivenza e riflette la specifica organizzazione dei centri nervosi, del sensorio e delle aree funzionali devolute alla attenzione ed alla motivazione [104].

9.2.2 Il sistema nervoso autonomo e l'ambiente

Il sistema nervoso autonomo (SNA) è quella parte del sistema nervoso che induce, mantiene e regola le funzioni viscerali (cuore e circolo, respirazione, funzioni gastrointestinali, funzioni genito-urinarie, etc.) in stretta connessione con le funzioni metaboliche, endocrine ed immunitarie. Tra le funzioni regolate dal sistema nervoso autonomo sono comprese anche le cosiddette *pulsioni*: fame, sete, eliminazione dei prodotti di rifiuto, ritmo sonno-veglia ed attività sessuale. Queste pulsioni sono le stesse a cui si riferisce Freud quando analizza la vita pulsionale dei suoi pazienti [105].

Pertanto la presente proposta colloca la vita viscerale (talvolta chiamata anche vegetativa) e l'apparato genitale-sessuale in una posizione intermedia tra ambiente inteso in senso fisico e realtà psichica. Il descrivere il sistema nervoso autonomo come una interfaccia posta tra ambienti diversi, sottolinea la funzione di tramite e di collegamento di questa parte del sistema nervoso [22, 23].

Oltre alla componente centrale, il sistema nervoso autonomo ha notevoli diramazioni periferiche, cioè al di fuori del cranio e distribuite in tutto l'organismo. Queste diramazioni periferiche possono essere distinte in gruppi principali, in base alla sostanza chimica che il sistema usa per indurre una funzione nell'organo innervato. Questa sostanza chimica, il neurotrasmettitore, può essere adrenergica (noradrenalina), colinergica (acetilcolina), oppure né adrenergica né colinergica (purine, peptidi, ossido nitrico, etc.).

Rilevante è il fatto che tutti i vertebrati (uccelli, pesci, rettili, anfibi, marsupiali, etc.) posseggono un sistema nervoso autonomo che è simile nella sua struttura (complesso di neuroni collocati centralmente e notevoli diramazioni periferiche) a quello dell'uomo. Anche le proprietà biologiche dei singoli neuroni dell'autonomico sono simili nei vertebrati.

Questa osservazione comporta che l'ipotalamo, le sue funzioni e suddivisioni periferiche possono essere considerati come una struttura complessa che si è progressivamente assemblata nel corso dell'evoluzione in relazione alle forze fisico-chimiche ambientali, e pertanto anche all'habitat naturale specie-specifico [23]. Questo progressivo assemblaggio di gruppi neuronali diversi può anche essere visto in termini del selezionismo di Edelman [106].

Questa struttura complessa, assemblata nel corso della filogenesi, è plastica, e questa plasticità permette di adattarsi a nuovi ambienti. Nello stesso tempo la plasticità può generare livelli di instabilità che necessitano di una continua interazione con l'ambiente per essere contenuti entro limiti che garantiscono la funzionalità [23].

Questa proprietà del sistema nervoso in generale, è alla base della osservazione, comune sia alle neuroscienze che alla fenomenologia, che

lo spazio deriva dal movimento,

del concetto di *inattivo*, cioè

che la cognizione è qualcosa che si produce attraverso l'atto della cognizione e della co-determinazione di interno ed esterno [107].

Come si ricollega la funzione di questa parte del sistema nervoso al sistema biologico nel suo complesso? Poiché gli scambi con l'ambiente di materia, energia ed informazione sono fondamentali per il sistema vivente, il sistema nervoso autonomo regola, mantiene ed induce questi scambi, tramite quelle che a livello cosciente vengono percepite come *pulsioni*.

Con questi tre elementi fondamentali si riesce a dare una definizione del ruolo funzionale del sistema nervoso autonomo all'interno del sistema biologico, che è la seguente: il sistema nervoso autonomo può essere definito come quella parte del sistema nervoso che è interfacciata plasticamente tra diversi ambienti quali centri nervosi superiori (neocortex, sistema limbico etc), organi viscerali ed ambiente esterno; come interfaccia regola e mantiene scambi ordinati di materia, energia ed informazione tra questi diversi ambienti [10, 22, 23]. Funzione che è molto simile a quella che svolge la madre nel rapporto tra neonato ed ambiente.

Una caratteristica ubiquitaria di questa informazione e delle comunicazioni interne tra geni, molecole, cellule, organi ed apparati di regolazione è *la ritmicità*, definibile come successione di eventi ordinati nel tempo, che presuppone e riflette una precisa organizzazione funzionale. La maggior parte degli eventi biologici è oscillante, e la comunicazione a tutti i livelli (dal molecolare all'individuo nel suo complesso) è mantenuta e regolata tramite eventi ritmici. Anche l'attività del sistema nervoso autonomo è ritmica, a tutti i livelli a cui può essere considerata. Le diverse divisioni del sistema nervoso autonomo, sinteticamente descritte in precedenza, posseggono ritmi intrinseci loro propri, e possono essere distinte ed identificate alla periferia in base alla loro ritmicità (frequenza ed ampiezza di oscillazione) caratteristica. Questi ritmi sono "guidati" principalmente dal ritmo sonno-veglia, che è determinato dallo stimolo luminoso sull'attività di particolari geni dei neuroni dell'ipotalamo, tramite connessioni nervose dirette esistenti tra la retina ed il nucleo soprachiasmatico. Questi ritmi centrali interagiscono con i ritmi intrinseci, propri, presenti in ciascun organo periferico innervato (cuore, fegato, rene, etc.) [108, 109].

Nella definizione data in precedenza di SNA è cruciale il termine *ordine*. Ordine, in questo contesto, è pressoché sinonimo di *stabilità*. Uno stato, cioè un modo di essere biologico, che può essere stabile od instabile, è stabile ed ordinato se i suoi ritmi sono costanti. Soprattutto in conseguenza degli studi sul genoma, ci si sta rendendo conto solo di recente, però, che questo ordine potrebbe solo parzialmente essere iscritto nella struttura del biologico ma, per la maggior parte, risulterebbe semplicemente dalla interazione tra i diversi ritmi funzionali presenti. Sottolineo questa dinamica tra le parti di un singolo sistema, perché anche il "gruppo" può essere inteso come sistema in cui le diverse parti interagiscono secondo le dinamiche prevalenti.

L'ordine biologico ha però sempre una storia. Come noi non nasciamo con la capacità di percepire l'oggetto, così l'ordine biologico ha un suo sviluppo ed una sua precisa ontogenicità. Come ben si sa dagli studi di psicologia dell'età evolutiva, questa storia è complessa ed a volte tortuosa. Inoltre, se si considera il neonato come un sistema in via di sviluppo, appare evidente che nei primissimi anni di vita questo sistema non è indipendente: per funzionare e per vivere abbisogna di qualcuno che svolga il ruolo di interprete tra lui ed il suo ambiente. La madre è l'interprete delle necessità del neonato rispetto al suo ambiente. Questa funzione di "tramite" rende molto chiara l'importanza del rapporto madre-bambino, su cui si organizza buona parte dell'ordine biologico e delle sue relative funzioni. Questo "tramite" ha una sua storia ed affettività, e pertanto lo sviluppo del nostro SNA avviene in sintonia con uno "specchio" che da qui in poi sarà presente nella nostra vita. Cio è alla base della nostra identità identificatoria, delle immagini come unità protosimboliche, e dell'*idem* [63, 110].

Il tema della psicodinamica dell'età evolutiva viene qui accennato solo per sottolineare che considerando la madre come un tramite tra un sistema biologico instabile ed in via di sviluppo e l'ambiente, facilita la comprensione delle dinamiche intercorrenti. Per esempio è molto facile capire che, come la madre è una necessità per il bambino, così ben presto il bambino diventa una necessità per la madre. Il gioco delle reciproche necessità viene ad essere parte del gioco transizionale, per la futura indipendenza di entrambi. Se il primo obiettivo è la percezione dell'io corporeo, il successivo sarà quello dell'organizzazione della funzione genitale e sessuale, in un gioco relazionale in cui la madre, però, non è sempre solo oggetto.

Questa considerazione la si può estendere a rapporti più complessi, come il rapporto medico-paziente e psicoanalista-analizzando. La malattia, sia internistica che psichica, può essere vista come una condizione di instabilità, cioè di disorganizzazione funzionale, che riattiva la necessità della ripresa di un rapporto formativo, nella prospettiva di una riorganizzazione più stabile dell'Io corporeo.

Queste osservazioni rimandano direttamente alla considerazione, che verrà sviluppata successivamente, e cioè che il nostro corpo è soprattutto la nostra storia ed il nostro passato [42].

Altra caratteristica fondamentale dell'azione del SNA è che essa si svolge, almeno in parte, indipendentemente dal controllo volontario e che, piuttosto che con il termine *inconscia*, potrebbe essere descritta come *non-consapevole*. L'uso del termine inconscio, in questo contesto, non sarebbe infatti del tutto appropriato. Per una sua applicazione si dovrebbe distinguere tra sensazione viscerale proveniente dal singolo organo e sensazione viscerale proveniente dall'apparato viscerale nel suo complesso.

Per la sensazione viscerale specifica, come per esempio quella dovuta alle afferenze cardiache, polmonari o gastroenteriche, si dovrebbe parlare di sensazione non-consapevole o *non-cosciente*, come correttamente descritta dal termine inglese *unaware*. Il termine inconscio, dovrebbe essere riservato solo per quella parte della nostra organizzazione viscerale connessa alla nostra affettività o relazioni affettive intese in senso storico e che può essere oggetto della dinamica della rimozione. Cioè l'inconscio, anche viscerale, è tale quando connesso a quella parte di memoria che può essere detta *memoria implicita* [111].

La sensazione viscerale nel suo complesso, cioè l'insieme dei centri nervosi bulbari, midollari, ipotalamici e limbici che regolano la funzione viscerale, può invece a tutti i diritti essere considerata parte di ciò che chiamiamo *inconscio*. La neuro-psicoanalisi, cioè quella parte della psicoanalisi che si ricollega alle neuroscienze, propone, infatti, una stretta corrispondenza tra centri nervosi devoluti alle funzioni autonomiche ed istintive e l'incoscio, denominato indifferentemente come "es" o come "id". Come recentemente descritto da Somls in un lavoro divulgativo, tra i neuroscienziati vi è chi crede che i meccanismi istintivi che regolano le motivazioni umane siano ancora più primitivi di quanto pensasse Freud. Il nostro sistema di base di controllo delle emozioni è molto simile a quello dei primati e dei mammiferi in generale. Al livello più profondo dell'organizzazione mentale, l'anatomia funzionale e la chimica della neurotrasmissione del nostro encefalo non sono molto differenti da quelle dei nostri favoriti animali domestici [112].

È interessante, a questo punto, considerare il significato originario del termine "autonomico" che indica il complesso dei centri nervosi devoluti alla regolazione della funzione viscerale. Il termine *autonomo* è stato coniato da John Langley, proprio per indicare un certo grado di indipendenza dal controllo esercitato dai centri nervosi superiori.

> Il termine autonomo suggerisce un grado di indipendenza dal sistema nervoso centrale molto più grande di quello che in realtà esista, con eccezione, forse, del sistema nervoso gastroenterico. A mio avviso, è più importante, però, che le parole nuove vengano usate per descrivere nuove idee piuttosto che per la loro descrittività [113].

Le funzioni viscerali che sono consciamente, ma solo parzialmente controllabili sono per esempio la respirazione, il cui ritmo e profondità possono essere parzialmente controllate, la nutrizione, di cui possiamo variare ritmi e quantità, etc. Tutte le altre funzioni, come per esempio l'attività cardiaca, gastrointestinale, renale, delle ghiandole salivari e sudoripare, etc., sono al di fuori delle nostre possibilità di controllo cosciente.

Tutti i nostri organi viscerali, pur funzionando al di fuori di un controllo cosciente, inviano in continuazione informazioni sul loro stato funzionale ai centri nervosi, che elaborano spontaneamente queste informazioni, inviando, in risposta, segnali regolatori all'organo innervato. Tutto questo lavoro di scambio di informazioni e di regolazione avviene però al di fuori della coscienza, o percezione, e può pertanto essere definito, con le limitazioni già descritte, come inconscio. Ed è ciò a cui si riferiva Freud quando, partendo dall'affermazione che l'Io è innanzitutto un Io corporeo [61], diceva:

...È certo che una parte notevole dell'Io è anch'essa inconscia, inconscio è proprio quello che si può chiamare il nucleo dell'Io; solo una sua piccola parte può essere designata col termine "preconscio" [105].
Anche una porzione dell'Io, una porzione Dio sa quanto importante dell'Io, può essere, e anzi indubitabilmente è inconscia [61].

Solo se i segnali provenienti dall'interno del nostro organismo superano una certa soglia diventano consci, cioè percepiti a livello cosciente. In condizioni patologiche, i nostri organi viscerali esprimono la loro "sofferenza" con quelli che in medicina chiamiamo "sintomi", che possono essere considerati un linguaggio del corpo, tra cui per esempio il dolore. Anche per il dolore vale però la considerazione che, come sintomo, non dà indicazioni sempre precise sulla sua origine; soprattutto il dolore di origine viscerale, che può essere riferito a strutture che non hanno nulla a che fare con la causa del dolore stesso. Per esempio il dolore di origine cardiaca, angina ed infarto, può essere riferito al dito mignolo e medio della mano sinistra, oppure alla mandibola, e non alla regione toracica sinistra né in sede retrosternale.
Le proprietà funzionali del SNA che ho brevemente citato – plasticità, ritmicità, stabilità ed autonomia inconscia, contribuiscono a mettere in risalto i lavori di Klein, Mahler ed Anna Freud [114], solo per citare alcuni Autori, sull'importanza della dinamica relazionale nell'età evolutiva per la successiva formazione di ciò che chiamiamo identità personale. E per sottolineare il fatto che la comparsa di sintomi psicosomatici nel corso della analisi può anche riflettere la messa in discussione di una organizzazione dinamica tra le parti già raggiunta nel passato (gli accoppiamenti strutturali) ma destabilizzata dall'instaurarsi di cambiamenti, positivi o negativi che siano, indotti dall'esperienza analitica. Da cui emerge con evidenza il ruolo significativo e determinante sia del gioco transizionale che della funzione integrativa a livello centrale, come riconoscimento del nuovo ed accettazione del cambiamento [63].

9.2.3 Vita e morte, energia ed entropia, Eros e Thanatos

Da ciò che è stato detto fino a questo punto, ne consegue che la relazione tra sistema biologico ed ambiente, se intesa in termini causali, contiene elementi di necessità.
Tra ambiente ed essere vivente esiste un rapporto causale imprescindibile. Questo rapporto causale può essere sintetizzato nell'osservazione che l'essere biologico è a tutti gli effetti figlio o prodotto del suo ambiente, del nostro pianeta:

...e l'antica natura onnipossente che mi fece all'affanno [115].

Riflessione poetica, che oltre a riporre il pensiero di Freud sulla poesia, rilancia la posizione di Napoletani sulla costante interdipendenza tra pensiero scientifico e pensiero estetico, cioè tra ripetitività e creatività, e tra *idem* ed *autos* [110].
In questo ambito è notevole il fatto che l'utilizzo di energie ed il metabolismo implicano necessariamente che vi sia produzione di *entropia*, la cui descrizione per il sistema vivente come sistema termodinamico aperto, è stata data da Prigogine [12, 13]. Per la definizione stessa di entropia e per il secondo

principio della termodinamica, ne consegue che tutti i processi vitali inesorabilmente conducono alla morte. Anche tra vita e morte biologica vi è una relazione di necessità, dovuta al fatto che ogni processo energetico che contribuisce alla vita del biologico (utilizzo di energie metaboliche) nello stesso tempo produce entropia, cioè un certo grado di disordine biologico, che inevitabilmente accorcia la distanza con il termine ultimo della vita. Se tra l'inizio della vita e la sua fine introduciamo la variabile tempo, ecco che allora la produzione di entropia biologica segna la *direzione del tempo*, esattamente come una freccia la cui traiettoria determina la direzione del movimento (*the arrow of time*). Questa direzione verso il futuro rompe la possibile simmetria del tempo, per cui il tempo futuro non può più essere identico a quello passato, ed il passato non sarà più reversibile.

> Non vi è nessun sistema reale in natura che possa effettuare un ciclo operativo e ritornare allo stato iniziale senza aumentare l'entropia dell'ambiente, o più generalmente dell'universo. *L'aumento dell'entropia distingue il futuro dal passato: c'è una freccia del tempo* [13, 14].

Collegando questa descrizione fisica con la biologia, è noto che il sistema vivente più introduce energie metaboliche e più aumenta la sua produzione di entropia interna.

Quella quota di energia metabolica introdotta con la dieta che non viene utilizzata per l'adeguato funzionamento cellulare, la costruzione di nuove strutture (per esempio strutture proteiche come la muscolatura) e la riparazione di strutture danneggiate, contribuisce infatti a stimolare ed aumentare la velocità metabolica, con conseguente aumento di produzione di calore e di entropia interna. In Medicina, fra le raccomandazioni sullo stile di vita da dare ai pazienti, soprattutto cardiopatici, vi è quella di evitare l'eccessiva introduzione di cibo, perché questo comporta già di per sé un possibile accorciamento della durata della vita [97, 98].

Questa relazione di necessità tra ambiente e sistema biologico, e pertanto tra vita e morte, acquista un significato preciso se vista nel contesto della metapsicologia freudiana. I due termini, vita, cioè energia, e morte, sono esattamente i termini della nostra vita pulsionale. Eros e Thanatos caratterizzano tutta la nostra vita pulsionale [105], nel senso che ogni pulsione la si può caratterizzare come costituita da polarità vitali e polarità distruttive (*libido* e *destrudo*).

Mentre l'originale affermazione di Freud poteva sembrare sorprendente ed eccessivamente generalizzante, se la pulsione è considerata dal punto di vista della connessione di necessità esistente tra ambiente e sistema biologico, tale affermazione diventa addirittura una legge fisica, la seconda legge della termodinamica, che riguarda non solo l'essere biologico ma tutto il nostro universo nel suo complesso. Ogni pulsione (prendiamo come riferimento quella della fame) proprio per i collegamenti con il nostro ambiente, necessariamente implica termini che sembrano opposti, vita e morte, ma che in realtà originano con la vita stessa, ne sono parte integrante, sono al contempo la nostra storia, il nostro presente e, all'interno di questo ambiente, anche il nostro futuro.

La freccia incomincia a cadere appena scagliata dall'arco!

La nostra vita psichica e pulsionale riflette fedelmente le nostre origini e le imprescindibili dipendenze e connessioni con l'ambiente da cui siamo nati.

Nel contesto del problema che mi riguarda più da vicino, e cioè quello del sistema nervoso autonomo, queste due polarità pulsionali acquistano una precisa connotazione strutturale e funzionale nelle due principali divisioni del sistema autonomo, simpatico e parasimpatico, che si cercherà di caratterizzare rispettivamente come sistema dissipativo e sistema conservativo. Ogni pulsione, dal suo sorgere al suo compiersi, attiva una componente ergotropica, quella simpatica, ed una trofotropica, rigenerativa, e conservativa, quella parasimpatica [116]. Cioè la bipolarità presente nel nostro ambiente e descritta dalle leggi della fisica termodinamica, si è reificata nella funzione del nostro sistema nervoso, ed è stata descritta da Freud come dinamica pulsionale.

Il riferirsi alle pulsioni come forze conservatrici poteva sembrare contrastante con l'interpretazione biologica della vita emotiva, dominata dall'attivazione dell'asse simpatico-surrenale, ed usualmente intesa come alla base del cambiamento, dell'innovazione. Alla luce delle attuali conoscenze possiamo invece completamente accettare l'interpretazione freudiana, se per forze conservative intendiamo il rinforzare, ripetere le dinamiche biologiche che contribuiscono alla formazione della personalità, in senso storico ed evolutivo, fin dalla nascita. È come dire che ciò che ci può sembrare innovativo, la pulsione, non è altro che una ripetizione di ciò che ci hanno insegnato, che abbiamo appreso, e del necessario rapporto con l'ambiente. E, come detto chiaramente da Freud nel lavoro citato di seguito, può essere anche interpretato come una ripetizione della storia evolutiva della nostra specie in relazione allo specifico ambiente in cui ci troviamo:

> ... Una pulsione sarebbe dunque una spinta, insita nell'organismo vivente, a ripristinare uno stato precedente al quale questo essere vivente ha dovuto rinunciare sotto l'influsso di forze perturbatrici provenienti dall'esterno; sarebbe dunque una sorta di elasticità organica, o, se si preferisce, la manifestazione dell'inerzia che è propria della vita organica. Supposto dunque che tutte le pulsioni organiche siano conservatrici, siano state acquisite storicamente e tendano alla regressione, alla restaurazione di uno stato di cose precedente, i fenomeni dello sviluppo organico dovranno essere ascritti all'influenza perturbatrice e deviante di fattori esterni [105, pp. 222 e 223].

Questa "spiegazione" acquista una rilevanza particolare nel contesto della cultura biomedica. Parlare di "impulso di morte" in Medicina non è mai stato possibile, perché considerato un riferimento letterario e psicoanalitico. Se a questo impulso viene dato un supporto biofisico e scientifico, esso può essere introdotto nel campo della medicina, e collegato direttamente al problema dello "stile di vita" e dei "fattori di rischio" dei pazienti internistici. Esempio per tutti potrebbe essere la storia della malattia terminale di Ludwig van Beethoven, cirrosi epatica che lui stesso pensava di poter curare con quelle che definiva le migliori medicine, cioè i migliori vini di Magonza! (da ciò può nascere la domanda sul perché Beethoven all'età di 57 anni desiderasse porre termine alla sua vita) [117].

Queste considerazioni, benché suggestive ed utili dal punto di vista medico, vanno poste nella giusta prospettiva culturale. La psicoanalisi attuale sta infatti allontanandosi dal dualismo storico di vita-morte, libido-aggressività o libido-destrudo, indicato da Freud come elemento portante della teoria pulsionale. Le pulsioni su cui si sta lavorando, sia in ambito relazionale che neurochimico, non sono più quelle originariamente indicate da Freud. Una descrizione sintetica della posizione attuale della psicoanalisi al riguardo la si può trovare nei lavori di Mancia [111, 118].

Se, da una parte, la psicoanalisi tende a superare il dualismo della vita pulsionale, dall'altra, le attuali teorie sull'evoluzione tendono a rinforzare una impostazione basata sulla contrapposizione tra sopravvivenza e distruzione (*survival-destruction*). Mi riferisco qui alla proposta della teoria dei sistemi di descrivere la auto-organizzazione dei sistemi biologici sulla base del principio della "dinamica della distinzione". Questo principio dice che la prima e più significativa distinzione che il sistema biologico compie è quella tra la sua sopravvivenza o la sua distruzione, cioè tra vita o morte. Nel processo di adattamento e di evoluzione il biologico crea delle nuove strutture e della nuove funzioni, cioè dei nuovi livelli di distinzione, o modi di distinguersi, dal suo ambiente. Quelle distinzioni che si dimostrano inadeguate, cioè che non promuovono o che non migliorano la sopravvivenza, vengono eliminate. Se queste vengono mantenute, indirizzano il biologico verso una sua più precoce distruzione o morte. Tutta l'evoluzione, pertanto, sarebbe rappresentabile da una successione di prove ed errori, finalizzate alla sopravvivenza [16].

Le moderne teorie sull'evoluzione ripropongono, pertanto, l'originale dicotomia tra Eros e Thanatos.

Tra questi due estremi la stabilità della funzione viene a giocare un ruolo determinante. Il principio della selezione naturale stabilisce infatti che i sistemi stabili sono preservati, cioè sono naturalmente selezionati, mentre quelli instabili tendono ad essere naturalmente eliminati.

Le pulsioni assumerebbero pertanto una duplice caratteristica, quella di garantire la stabilità tramite la ripetizione di funzioni che, almeno nel passato, hanno garantito la sopravvivenza, e nello stesso tempo quella di causare instabilità se perseguite in un contesto ambientale, sia fisico-chimico che culturale, non adeguato o che si è modificato rispetto al passato.

Questo potrebbe essere appunto il caso dei cosiddetti fattori di rischio cardiovascolare (dieta inappropriata, eccesso di alcool e tabacco, mancanza di attività fisica, condizioni di stress eccessivo, etc.) che facilitano la comparsa di eventi medici sfavorevoli.

9.2.4 Riassunto I parte

L'essere vivente viene descritto dalla fisica termodinamica come sistema biologico aperto, che scambia *materia, energia ed informazione* con l'ambiente circostante. L'introduzione di materiale di provenienza dall'ambiente è la necessaria fonte di energia metabolica da cui provengono tutti i composti ad alto contenuto energetico (per esempio l'ATP) che l'organico utilizza per le sue strutture e per compiere le sue funzioni, quale trasporti di membrana, eccitazione e conduzione nervosa, contrazione cardiaca, etc.. L'organizzazione funzionale dell'organico, preordinata da fattori filo- ed ontogenetici, con le sue simmetrie ripetitive, ripropone, in chiave analogica, l'ambito dell'*idem* proposto da Napoletani, che racchiude il concetto di identità identificatoria, come descrizione del patrimonio cognitivo acquisito attraverso l'esperienza relazionale, soprattutto famigliare.

La produzione e l'utilizzo di energia metabolica si accompagnano ad un inevitabile degrado della energia utilizzata, che viene descritto dal termine entropia. Nell'ambiente in cui viviamo tutti i sistemi che utilizzano energia contemporaneamente producono entropia. Questa connessione necessaria tra energia ed entropia è descritta dal secondo principio della termodinamica. L'organico è pertanto necessariamente connesso al suo ambiente sia per il reperire fonti di energia che per l'eliminazione dei prodotti entropici. L'ipotalamo, che regola la nostra vita "vegetativa" e pulsionale, è il centro nervoso più coinvolto nella regolazione degli scambi energetici. I due termini, energia ed entropia, che stabiliscono una relazione di necessità tra biologico ed ambiente, descrivono dal punto di vista termodinamico anche la nostra vita pulsionale, sempre contesa tra Eros e Thanatos. Questa bipolarità deve essere tenuta presente ogni volta che cerchiamo di formalizzare un approccio interpretativo alla definizione, alla comprensione fisiopatologica ed alla diagnosi di una malattia, sia essa di origine psichica che internistica, anche perché, come vedremo in seguito, può riflettere una possibile prevalenza di specifiche dinamiche molecolari e neuroumorali. Essa è inoltre alla base delle moderne teorie sull'evoluzione, in cui la stabilità dell'organico emerge nella dialettica continua tra costruzione e distruzione, sopravvivenza ed eliminazione.

9.3 Temporalità e relazione

"Così, grazie al duplice orizzonte di ritensione e
protensione, il mio presente può cessare di
essere un presente di fatto in breve trascinato
e distrutto dal flusso della durata, e divenire un
punto fisso e identificabile in un tempo
oggettivo" [42, p. 116]

Dal punto di vista fisico ancora non sappiamo con certezza cosa sia il tempo. Abbiamo la definizione di Prigogine, *una freccia che segna la direzione della produzione di entropia*, ma nello stesso tempo abbiamo la fisica relativistica che non è stata in grado di rintracciare la variabile tempo nelle sue equazioni, fatto che ha portato Einstein a dire che il tempo è un'illusione [119].

In fisica esiste però una particolare asimmetria tra leggi della fisica meccanica e leggi della fisica termodinamica, che diventa chiara proprio se esplicitata rispetto al tempo.

Le leggi della meccanica newtoniana, cioè le leggi che governano il moto di qualunque oggetto sul nostro pianeta e del nostro e degli altri pianeti, descrivono dinamiche perfettamente reversibili. Cioè, senza alterare il contenuto delle equazioni della fisica meccanica è possibile predire sia il movimento verso il futuro, che eventualmente il ritorno al punto di partenza del mobile in considerazione. Cioè le leggi della fisica meccanica sono pienamente simmetriche e reversibili. Le forze in gioco sono identiche sia in una direzione che nel verso opposto (terzo principio della dinamica). Queste forze fisiche vengono chiamate *conservatrici* [32, 33].

Molto diverse sono le leggi della termodinamica. Per il secondo principio della termodinamica, il lavoro eseguito in una direzione non è più recuperabile appieno perché parte dell'energia utilizzata per compiere quel dato lavoro viene sempre e comunque dispersa come attriti e frizioni. Per cui con la stessa quantità di energia a disposizione si può andare in una direzione ma non è possibile tornare indietro. Questo è il motivo per cui si dice che in termodinamica il tempo diventa asimmetrico e non più reversibile. La direzione del tempo è segnata dalla freccia dell'entropia. Le forze fisiche che entrano in gioco vengono chiamate forze *dissipatrici* [11].

Pertanto anche in fisica esiste una dicotomia tra forze meccaniche e relative leggi e forze termodinamiche e principi della termodinamica stessa. È come dire che il nostro pianeta all'interno della nostra galassia e dell'universo, si muove seguendo le leggi di Newton (conservatrici), ma il fatto che possegga una atmosfera e che la vita su di esso si svolga secondo regole termodinamiche (dissipatrici) sembra non riguardare il movimento.

Con buona approssimazione si può dire che il tempo, la sua misura e distinzione nelle tre componenti di presente, passato e futuro, è un nostro prodotto culturale, elaborato al fine di misurare, dimensionare, il nostro esserci e, come dice Merleau-Ponty, la nozione del tempo

nasce dal nostro rapporto con le cose [42, p. 528],

così come lo spazio nasce dal nostro movimento [107]. Il tempo e lo spazio sarebbero pertanto misura della nostra soggettività.

Come per lo spazio, esiste anche un orizzonte temporale:

ogni momento del tempo si dà come testimoni tutti gli altri, mostra, sopraggiungendo, "come doveva volgere la tal cosa" e "come sarà finita", ogni presente fonda definitivamente un punto del tempo e sollecita il riconoscimento di tutti gli altri, l'oggetto è quindi visto da tutti i tempi come è visto da tutti i luoghi, e con lo stesso mezzo, cioè la struttura d'orizzonte [42, p. 115].

Ciò che è valido per il passato, vale anche per il futuro.

Ogni presente coglie a mano a mano, attraverso il suo orizzonte del passato immediato (il nostro corpo, la ritensione) e del futuro prossimo (la protensione), la totalità del tempo presente [42, p. 133].

Ma il tempo possiede una ambiguità che valorizza e allo stesso destabilizza il senso della nostra organicità. Questa ambiguità nasce dal fatto che, poiché il nostro corpo è *il nostro passato*, ogni momento presente si porta con sé il passato specifico che il nostro corpo è,

lo nutre segretamente e vi impiega parte delle sue forze [42, p. 134].

Questa incongruenza del tempo nasce dal nostro corpo, spiega la possibile polivalenza delle nostre percezioni e può essere considerata alla base dell'imponderabile senso di ambiguità dell'essere al mondo [42].

Nella malattia, invece, gli eventi del corpo diventano gli eventi del giorno. Il nostro passato corporeo rioccupa tutto il nostro ambito spazio-temporale presente. Ed è forse questa presentificazione del passato, l'obliterazione dell'orizzonte futuro e l'instabilità a cui ho accennato in precedenza, che contribuiscono ad aumentare la sofferenza della malattia organica. La malattia del corpo, con il linguaggio del dolore organico e dei sintomi, affonda le sue radici nella nostra storia onto- e filogenetica, e dice come il passato stia soffrendo.

Per il momento accontentiamoci di pensare che, a partire da questo fenomeno centrale, i rapporti tra lo "psichico" (simbolico) e il "fisiologico" (biofisico) diventino pensabili [42].

Anche le diverse funzioni del SNA possono essere viste in funzione della variabile tempo. Abbiamo visto che le diverse diramazioni del SNA esercitano funzioni diverse e che questa diversità ripropone anche riferimenti temporali diversi. Mi sento autorizzato a presupporre uno schema come il seguente: il tempo per il SNA, la cui funzione si svolge indipendentemente dal livello di coscienza, si articola in tre componenti che possono essere chiamate recuperante (la ritensione di Merlau-Ponty), dissipatrice (la protensione) e personalizzante (il presente).

Con il termine di funzione di recupero o conservatrice (la ritensione) indico la funzione del sistema nervoso parasimpatico, che si riferisce principalmente al passato, con dissipatrice (la propensione) indico la funzione del sistema nervoso simpatico, che ci proietta verso il futuro, e con personalizzante indico la funzione del sistema non-adrenergico e non-colinergico (NANC), che si riferisce innanzitutto all'apparato gastroenterico, genitale ed endocrino, che potrebbe caratterizzare la funzione viscerale nel suo tempo presente.

In un recente lavoro ho preso in considerazione i principali comportamenti che presuppongono un preciso coinvolgimento del sistema nervoso autonomo e delle sue principali divisioni.

In base a questo studio è stato possibile vedere una differenza fondamentale tra simpatico e parasimpatico: il simpatico (adrenergico) viene attivato tutte le volte che il sistema biologico si confronta con delle nuove situazioni; per esempio è marcatamente attivato alla nascita e, nelle speci eterotermiche, all'uscita dal periodo di ibernazione, e tutte le mattine al nostro risveglio. Il parasimpatico (colinergico) sembra invece comportarsi diversamente ed è attivato principalmente dalla ripetizione dello stimolo ed organizza la sua funzione e la mantiene soprattutto in funzione del rapporto madre-bambino ed in tutte quelle condizioni in cui questo rapporto si riattiva [23].

Tra simpatico e parasimpatico esiste un'altra differenza molto significativa. Mentre il simpatico si attiva tutte le volte che il sistema biologico si accinge a compiere o compie un lavoro nell'ambiente esterno (esercizio muscolare, emozioni, stress) il parasimpatico si attiva tutte le volte che il sistema vivente si separa dall'ambiente esterno e si isola in un contesto protetto. Per cui il lavoro del parasimpatico lo si può considerare come diretto verso l'interno del sistema biologico. Tutte le situazioni caratterizzate da recupero funzionale, riposo funzionale e recupero delle funzioni cellulari, sono caratterizzate da prevalenza della funzione del parasimpatico. Questo mi ha permesso di dire che poiché l'azione del sistema nervoso autonomo permette di compiere un lavoro biologico, può essere vista come una forza con una direzione, intensità e verso, cioè un vettore. Il vettore per la funzione del simpatico è diretto verso l'esterno, verso l'ambiente circostante, mentre il vettore per la funzione del parasimpatico è diretto verso l'interno, verso ciò che chiamiamo matrice fluida (un po' come la differenza tra etero-ed autocentrismo) [23].

Le due divisioni principali del sistema nervoso autonomo svolgono pertanto funzioni molto diverse che permettono una loro precisa connotazione di funzione di recupero (il parasimpatico) e funzione dissipatrice (il simpatico). Queste due funzioni sono quelle che, a mio avviso, corrispondono, a livello organico, a quella entità che caratterizza il nostro identico a livello relazionale, cioè l'idem, evidenziando in questo una profonda analogia tra l'organizzazione biologica e psicologica. L'identico si riferisce al fatto che sia l'esperienza organica che quella relazionale si sono sviluppate nel rapporto tra sistema vivente e suo ambiente [110].

Questi due termini hanno anche un preciso significato inerente l'utilizzo di energie metaboliche. Infatti, mentre il parasimpatico promuove una diminuzione del metabolismo ed una regolazione a bassi livelli energetici (tipici esempi il sonno, che è una funzione regolata dal parasimpatico, e la *vita parva* dei monaci di clausura), il simpatico promuove sempre un aumento della velocità metabolica e dell'utilizzo di energie (tipici esempi lo stato di veglia e lo stato d'ansia).

Molto interessante a questo riguardo è l'osservazione che il massimo di attività parasimpatica spontanea si raggiunge nei pazienti anoressici, il che indurrebbe a pensare che l'anoressia sia un vero e proprio comportamento difensivo e di conservazione. Il nutrimento infatti comporta un aumento dell'attività simpatica, con conseguente aumento delle catecolamine circolanti, del metabolismo, della capacità di lavoro e di risposta emotiva nei confronti dell'ambiente esterno e degli altri.

A questo punto diventa utile il collegamento con le pulsioni descritte da Freud. Tutte le pulsioni – fame, sete, eliminazione dei prodotti di rifiuto, sonno ed attività sessuale – presuppongono una preponderante attivazione del parasimpatico, cioè della divisione del sistema nervoso autonomo che permette il recupero della funzione, cioè conservatrice di funzioni che almeno in parte isolano il sistema biologico dall'ambiente esterno che, anche per gli animali, si svolgono in ambiti protetti. Il corpo è la nostra storia, è il nostro passato specifico [42]. Queste funzioni vengono ripetute, e si rinforzano nella ripetitività.

La funzione del simpatico si connota per essere funzione di collegamento con il mondo esterno, soprattutto per ciò che di esso non ci è noto ancora, cioè per gli stati di transizione, per il nuovo e per le nostre scoperte. L'innamoramento (il protomentale rivisto da Napoletani), il nuovo, la proiezione verso il futuro, presuppongono un consistente coinvolgimento emotivo sostenuto principalmente dall'attività del sistema nervoso simpatico. E questo potrebbe essere il motivo per cui l'attività onirica è in genere accompagnata da un consistente aumento dell'attività simpatica.

A questo punto può essere utile registrare una nuova simmetria che si apre alle nostre considerazioni.

La funzione del parasimpatico ripete costantemente ciò che abbiamo appreso e si connota come costante ripetizione della filo- ed ontogenesi, e tende a favorire il controllo della funzione viscerale da parte del genoma e del metabolismo. D'altra parte la funzione del simpatico è diretta verso il mondo esterno ed il nuovo, e la possiamo intendere come diretta a preparare il futuro. Quest'ultima è connessa con il nostro sensorio che, almeno parzialmente, è cosciente e dipendente dal controllo corticale. Pertanto la funzione viscerale sarebbe costantemente sotto il controllo di due forze apparentemente antagoniste, ma in realtà complementari, una di origine principalmente genetica e l'altra principalmente corticale, cioè socio-culturale. Durante il giorno prevalgono le forze innovative (dissipatrici) e durante la notte quelle conservative o di recupero funzionale [23]. Queste due diverse forme di controllo, *top-down* e *bottom-up*, possono ricordare la metapsicologia freudiana di super-io ed Es.

Questa distinzione tra funzioni recuperanti e dissipatrici diventa applicabile nell'ambito della Medicina Internistica. L'asma bronchiale, per esempio, è una patologia respiratoria caratterizzata da broncocostrizione e sostenuta da un aumento del tono parasimpatico, è di origine ereditaria e poligenica, e si accompagna in genere a depressione psichica.

Mentre l'ipertensione arteriosa, caratterizzata da vasocostrizione periferica e sostenuta da un aumento del tono simpatico, è definita malattia della civilizzazione e si accompagna a stress ed ansia. Per l'ipertensione arteriosa, nonostante la familiarità, non si è ancora riusciti a dimostrare una precisa base genetica [23, 120]. Mentre il passato ed il controllo da parte delle origini, se troppo insistente e coinvolgente, tende a deprimerci, il futuro, non adeguatamente integrato nelle funzioni di controllo cosciente e di esonero, procura ansia ed inquietudine.

Accettando che parte del sistema nervoso autonomo lavora per rinforzare ciò che abbiamo appreso nel passato, e parte per predisporre il nostro futuro, e che queste componenti sono comunque simili negli individui di una data specie, manca ancora una adeguata rappresentazione del tempo presente. Se l'inconscio è atemporale, il presente è sicuramente connesso al sistema percezione-coscienza (P-C). Il livello di coscienza è strettamente dipendente dal nostro modo di percepire la realtà, intendendo come realtà cosciente quella che ci è permesso conoscere tramite il nostro sensorio, la relativa rappresentazione interna e l'elaborazione istintiva che ne deriva. Il nostro percepire il presente dipende perciò sicuramente dallo stato funzionale del nostro sistema nervoso centrale.

Con *tempo presente* intendo la percezione oggettiva dell'adesso in una prospettiva fenomenologica, cioè all'interno degli orizzonti della ritenzione e della protensione. Ed intendo che la descrizione delle strutture e delle funzioni nervose che partecipano alla percezione del mio presente, sia in preparazione al tentativo di descrizione delle strutture e funzioni che garantiscono il cambiamento, nel senso biologico del termine, e la creatività dell'autos, in senso simbolico.

In questo contesto può essere letto l'esempio che segue, e cioè che la percezione della nostra identità personale, e perciò del presente, il nostro sistema P-C è strettamente dipendente dal funzionamento dei nostri visceri.

Il sistema nervoso centrale (SNC) per funzionare utilizza numerosi e svariati neurotrasmettitori di provenienza viscerale tra cui i più numerosi e forse importanti sono quelli di provenienza gastrointestinale. Questa è una acquisizione scientifica che si sta facendo sempre più consistente. Questi neurotrasmettitori sono per lo più peptidici, come lo sono gli ormoni e le purine (ATP, ADP, GTP, etc.). A riprova di ciò sta il fatto che circa il 60% delle patologie gastrointestinali sono accompagnate da disturbi psichici [121]. Ed è stato di recente dimostrato che in alcune patologie gastrointestinali le aree del SNC attivate dagli usuali comportamenti sono diverse da quelle attivate dagli stessi comportamenti in individui sani, perché i neurotrasmettitori elaborati dall'enteropatico attivano aree corticali diverse (riferimenti nel lavoro precedentemente citato): i neurotrasmettitori di origine gastrointestinale hanno una precisa funzione di coordinazione delle funzioni del SNC. Simile ragionamento può essere esteso all'apparato genito-urinario e a quello endocrino.

Oltre che tramite i neurotrasmettitori, l'apparato gastroenterico influenza l'attività del sistema nervoso centrale tramite le afferenze sensoriali che dall'apparato digerente raggiungono i centri nervosi superiori. Normalmente questa attività nervosa "afferente" non viene percepita a livello conscio, ma viene "filtrata", a livello del bulbo spinale e del talamo. Questa azione di filtro del sistema nervoso è la descrizione biologica della funzione di esonero, per ciò che riguarda il sensorio viscerale. Dal punto di vista biologico, l'informazione sensitiva che raggiunge il livello cosciente dipende dalla soglia oltre la quale lo stimolo viene percepito. Questa soglia per la percezione varia in dipendenza con gli stati emotivi e cognitivi [121].

Le funzioni gastrointestinali, insieme a quelle genito-urinarie, sono di competenza quasi esclusiva del rapporto madre-bimbo, fino all'incirca al terzo anno di vita, e anche la funzione genitale si sviluppa e organizza in relazione a molteplici neurotrasmettitori non-adrenergici, tra cui uno dei più importanti è l'ossido nitrico.

Adottando qualche grado di libertà in più rispetto a quelli concessimi da una stretta scientificità, e dal determinismo assoluto di Bernard, collegherei la funzione viscerale con il sistema P-C, collegamento assicurato dalla produzione di neurotrasmettitori viscerali che, agendo a livello del sistema nervoso centrale, contribuiscono alla rappresentazione sia del mondo esterno, che di noi stessi e degli altri, e perciò anche alla percezione del nostro presente.

Cioè noi siamo sia soggetto che oggetto del nostro modo di percepire la realtà e noi stessi. Il nostro modo di percepire determina la nostra attività viscerale, la quale a sua volta "informa" i centri nervosi superiori di quale direzione vogliamo prendere. Ma poiché i neurotrasmettitori peptidici sono molto numerosi, e possono lavorare in cooperazione (il cosiddetto fenomeno della cotrasmissione) [122], questa informazione che arriva ai centri nevosi viene personalizzata, ognuno di noi scegliendo le proprie opzioni, sia in funzione della attività viscerale, che della vita di relazione e degli accoppiamenti strutturali organizzati nell'ontogenesi. L'*idem* viene personalizzato.

Secondo lo schema proposto, il sistema neuroumorale regola la funzione viscerale tramite le sue divisioni periferiche, che si possono distinguere per il tipo di azione biologica che inducono. Queste azioni biologiche possono essere descritte dai termini conservativo, dissipativo ed unificante; termini che oltre ad indicare un modo biologico di funzionamento e di funzione, contengono anche una rappresentazione della temporalità rivolgendosi rispettivamente e principalmente al passato, al futuro ed al presente.

Questa temporalità è comunque sempre inconscia, in quanto inconscia è l'azione di tutto il nostro SNA, se considerato nel suo complesso.

Una impostazione simile è presente nella fisica che distingue tra forze conservative e dissipative, quest'ultime come le forze che descrivono i cambiamenti; e nella fenomenologia, che vede una tripartizione del tempo basata sulla distinzione del presente dalla ritensione e protensione.

È utile vedere se una impostazione simile può essere rintracciabile anche nelle principali linee teoriche riguardanti l'analisi di gruppo.

9.3.1 Temporalità e gruppoanalisi

Mentre in fisica e biologia abbiamo bisogno di oggetti, in psicodinamica ci rivolgiamo alla relazione, cioè alla funzione e all'informazione inerente la funzione (e non alla struttura), pur consapevoli che la realtà cosiddetta mentale esiste solo ed esclusivamente tramite il corpo:

embodyment is a necessary condition of a mental life [123].

In questo contesto è notevole la fatica di Napoletani di dare un senso alla relazione, non solo ristretta del *setting* individuale, ma anche quella allargata del *setting* gruppale, basandosi esclusivamente sull'analisi della funzione, la funzione del nostro sistema nervoso, che si serve del linguaggio come strumento di comunicazione simbolica, scavalcando le necessità relazionali imposte dal rapporto del biologico con l'ambiente e dalla deriva filogenetica. Queste sono note e verificabili e fanno parte della nostra storia e della storia della psicoanalisi. Di recente questa impostazione viene ampliata dal collegamento tra gli universi relazionali e la realtà biologica per come si presenta nei tre elementi fondamentali che si originano dall'accoppiamento dei gameti, cioè nell'ecto-, meso- ed endoderma.

A proposito del mesoderma, interessante è che esso è sede dell'ambiente interno, la matrice fluida, e che con i suoi componenti può influenzare la funzione cellulare. Si sa, per esempio, che la differenziazione dei neuroni autonomici in colinergici e adrenergici è influenzata dal *microenvironment* in cui i neuroni sono posti. Se un neurone che ha sviluppato un fenotipo colinergico viene trapiantato in un punto diverso della cresta neurale, lo stesso neurone svilupperà un fenotipo adrenergico, in funzione del diverso ambiente in cui si viene a trovare [22]. Se si riuscisse a dimostrare, come ipotizzato da Napoletani, che l'ambiente interno è influenzato dalla matrice relazionale (*self* gruppale), allora si potrebbe ipotizzare un rapporto di reciprocità tra organico e relazionale, il cui punto di contatto potrebbe essere costituito dal mesoderma. Qui si potrebbe aprire un nuovo capitolo, sulla natura e sulle caratteristiche della matrice gruppale e del suo rapporto con il "falso sé", che però esula dall'obiettivo del presente lavoro.

Alcuni esempi possono però permettere di riallacciare la psicoanalisi esistenziale di Napoletani all'impostazione fisico-biologica su cui basa questo lavoro. Primo fra tutti è la vicinanza concettuale tra neotenia e sistema termodinamico aperto e la struttura dissipativa di Prigogine [11-14]. Un sistema aperto per vivere necessita di nutrirsi e tramite l'apporto energetico costruisce quella distanza dell'equilibrio con l'ambiente che lo caratterizza. Muore se non si nutre. A questo si deve aggiungere che, oltre ad essere sistema aperto per ciò che riguarda la materia e l'energia, il vivente è un sistema aperto anche per ciò che riguarda lo scambio di informazione con l'ambiente circostante [22].

Esattamente come la cultura, il nostro terreno naturale, che se non viene in continuazione nutrita decade e si dissolve, e necessita di una continua rielaborazione pur senza arrivare mai ad una definizione conclusiva (chiusura in divenire). Ogni nuova elaborazione culturale si origina da livelli di instabilità e dà luogo a strutture culturali, i concetti, per esempio, che hanno tutte le caratteristiche delle strutture dissipative. Permangono solo se vengono continuamente elaborati o se da funzione diventano struttura (accoppiamenti strutturali). La corrispondenza tra l'uomo come animale neotenico e la sua cultura si può arricchire del contributo della teoria della fisica termodinamica dei sistemi aperti in non-equilibrio.

Proseguendo in questa esplorazione, provo inoltre ad associare le diverse funzioni del SNA e delle sue diverse componenti, con i modelli relazionali proposti da Napoletani. Evidente è l'analogia tra *avere* ed il modello dell'immaginario, da una parte, ed il passato, gli accoppiamenti strutturali, la ripetizione, il rapporto madre-bambino e parasimpatico, dall'altro. Si potrebbe anche dire che *avere* indica un modo di "essere stati" e pertanto di possedere senza saperlo, indicando con ciò la memoria dimentica di sé, e gli accoppiamenti assimilativi [110]. Ciò che potrebbe essere rilevante in questo contesto è che il supporto parasimpatico agisce da stabilizzante inconscio di questa dinamica relazionale. Il rifarsi al passato stabilizza le nostre funzioni, ivi compresa la vita pulsionale. La ripetizione ne garantisce la stabilità.

L'*essere*, come descritto dal protomentale, è invece un modo emozionale di esistere, prototipo del quale è l'innamoramento, che appunto presuppone tutte le reazioni emotive che coinvolgono il simpatico, il quale viene ad acquisire le funzioni dell'Eros. *Da sottolineare è tuttavia che Eros e simpatico uniscono non in funzione dell'identità personale, ma di identità con l'altro e con l'ambiente.* Come il termine indica, gli organi viscerali entrano in simpatia, ciò che il nostro sguardo coglie, viene immediatamente comunicato al cuore, che rimbalza ed accelera, alla cute che si riscalda e suda, al respiro che diventa più frequente. Simili considerazioni possono essere applicate al reale, inteso nel senso degli assunti di base Bioniani. Il gruppo in attacco e fuga è una chiara riproposta della reazione di difesa che è stato il paradigma per lo studio delle reazioni del SNS. L'attività simpatica ed Eros, mentre coordinano, nello stesso tempo destabilizzano la funzione (Eros è dolce e morbido ma, contemporaneamente, anche irsuto e scontroso [124]). Generano cioè quei livelli di instabilità che sono necessari per la riorganizzazione della funzione ad un nuovo livello, o per quella che Napoletani chiama la creatività.

Pertanto i due modelli relazionali dell'avere e dell'essere, possono essere visti come i due modi più usuali di esprimersi dell'*idem* e non dell'*autos*, i quali reclutano reazioni viscerali molto diverse tra di loro, e che si possono connotare come stabilizzanti e destabilizzanti rispettivamente, ma che sono comuni a tutti gli individui di una data specie.

All'*autos* si arriva quando si parla del fare, del percorso al termine del quale c'è l'uscita ad Oriente, della narrazione di sé, del simbolo, la connessione che in questo caso fonda l'individualità [110].

Qui, ma siamo solo all'inizio, si può intravedere un riferimento ad una circolarità unificante come coordinatrice di tutte le componenti individuali, quelle viscerali inconsce, e quelle corticali e muscolo-scheletriche, principalmente consce. Circolarità unificante che è alla base della creatività nel suo esprimersi rispetto alla legalità. Cioè alla ripetitività della storia e delle origini.

Vorrei sottolineare a questo proposito che la creatività può essere come obiettivo proprio quella sensazione di benessere che subentra alla conclusione dell'opera creativa. L'opera creativa, il percorso, l'incontro, la narrazione, il fare artigianale con le proprie mani, pur se sofferti, tormentati e faticosi, hanno, tra gli altri effetti, anche quello di modificare non solo il mondo in cui vengono a collocarsi, ma anche l'individuo che le compie.

Questo fare è unificante nel senso del cambiamento. Il cambiamento, in questo senso, non dovrebbe più essere ricercato in una nostra proiezione nel futuro, ma in un modo nuovo di raccontare sé stessi, nella prospettiva di un riattraversamento della storia personale. Esattamente, forse, come la modifica di una funzione viscerale può cambiare i neurotrasmettitori elaborati, sciogliere antichi accoppiamenti strutturali, e portare al cambiamento della funzione nervosa centrale corrispondente.

Cioè, mentre il protomentale, con la componente emotiva, genera quel livello di instabilità che è necessario preludio del possibile cambiamento, il cambiamento vero e proprio è opera unificante, simbolica, che permette la conquista di un nuovo livello di stabilità. Il non c'è o non c'è più, rispettivamente del tempo futuro e passato, accomuna questi due orizzonti in un nostro potenziale proiettivo, il sogno e l'idem, privandoli di una loro possibile validità empirica, e valorizza contemporaneamente il tempo oggettivo del presente come strumento conoscitivo.

Ciò che desidero enfatizzare è che questo livello di descrizione è applicabile non solo all'ambito della psicodinamica, ma anche allo studio della funzione viscerale, cioè al campo della medicina internistica.

In questo contesto, per meglio definire i termini del dibattito, diventa utile citare un Autore che con il suo lavoro occupa una posizione intermedia tra l'ipotesi scientifica e quella relazionale. Il lavoro di Pattee è stato infatti dedicato, oltre che alla natura fisica del simbolo, allo studio del rapporto tra il simbolo che si genera in un sistema semiotico, le dinamiche che caratterizzano un sistema vivente interpretato dal punto di vista fisico.

Di impostazione biologica, studioso del rapporto tra geni e proteine, Pattee considera l'evoluzione e le teorie evolutive come basate sulla trasmissione di codici informativi, cioè di simboli, mentre considera il prodotto dell'evoluzione, il sistema biologico, come un sistema descrivibile dal punto di vista fisico, per esempio dalle leggi della fisica della termodinamica del non equilibrio.

L'evoluzione, e la biologia, sono tutte pervase dalla distinzione fondamentale tra livelli di descrizione e di costruzione, cioè dalla distinzione tra processi semiotici (regole, codici, linguaggi, informazione e controllo) e sistema fisici (leggi, dinamiche, energia, forze, materia) [2]. La distanza, la separazione tra le due realtà viene definita come taglio epistemico che riguarda non solo il genotipo ed il fenotipo, ma che più in generale si estende al rapporto tra soggetto ed oggetto, tra cervello e mente, e tra "conoscitore" e "conosciuto"(*the knower and the known*). Le dinamiche e le complessità proprie del sistema vivente, viste dal genoma, sono ineffabili. Questo perché il genoma per riprodursi usa dinamiche che sono principalmente velocità-(tempo)-indipendenti, che sono altamente stabili, e che si comportano come sistemi simbolici e non fisici (*Il simbolo è una entità costante e tempo-indipendente.* Questa affermazione ci dà la possibilità di fare partecipare di diritto il lavoro di Jung al dibattito sul biologico: il genoma infatti potrebbe essere interpretato come un archetipo collettivo! Spazio-tempo e causalità diventano di conseguenza uno dei possibili modi, non più l'unico, di descrivere la realtà [125]). Il genoma usa dinamiche simboliche, ed è per questo motivo che allo studio di queste dinamiche vengono applicate regole sintattiche derivate dallo studio del linguaggio [126]. Così il linguaggio viene a sua volta considerato un sistema generativo simbolico, simile al genoma [127]. La complessità del problema, ma anche il suo interesse, è accentuata dal fatto che la fisica a sostegno delle proprie leggi usa, come strumento, le misurazioni dell'oggetto: ma le stesse misurazioni, se considerate attentamente, sembrano non essere altro che un processo semiotico [2]. Tutto il lavoro di Pattee è caratterizzato dallo sforzo di mettere in chiaro la domanda che più o meno consciamente tutti ci poniamo: a quale livello simbolico ed organico iniziano ad interagire? E di conseguenza, quando si parla di creatività, dove sta il cambiamento?

Cosa hanno di così particolare le proteine (eteropolimeri), come strutture fisiche, da essere sia un prodotto che un sogno del genoma e nello stesso tempo dare origine tramite dinamiche precise e misurabili al nostro fenotipo?

Il taglio epistemico ricorda molto da vicino lo *iato* di Gehlen, la sospensione tra impulso ed azione, in cui l'impulso, come comportamento, può essere studiato come simbolo, generando un nuovo livello interpretativo della nostra vita pulsionale.

Il taglio epistemico infine, come riconosciuto da Pattee, non riflette necessariamente un dualismo ontologico, ma nasce dal distinguere il soggetto dall'oggetto e dalla misurazione stessa dell'oggetto. In questo misurare, si deve necessariamente stabilire un confine di separazione tra due elementi della stessa realtà, che comunque è arbitrario:

> cioè, dobbiamo sempre dividere il mondo in due parti, una comprendente il sistema osservato e l'altra l'osservatore. Nella prima possiamo seguire tutti i processi fisici (almeno in ordine di principio) in termini arbitrariamente precisi; nella seconda ciò e privo di senso. Il confine tra le due parti è in larga misura arbitrario, ma ciò non cambia il fatto che in ogni metodo di descrizione il confine deve comunque essere tracciato. Questo se vogliamo che il metodo non sia privo di concretezza, cioè se vogliamo che sia possibile un paragone con l'esperimento [128].

Con questa osservazione siamo arrivati esattamente al punto di partenza, cioè al tema centrale del presente lavoro, come anticipato nel Capitolo 1, all'atto della misurazione e della stabilità del sistema.

In sintesi, una possibile conclusione potrebbe essere pertanto anche la seguente: *così come la definizione fisica dell'oggetto, cioè l'impostazione esclusivamente biologico-energetica, è un processo almeno parzialmente arbitrario, così pure parzialmente arbitrario è considerare il soggetto come un sistema esclusivamente simbolico e relazionale, l'impostazione culturale-psicodinamica, separato dalle leggi fisiche che governano materia ed energia. È auspicabile che il taglio semiotico tra questi due modi diversi di guardare la stessa realtà, l'uomo, possa essere colmato e che si arrivi a capire a quale livello e come la componente simbolica dialoghi con quella organica-fisica.*

Le parole di Jung illustrano questo orientamento:

> L'analogia con la fisica non è una digressione, in quanto uno stesso schema simbolico rappresenta la discesa nella materia e postula l'identità tra esterno ed interno. La psiche non può essere qualcosa di "totalmente altro" dalla materia, perché come potrebbe altrimenti muoverla? E la materia non può essere estranea alla psiche, perché come potrebbe altrimenti produrla? Il mondo della psiche e materia è il medesimo, e l'una partecipa dell'altra, altrimenti l'interazione sarebbe impossibile. Si dovrebbe perciò arrivare, se solo la ricerca potesse essere spinta abbastanza avanti, ad una concordanza ultima tra i concetti fisici e psicologici. I nostri tentativi attuali saranno forse audaci, ma credo che siano sulla strada giusta... [125, pp. 246-247].

La temporalità implica la distinzione tra un prima e un dopo, distinzione che nel campo biologico si articola nel rapporto tra causa ed effetto [101]. In psicodinamica il cambiamento implica invece una nuova costruzione di senso che ci dà la possibilità di reinterpretare il passato, la nostra collocazione presente e la proiezione verso il tempo futuro. Un cambiamento che non necessariamente implica una causa, ma che si può originare nella mia particolare protensione a dare luogo ad accoppiamenti generativi di fronte ad eventi che necessitano di una nuova interpretazione [110].

Per evitare di ripetere ciò che Napoletani ha già ampiamente illustrato riporto due esempi presi da un ambito comprensibile a tutti, che è quello del linguaggio simbolico della musica.

Nei "Preludi e Fughe del Clavicembalo Ben Temperato di Johann Sebastian Bach", ogni preludio introduce la tonalità sia musicale che emotiva, e la successiva fuga con il suo percorso di domande e risposte, di rincorse e di divertimenti armonici, spesso cromatici, diventa il percorso di simmetrie specchiate e rispecchiate (i disegni di Esher ed il dialogo tra le parti, ognuna caratterizzata da una dinamica espressiva propria, che contribuisce all'unità dell'opera creativa) attraverso cui Bach ci guida con inventiva senza fine.

Questo è un esempio di musica che si può chiamare newtoniana e conservativa: le simmetrie sono tali che il tema di ogni fuga può essere ripetuto addirittura capovolgendolo, mantenendo inalterata la sua espressività [129]. Non c'è una storia, non ci sono personaggi. Questo rappresenta a mio avviso uno degli esempi più chiari di interdipendenza ed integrazione tra componente strutturale, i suoni e le relative leggi fisiche e le regole armoniche (la legalità), e la componente descrittiva, (semiotica, creatività e simbolico) in una singolare unità.

Un esempio molto diverso è dato dalle Sonate di Ludwig van Beethoven, soprattutto quelle che danno inizio all'ultimo ciclo, tra cui la sonata dedicata al Conte von Weldstein, n. 21, op.53, del 1804, in do maggiore. Nel terzo tempo, Beethoven usa una particolare scrittura musicale, il trillo, per descrivere, molto probabilmente, quella che è stata la vicenda centrale della sua vita nel percorso di emancipazione dai propri genitori. Il trillo viene mantenuto mentre il basso rumoreggia perentorio e pauroso (l'immagine del padre), ed una voce femminile (l'immagine della madre) canta una dolcissima melodia, che è anche il tema conduttore di tutto il tempo musicale. Beethoven si rappresenta come un bambino vibrante, il trillo, alla ricerca di una soluzione personale equidistante tra i due mondi che lo hanno generato. Nello sviluppo del tempo musicale, un lungo percorso avventuroso, il racconto si trasforma ed i personaggi cambiano. Nel "prestissimo" conclusivo, l'immagine materna diventa la voce della donna amata (l'immaginario diventa incontro), il rumoreggiare del padre diventa l'affanno dell'uomo nella corsa all'incontro (il reale e la fatica costruttiva) ed il bimbo-trillo un allegro cinguettio all'Aurora.

Appendice A

Cos'è il Caos?
Un corso online suddiviso in cinque capitoli a disposizione di tutti
Versione 2.0 del 14.8.1998
Scritto da **Dr.** Matthew Trump
Ilya Prigogine Center for Studies in Statistical Mechanics
and Complex Systems
University of Texas at Austin
Traduzione: G. Recordati

Introduzione

[1/12]
Benvenuti al corso online "Cos'è il Caos?" Mi auguro che lo troverete un modo utile e gradevole di conoscere uno degli argomenti più interessanti della fisica.

[2/12]
In fisica, la parola *caos* ha un significato particolare, diverso da quello in uso comune tutti i giorni.

[3/12]
Per i fisici le parole *andamento caotico* non riguardano il fatto se le dinamiche del sistema sono o non sono frenetiche o totalmente irregolari. Infatti un sistema caotico può mostrare delle dinamiche che appaiono regolari ed ordinate.

[4/12]
Piuttosto il termine *caos* si riferisce al problema se è o non è possibile fare accurate predizioni a lungo termine circa il comportamento di un sistema.

[5/12]
Per quattro secoli le leggi della fisica hanno descritto la stretta connessione tra causa ed effetto negli eventi naturali. Perciò, fino a poco tempo fa, si pensava che sarebbe stato sempre possibile fare predizioni accurate a lungo termine per ogni sistema fisico di cui avessimo conosciuto le condizioni di partenza con sufficiente precisione.

[6/12]
La scoperta, circa 100 anni fa, di sistemi caotici naturali, non ha contribuito ad eliminare questo modo di pensare. Dopo la lettura delle cinque lezioni di questo corso, ciascuno sarà in grado di capire come e perché questa affermazione è vera.

[7/12]

Nella prima lezione descrivo cosa si intende per *filosofia del determinismo*. Il determinismo costituisce infatti il presupposto delle scienze naturali e descrive il fatto che ogni causa ha un unico effetto, e viceversa.

[8/12]

Nella seconda lezione descrivo cosa si intende per *condizioni iniziali*, che è il modo in cui i fisici si riferiscono alle misurazioni iniziali, punto di partenza per lo studio di tutti i sistemi. Sulla base del presupposto legame tra causa ed effetto, le condizioni iniziali sono usate per fare predizioni sul comportamento futuro del sistema.

[9/12]

Nella terza lezione descrivo cosa si intende per *incertezza delle misurazioni*, che è il principio che stabilisce che nessuna misurazione può essere fatta con precisione assoluta.

[10/12]

Nella quarta lezione descrivo come il *determinismo*, le *condizioni iniziali* e l'*incertezza delle misurazioni* diano luogo alla *instabilità dinamica*, termine che per molti fisici è sinonimo di caos.

[11/12]

Infine nella quinta lezione descriverò come l'andamento caotico possa dare luogo a strutture ordinate a livello macroscopico.

[12/12]

Mi auguro che questo corso sia di vostro gradimento e che lo troviate utile. Una volta completato si possono consultare le sezioni riguardanti i suggerimenti e gli approfondimenti ulteriori.

I Lezione: Determinismo

[1/10]

Il *determinismo* è la teoria filosofica che sostiene che ogni evento od azione è il risultato inevitabile degli eventi ed azioni che li hanno preceduti. Perciò, almeno in linea di principio, ogni evento od azione può essere prevista in anticipo, o può essere riconosciuta a posteriori.

[2/10]

Come credo filosofico concernente il mondo della materia, il *determinismo* può considerarsi iniziato ai tempi dell'Antica Grecia, alcune migliaia di anni fa.

[3/10]

All'incirca nel 1500 d.C., il determinismo entrò a far parte della scienza moderna, con l'affermazione dell'idea che le leggi del rapporto causa-ed-effetto permettono un controllo completo del movimento e della struttura dell'oggetto.

[4/10]

Seguendo il modello scientifico del *determinismo*, l'universo si snoda nel tempo come le operazioni di una macchina perfetta, senza la minima ombra di casualità o deviazione dalle leggi prestabilite.

[5/10]

Isaac Newton, che visse in Inghilterra circa 300 anni fa, fu la persona maggiormente coinvolta nell'affermazione del *determinismo* come struttura portante dell'edificio della scienza moderna.

[6/10]

Newton scoprì un insieme conciso di principi, esprimibile in poche frasi, che dimostrò di poter predire con sorprendente accuratezza il movimento di una grande varietà di sistemi.

[7/10]

Newton dimostrò che le sue tre leggi della dinamica, combinate in modo logico, potevano accuratamente predire, per esempio, l'evoluzione nel tempo delle orbite dei pianeti attorno al sole, l'andamento delle traiettorie dei proiettili sulla terra, e le fasi delle maree oceaniche nei mesi e negli anni.

[8/10]

Le leggi di Newton sono completamente deterministiche perché presuppongono che tutto ciò che accadrà nel futuro è completamente determinato da ciò che sta avvenendo ora, ed inoltre che tutto ciò che ora accade è determinato da ciò che è avvenuto nel passato.

[9/10]

Le tre leggi di Newton furono di così grande successo che per alcuni secoli dopo la loro scoperta, la fisica si occupò principalmente di dimostrare come queste leggi potevano, in pratica, spiegare il movimento di ogni immaginabile evento fisico.

[10/10]

Benché all'inizio del 1900 l'importanza delle leggi di Newton venisse relativizzata dalla descrizione di un ampio insieme di nuove leggi fisiche, il *determinismo* rimane ancora oggi come filosofia profonda ed obiettivo principale delle scienze fisiche.

II Lezione: Condizioni iniziali

[1/9]

Una delle innovazioni importanti che ha dato origine alla scienza moderna, all'incirca nel 1500 d. C., si basava sull'idea che le leggi che descrivono l'universo materiale potevano essere appieno comprese solo esprimendo le proprietà fisiche come il risultato di misurazioni precise, cioè in numeri e non già in parole.

[2/9]

L'uso di quantità numeriche per descrivere l'ambiente fisico è la ragione per cui le leggi fisiche devono sempre essere espresse sotto forma di equazioni matematiche e non semplicemente nel linguaggio corrente.

[3/9]

Per esempio, benché le leggi di Newton possano essere espresse a parole, se vogliamo applicarle allo studio di un sistema particolare, è necessario utilizzare le leggi sotto forma di equazioni matematiche.

[4/9]

Le leggi di Newton sono forse gli esempi più importanti di leggi dinamiche. Ciò significa che esse connettono il valore numerico delle misurazioni effettuate in un determinato tempo, ai valori che le stesse variabili assumono in un tempo successivo o che avrebbero potuto avere in un tempo precedente.

[5/9]

Le misurazioni che compaiono nelle leggi di Newton dipendono dal particolare sistema allo studio, ma tipicamente includono la posizione, la velocità, e la direzione del movimento di tutti gli oggetti nel sistema, così come l'intensità e direzione delle forze che agiscono su questi oggetti, in ogni momento nella storia del sistema.

[6/9]

Quando esprimiamo le misurazioni appropriate per un dato sistema – sia esso il sistema solare, un oggetto in caduta libera, o le correnti oceaniche – i valori numerici delle misurazioni ad un dato momento iniziale, sono chiamate *le condizioni iniziali* per quel sistema.

[7/9]

Come leggi dinamiche, le leggi di Newton sono deterministiche perché implicitamente presuppongono che, se applicate a sistemi diversi nelle stesse condizioni iniziali, produrranno sempre gli stessi identici effetti.

[8/9]

Il modello newtoniano dell'universo è spesso descritto come una partita di biliardo, in cui i risultati si sviluppano matematicamente dalle condizioni iniziali in un modo predeterminato, come in un film che può essere fatto scorrere in avanti od all'indietro nel tempo.

[9/9]

Il gioco del biliardo è una analogia utile, perché a livello microscopico il movimento delle molecole può essere paragonato alle collisioni delle bocce su un tavolo da biliardo, con le stesse leggi della dinamica coinvolte in entrambi i casi.

III Lezione: Incertezza delle misurazioni

[1/10]

Uno dei principi fondamentali della scienza sperimentale è che nessuna misurazione concreta può essere precisa in assoluto, ma che invece deve necessariamente includere un certo grado di imprecisione nel suo valore.

[2/10]

Questa imprecisione, che è presente in ogni misurazione concreta, origina nel fatto che qualunque immaginabile sistema di misura – anche se costruito perfettamente – può registrare la sue misurazioni solo con una precisione finita.

[3/10]

Per comprendere ciò è necessario capire che per registrare una misurazione con precisione infinita, lo strumento di misura dovrebbe essere in grado di emettere un *output* con un numero infinito di cifre.

[4/10]

Usando sistemi di misura sempre più accurati, l'incertezza delle misurazioni può essere ridotta il più possibile ed essere soddisfacente per uno scopo particolare, ma non potrà mai essere eliminata completamente anche come possibilità teorica.

[5/10]

In fisica dinamica la presenza di imprecisioni in ogni misurazione concreta significa che lo studio di qualunque tipo di sistema presuppone che le condizioni iniziali non possano mai essere specificate con accuratezza assoluta.

[6/10]

Nello studio del movimento di un oggetto, usando le leggi di Newton, il grado di imprecisione presente nella descrizione delle condizioni iniziali di un sistema per quanto sia minimo dà origine ad una corrispondente imprecisione di tutto l'ambito di previsione relativo al tempo passato ed al tempo futuro.

[7/10]

Nella fisica moderna si è pensato che sarebbe stato possibile ridurre il grado di imprecisione nelle previsioni dinamiche finali se si fossero misurate le condizioni iniziali con sempre maggiore accuratezza.

[8/10]

Così, studiando la traiettoria di un missile, per esempio, si potrebbe conoscere la sua posizione finale con una accuratezza dieci volte maggiore specificando le condizioni iniziali al lancio con una accuratezza dieci volte superiore.

[9/10]

È importante ricordare che le imprecisioni nella previsione dell'esito dinamico non originano dalla casualità delle equazioni che descrivono il movimento – poiché queste sono completamente deterministiche – ma piuttosto dalla mancanza di una precisione assoluta nella descrizione delle condizioni iniziali.

[10/10]

Il tacito obiettivo della scienza sperimentale è sempre stato quello che, come gli strumenti di misura diventano vieppiù precisi con il progresso tecnologico, anche l'accuratezza delle predizioni fatte applicando le leggi della dinamica diventi sarebbe diventata sempre maggiore, avvicinandosi alla precisione assoluta, anche se raggiungerla è impossibile.

IV Lezione: Instabilità dinamica

[1/20]
Una volta compreso il significato del *determinismo* e della incertezza delle misurazioni, possiamo ora vedere cosa si intende per instabilità dinamica, termine che per la maggioranza dei fisici ha lo stesso significato di caos.

[2/20]
Il termine "instabilità dinamica" indica un particolare andamento nel tempo di certi sistemi fisici, scoperto all'incirca nel 1900 dal fisico Henri Poincaré.

[3/20]
Poincarè era un fisico interessato allo studio delle equazioni matematiche che descrivono il moto dei pianeti attorno al sole.

[4/20]
Le equazioni che descrivono il moto dei pianeti sono una applicazione delle leggi di Newton e perciò sono completamente deterministiche.

[5/20]
Che queste equazioni matematiche delle orbite siano deterministiche, significa, naturalmente, che conoscendo le condizioni iniziali – in questo caso le posizioni e la velocità dei pianeti in un determinato momento iniziale – si è in grado di conoscere le posizioni e le velocità dei pianeti in ogni momento futuro e nel passato.

[6/20]
Naturalmente è impossibile misurare effettivamente le posizioni iniziali e le velocità dei pianeti con precisione infinita, anche se si usano strumenti di misura perfetti, poiché è impossibile fare una misurazione con precisione infinita. Perciò vi è sempre un certo grado di imprecisione, comunque piccolo, in tutte le predizioni astronomiche fatte applicando le equazioni delle leggi di Newton.

[7/20]
Fino ai tempi di Poincaré la mancanza di precisione assoluta nelle predizioni astronomiche era considerata un problema di secondaria importanza, per via di un tacito e diffuso convincimento tra la maggioranza dei fisici del tempo.

[8/20]
Il convincimento era che se si fosse potuto ridurre il grado di incertezza nelle condizioni iniziali – per esempio usando metodi di misura più perfezionati – allora l'imprecisione nelle predizioni si sarebbe ridotta in ugual misura.

[9/20]
In altre parole, applicando le leggi di Newton a dati estremamente precisi, si sarebbero ottenute predizioni molto più precise per il futuro e descrizioni più attendibili del passato. Da ciò il convincimento che fosse teoricamente possibile ottenere predizioni pressoché perfette sul comportamento di tutti i sistemi fisici.

[10/20]

Ma Poincaré notò che certi sistemi astrologici sembravano non seguire la regola che diminuendo l'incertezza nelle condizioni iniziali si sarebbe potuto aumentare la precisione del risultato finale in modo corrispondente.

[11/20]

Esaminando le equazioni matematiche, egli trovò che benché certi sistemi astronomici semplici sembrassero seguire la regola del "diminuisci incertezza-aumenti precisione" tra condizioni iniziali e predizioni finali, altri sistemi non seguivano tale regola.

[12/20]

I sistemi astronomici che non seguono questa regola consistono tipicamente di tre o più corpi astronomici con interazioni reciproche. Per questo tipo di sistemi, Poincaré mostrò che anche la minima imprecisione nel definire le condizioni iniziali tendeva ad accrescersi nel tempo ad una velocità incredibile.

[13/20]

Perciò due insiemi di condizioni iniziali relativi allo stesso sistema e praticamente indistinguibili potevano dare luogo a predizioni finali enormemente differenti una dall'altra.

[14/20]

Poincaré dimostrò matematicamente che questa "amplificazione spontanea" delle minime incertezze delle condizioni iniziali in enormi imprecisioni delle predizioni finali rimaneva, anche se le incertezze iniziali venivano ridotte a livello minimo.

[15/20]

Anche se per questi sistemi si specificavano le misurazioni iniziali con una precisione centinaia o milioni di volte maggiore, l'incertezza delle predizioni circa gli sviluppi futuri o le condizioni del passato non si riduceva, ma anzi rimaneva estremamente elevata.

[16/20]

L'essenza dell'analisi matematica di Poincaré fu una prova a sostegno del fatto che per questi "sistemi complessi" il solo modo di fare predizioni accurate presupponeva di specificare le condizioni iniziali ad un livello assoluto di precisione.

[17/20]

Per questi sistemi astronomici, ogni imprecisione anche minima dopo un breve periodo avrebbe portato ad una tale incertezza nelle predizioni deterministiche da risultare non inferiore alla incertezza risultante dalle predizioni basate su scelte casuali.

[18/20]

Questa estrema "sensibilità alle condizioni iniziali" matematicamente presente nei sistemi studiati da Poincaré, è stata denominata "instabilità dinamica" o semplicemente *caos*.

[19/20]
Poiché le predizioni matematiche a lungo termine fatte per questi sistemi caotici non erano più accurate di soluzioni lasciate al caso, le equazioni del moto potevano dare predizioni accurate solo a breve termine.

[20/20]
Benché il lavoro di Poincaré fosse considerato importante da qualche fisico lungimirante del suo tempo, molte decadi dovevano trascorrere prima che le implicazioni delle sue scoperte fossero unanimemente riconosciute dalla comunità scientifica. Ciò fu dovuto al fatto che la maggioranza dei fisici del tempo era coinvolta in ricerche in una nuova branca della fisica, la meccanica quantistica, che studia l'applicazione della fisica a livello degli atomi.

V Lezione: Manifestazioni del caos

[1/20]
Dalle prime quattro lezioni abbiamo appreso che, per i sistemi caotici, usare le leggi fisiche per fare precise previsioni a lungo termine è impossibile, anche solo in linea teorica. Per poter fare previsioni a lungo termine ad un qualunque livello accettabile di previsione richiederebbe una precisione assoluta nella descrizione delle condizioni iniziali.

[2/20]
Ai tempi della sua scoperta, il fenomeno del moto caotico fu considerato una curiosità matematica. Nei decenni successivi, i fisici andarono scoprendo che il comportamento caotico è molto più diffuso e potrebbe addirittura essere la norma nell'universo.

[3/20]
Una delle scoperte più importanti fu fatta nel 1963, dal metereologo Edward Lorentz che scrisse un programma di matematica di base per computer per studiare un modello semplificato di tempo atmosferico.

[4/20]
Più precisamente, Lorentz studiò un modello primitivo di come una corrente d'aria potesse salire e scendere per il riscaldamento prodotto dal sole.

[5/20]
Il codice computerizzato di Lorentz conteneva le equazioni matematiche che descrivono il flusso delle correnti d'aria. Poiché un codice per computer è strettamente deterministico, Lorentz si aspettava che introducendo gli stessi valori iniziali egli avrebbe ottenuto esattamente gli stessi risultati all'esecuzione del programma.

[6/20]
Lorentz fu sorpreso di constatare che egli otteneva un risultato drasticamente differente ogni volta che introduceva quelli che credeva fossero valori iniziali esattamente simili.

[7/20]

Ad una ulteriore attenta valutazione, realizzò che egli non immetteva i medesimi valori iniziali ogni volta, ma valori di volta in volta leggermenti diversi.

[8/20]

Lorentz non aveva notato differenze nei valori iniziali immessi prima di ogni esecuzione del programma, perché le differenze successivamente riscontrate erano incredibilmente piccole, così minime da potersi considerare differenze microscopiche ed insignificanti per gli usuali criteri di valutazione.

[9/20]

La matematica contenuta nei modelli costruiti da Lorentz per descrivere le correnti atmosferiche è stata approfonditamente studiata negli anni '70. Ad esami successivi si potè accertare che anche le più piccole differenze tra due insiemi di condizioni iniziali avrebbero dato risultati estremamente differenti sia se calcolati per eventi ad accadimento in tempi successivi, futuri, che per eventi ad accadimento in tempi precedenti, passati.

[10/20]

Gli scienziati ora pensano che, come il semplice modello computerizzato di correnti d'aria, il tempo atmosferico nel suo complesso sia un sistema caotico. Questo significa che per poter fare previsioni atmosferiche a lungo termine con un qualche grado di accuratezza sia necessario avere un numero infinito di misurazioni.

[11/20]

Anche se fosse possibile riempire l'atmosfera della terra con un sistema vastissimo di strumenti di misura – in questo caso termometri, anemometri e barometri – l'incertezza delle condizioni iniziali si ripresenterebbe di nuovo ad ogni minima variazione nei valori misurati da ciascun gruppo di strumenti del sistema.

[12/20]

Poiché l'atmosfera è un sistema caotico, queste incertezze, indipendentemente dalla loro consistenza, sarebbero in grado di condizionare qualunque calcolo e vanificare l'accuratezza delle previsioni.

[13/20]

Questo principio è talora chiamato *Effetto Farfalla*. Nell'ambito della metereologia l'*Effetto Farfalla* indica l'idea che in relazione al fatto che una farfalla, collocata in una certa parte del pianeta, sbatta o non sbatta le ali, genera la differenza responsabile della comparsa, un anno dopo, di una tempesta nella parte opposta del pianeta.

[14/20]

A causa dell'*Effetto Farfalla* è oggi accettato che le previsioni metereologiche possono essere accurate solo a breve termine, mentre le previsioni a lungo termine anche se fatte con il computer più sofisticato, non potranno essere altro che supposizioni.

[15/20]
Perciò la presenza di sistemi caotici in natura sembra mettere un limite alla nostra possibilità di applicare leggi deterministiche per predire il moto con qualche grado di precisione. La scoperta del caos sembra implicare che il caso si celi nell'essenza di tutti i modelli deterministici dell'universo.

[16/20]
A causa di ciò, qualche scienziato ha iniziato ad interrogarsi se abbia senso o no dire che l'universo è deterministico nel suo comportamento. Questa è una domanda aperta che può trovare successive risposte man mano che la scienza apprenderà il modo di funzionare dei sistemi caotici.

[17/20]
Uno degli argomenti più interessanti nello studio dei sistemi caotici è la domanda se la presenza del caos può essere responsabile della comparsa di strutture e funzioni ordinate su scala macroscopica.

[18/20]
Qualche scienziato ha ipotizzato che la presenza del caos – cioè l'azione del caso a livello microscopico tramite le leggi fisiche deterministiche – potrebbe in realtà essere necessaria per la manifestazione di comportamenti fisici su scala macroscopica.

[19/20]
Recentemente qualche scienziato è giunto a credere che la presenza del caos in fisica è ciò che genera la "freccia del tempo" nell'universo, cioè il flusso irreversibile del tempo dal passato al futuro.

[20/20]
Nonostante che il caos sia studiato in fisica da circa duecento anni, la domanda se l'universo sia o no effettivamente deterministico non ha ancora trovato risposta, e anche se la nostra comprensione delle dinamiche dei sistemi caotici migliora progressivamente, rimarrà probabilmente ancora senza risposta per molto tempo nel futuro.

Cos'è il Caos?
Un corso online suddiviso in cinque capitoli a disposizione di tutti
Versione 2.0 del 14.8.1998
Scritto da **Dr. Matthew Trump**
Ilya Prigogine Center for Studies in Statistical Mechanics
and Complex Systems
University of Texas at Austin
Traduzione: G. Recordati
(vedere [31])

Bibliografia

1. Pattee HH (1995) Evolving self-reference: matter, symbols, and semantic closure. Commun Cogni - Artif Intell (CC AI) 12:9-27
2. Pattee HH (2001) The physics of symbols: bridging the epistemic cut. BioSystems 60:5-21
3. Wigner EP (1964) Events, laws of nature and invariance principles. Science 145:995-999
4. Bernard C (1878) Leçons sur les phénomènes de la vie communs aux animaux et aux végétaux. JB Baillière, Paris
5. Bernard C (1865) Introduction à l'étude de la médicine expérimentale. (trad. it., Introduzione allo studio della medicina sperimentale. 2ª ed. 1973. Feltrinelli, Milano)
6. Cannon WB (1932) The wisdom of the body. WW Norton, New York
7. Cannon WB (1929) Organization for physiological homeostasis. Physiol Rev 9:399-431
8. Recordati G (1984) The functional role of the visceral nervous system. A critical evaluation of Cannon's "Homeostatic" and "Emergency" theories. Arch Ital Biol 122:249-267
9. Moruzzi G (1969) Sleep and instinctive behavior. Arch Ital Biol 107:175-216
10. Recordati G, Bellini TG (2004) A definition of internal constancy and homeostasis in the context of non-equilibrium thermodynamics. Exp Physiol 89:27-38
11. Nicolis G, Prigogine I (1989) Exploring complexity. Freeman & Co., New York
12. Prigogine I (1979) La nuova alleanza. Uomo e natura in una scienza unificata. Longanesi, Milano
13. Kondepudi D, Prigogine I (1998) Modern thermodynamics. From heat engine to dissipative structure. Wiley, Chichester, UK
14. Prigogine I (1996) La fin des certitudes. Odile Jacob, Paris
15. Cannon WB, Newton HT, Bright EM, Menkin V, Moore RM (1929) Some aspects of the physiology of animals surviving complete exclusion of the sympathetic nerve impulses. Am J Physiol 89:84-107
16. Heylighen F (1990) Autonomy and cognition as the maintenance and processing of distinctions. In: Heylighen F, Rosseel E, Demeyere F (eds) Self-steering and cognition in complex systems. Gordon & Breach, New York, pp 89-106
17. Heylighen F (1989) Self-organization, emergence and the architecture of complexity. In: Proceedings of the 1st European Conference on System Science, (AFCET, Paris), pp 23-32
18. Von Bertalanffy L (1968) General system theory. George Braziller, New York
19. Yates FE (1982) The 10th JAF Stevenson Memorial Lecture. Outline of a

physical theory of physiological systems. Can J Physiol Pharmacol 60:217-248

20. Atkins PW (1990) Physical chemistry. 4th edn, Oxford University Press, Oxford

21. Recordati G (1989) The visceral nervous system: Homeostasis and the dissipative structure. International Union of Physiological Sciences, Satellite Symposium on: Central and peripheral interrelations between blood pressure control mechanisms. Abstract book, Wilhelm Pieck University, Rostock/GDR, pp 20-21

22. Recordati G (2002) The visceral nervous system and its environments. J Theor Biol 214:293-304

23. Recordati G (2003) A thermodynamic model of the sympathetic and parasympathetic nervous systems. Auton Neurosci 103:1-12

24. Asbhy WR (1956) An introduction to cybernetics. Chapman & Hall, London
    http://pcp.vub.ac.be/books/IntroCyb.pdf

25. Heylighen F (2004) "Web Dictionary of Cybernetics and Systems". In: Heylighen F, Joslyn C, Turchin V (eds) Principia Cybernetica Web (Principia Cybernetica, Brussels)
    http://pespmc1.vub.ac.be/ASC/SYSTEM.html

26. Danesh J, Wheeler JG, Hirschfield GM et al. (2004) C-Reactive protein and other circulating markers of inflammation in the prediction of coronary heart disease. New Engl J Med 350:1387-1397

27. Flake GW (2002) Glossary from book: dynamical system. In: The computational beauty of nature
    http://mitpress.mit.edu/books/FLAOH/cbnhtml/home.html

28. Hilton SM (1979) The defence reaction as a paradigm for cardiovascular control. In: Brooks CMcC, Koizumi K, Sato A (eds) Integrative functions of the autonomic nervous system. University of Tokyo Press Tokyo and Elsevier/North-Holland Biomedical Press, Amsterdam, pp 443-449

29. Recordati G (1999) The contribution of the giraffe to hemodynamic knowledge: a unified physical principle for the circulation. Cardiologia 44: 783-789

30. Wieling W, ten Harkel AD, van Lieshout JJ (1991) Spectrum of orthostatic disorders: classification based on an analysis of the short-term circulatory response upon standing. Clin Sci 81:241-248

31. Trump M (1998) What is Chaos? In: Ilya Prigogine Center for Studies in Statistical Mechanics and Complex Systems, Univ. of Texas, Austin
    http://order.ph.utexas.edu/chaos/

32. Heylighen F (2004) Deterministic chaos. In: Heylighen F, Joslyn C and Turchin V (eds) *Principia Cybernetica Web* (Principia Cybernetica, Brussels)
    http://pespmc1.vub.ac.be/CHAOS.html

33. Kreyszig E (1988) Advanced Engineering Mathematics., 6th edn, Wiley & Sons, New York

34. Rowell LB (1993) Human cardiovascular control. Oxford, New York

35. Weisstein EW (1999) Limit cycle. In: MathWorld. A Wolfram Web Resource
    http://mathworld.wolfram.com/LimitCycle.html

36. Huntsman LL, Feigl EO (1989) Cardiac mechanics. In: Patton HD, Fuchs AF, Hille B, Scher AM, Steiner R (eds) Textbook of physiology. 21st edn, WB Saunders & Co, Philadelphia, pp 820-833

37. Recordati G, Lombardi F, Malliani A, Brown AM (1974) Instantaneous dimensional changes of the right atrium of the cat. J Appl Physiol 36:686-692

38. Suga H (2003) Cardiac energetics: from E_{max} to pressure-volume area. Clin Exp Pharmacol Physiol 30:580-585

39. Gibbs CL (2003) Cardiac energetics: sense and nonsense. Clin Exp Pharmacol Physiol 30:598-603

40. Milsom WK, Zimmer MB, Harris MB (1999) Regulation of cardiac rhythm in hibernating mammals. Comparative Biochemistry and Physiology Part A 124:383-391

41. Heylighen F (1996) The growth of structural and functional complexity during evolution. In: Heylighen F, Aerts D (eds) The evolution of complexity. Kluwer Academic Publishers, New York

42. Merleau-Ponty M (2003) Fenomenologia della percezione. I^a edn originale 1945, R.C.S. Libri Spa, Milano, p 130

43. Cremerius J (1985) Il mestiere dell'analista. Boringhieri, Torino, pp 159-183

44. Barsky AJ (2002) Forgetting, fabricating and telescoping: the instability of the medical history. Arch Int Med 162:981-984

45. Van Someren EJW, Raymann RJEM, Scherder EJA, Daanen HAM, Swaab DF (2002) Circadian and age-related modulation of thermoreception and temperature regulation: mechanisms and functional implications. Aging Res Rev 1:721-778

46. Kenney WL, Munce TA (2003) Invited review: Aging and human temperature regulation. J Appl Physiol 95:2598-2603

47. Schrödinger E (1944) What is life? Cambridge University Press, Cambridge

48. Pickering TG (1980) Sleep, circadian rhythms and cardiovascular disease. Cardiovasc Rev Rep 1:37-47

49. Brandenberger G, Follenius M, Muzet A, Ehrhart J, Schieber JP (1985) Ultradian oscillations in plasma renin activity: their relationships to meals and sleep stages. J Clin Endocrinol Metab 61:280-284

50. Charloux A, Gronfier C, Lonsdorfer-Wolf E, Piquard F, Brandenberger G (1999) Aldosterone release during the sleep-wake cycle in humans. Am J Physiol 276:E43-E49

51. Heylighen F (1998) Attractor. In: Heylighen F, Joslyn C, Turchin V (eds) *Principia Cybernetica Web* (Principia Cybernetica, Brussels) *http://pespmc1.vub.ac.be/ATTRACTO.html*

52. Heylighen F (1999) Fitness landscape. In: Heylighen F, Joslyn C, Turchin V (eds) *Principia Cybernetica Web* (Principia Cybernetica, Brussels) *http://pespmc1.vub.ac.be/FITLANDS.html*

53. European Society of Cardiology, Guidelines Committee (2003) Guidelines for the management of arterial hypertension. J Hypertens 21:1011-1053

54. Ferrauto R (1988) Elementi di analisi matematica. Dante Alighieri Editore, Torino

55. Heylighen F (1992) Principles of systems and cybernetics: an evolutionary perspective. In: Trappl R (ed) Cybernetics and systems '92. World Science, Singapore, pp 3-10

56. Pattee HH (1988) Instabilities and information in biological self-organization. In: Yates FE (ed) Self- organizing systems: The emergence of order. Plenum Press, New York, pp 325-338

57. Palatini P, Palomba D, Bertolo O, Minghetti R, Longo D, Sarlo M, Pessina AC (2003) The white-coat effect is unrelated to the difference between clinic and daytime blood pressure and is associated with greater reactivity to public speaking. J Hypertens 21:545-553

58. Parati G, Mancia G (2003) White coat effect: semantics, assessment and pathophysiological implications. J Hypertens 21:481-486

59. Friedman BF, Thayer JF (1998) Anxiety and autonomic flexibility: a cardiovascular approach. Biol Psychol 49:303-323

60. Wilhelm FH, Trabert W, Roth WT (2001) Physiological instability in panic disorder and generalized anxiety disorder. Biol Psychiatry 49:596-605

61. Freud S. (1922) L'io e l'Es. Freud Opere, vol IX, OSF, vol. IX (1977) Boringhieri, Torino, pp. 469-520

62. Foulkes SH (1976) La psicoterapia gruppo-analitica. Astrolabio, Roma

63. Winnicott DW (1974) Gioco e realtà. Armando, Roma

64. Eco U (1994) L'isola del giorno prima. RCS Libri, Milano

65. Karyo K, Pickering TG, Hoshide S, Eguchi K, Ishikawa J, Morinari M, Hoshide Y, Shimada K (2004) Morning blood pressure surge and hypertensive cerebrovascular disease. Am J Hypert 17:668-675

66. Gosse P, Lasserre R, Minifiè C, Lemetayer P, Clementy J (2004) Blood pressure surge on rising. Blood Press Monet 22:1113-1118

67. Parati G, Bilo G, Vettorello M, Groppelli A, Maronati A, Tortorici E, Caldara G, Mancia G (2003) Assessment of overall blood pressure variability and its different components. Blood Press Monit 8:155-159

68. Kiberstis P, Marx J (2002) The unstable path to cancer. Science 297:543

69. Braunwald E, Fauci AS, Hauser SL, Kasper DL, Longo DL, Jameson JL (eds) (2001) Harrison's principles of internal medicine. McGraw-Hill, New York

70. Krensky AM, Strom TB, Bluestone JA (2001) Immunomodulators: Immunosuppressive agents, Tolerogens, and immunostimulants. In: Hardman JG, Limbird LE Goodman & Gilman (eds) (2001) The pharmacological basis of therapeutics. McGraw-Hill, New York, pp 1463-1484

71. Wieling W, Karemaker JM (1999) Measurement of heart rate and blood pressure to evaluate disturbances in neurocardiovascular control. In: Mathias CJ, Bannister R (eds) Autonomic failure. A textbook of clinical disorders of the autonomic nervous system. 3rd edn. Oxford University Press, New York, pp 196-210

72. Lindley TE, Doobay MF, Sharma RV, Davisson RL (2004) Superoxide is involved in the central nervous system activation and sympathoexcitation of myocardial infarction-induced heart failure. Circ Res 94:402-409

73. Julu PO, Cooper VL, Hansen S, Hainsworth R (2003) Cardiovascular regulation in the period preceding vasovagal syncope in conscious humans. J Physiol 549:299-311

74. Smolensky MH, Haus E (2001) Circadian rhythms and clinical medicine with applications to hypertension. Am J Hypertens 14:280S-290S

75. Denton TA, Diamond GA, Helfant RH, Khan S, Kargueuzian H (1990) Fa-

scinating rhythm: a primer on chaos theory and its application to cardiology. Am Heart J 120:1419-1440

76. Kräuchi K, Wirz-Justice A (1994) Circadian rhythm of heat production, heart rate, and skin and core temperature under unmasking conditions in men. Am J Physiol 267:R819-R829

77. Zhang K, Sun M, Werner P, Kovera AJ, Albu J, Pi-Sunyer FX, Boozer CN (2002) Sleeping metabolic rate in relation to body mass index and body composition. Int J Obesity 26:376-383

78. Ewing DJ (1992) Analysis of heart rate variability and other non-invasive tests with special reference to diabetes mellitus. In: Mathias CJ Bannister R (eds) Autonomic failure. A textbook of clinical disorders of the autonomic nervous system. 3rd edn. Oxford University Press, Oxford, p 312-333

79. Malliani A (2000) Principles of cardiovascular neural regulation in health and disease. Kluwer Academic Publishers, Boston

80. Malpas SC (1998) The rhythmicity of sympathetic nerve activity. Progr Neurobiol 56:65-96

81. Piepoli M, Sleight P, Leuzzi S, Valle F, Spadacini G, Passino C, Johnston J, Bernardi L (1997) Origin of respiratory sinus arrhythmia in conscious humans. Circulation 95:1813-1821

82. Somers VK, Dyken ME, Mark AL, Abboud FM (1993) Sympathetic-nerve activity during sleep in normal subjects. N Engl J Med 328:303-307

83. Gay PC (2004) Chronic obstructive pulmonary disease and sleep. Resp Care 49:39-51

84. Fontvieille AM, Rising R, Spraul M, Larson DE, Ravussin E (1994) Relationship between sleep stages and metabolic rate in humans. Am J Physiol 267:E732-E737

85. Fraser G, Trinder J, Colrain IM, Montgomery I (1989) Effect of sleep and circadian cycle on sleep period energy expenditure. J Appl Physiol 66:830-836

86. Monk TH, Buysse DJ, Reynolds III CF, Kupfer DJ, Houck PR (1995) Circadian temperature rhythms of older people. Exp Geront 30:455-474

87. Colrain IM, Trinder J, Fraser G, Wilson GV (1987) Ventilation during sleep onset. J Appl Physiol 63:2067-2074

88. Baumgart P (1991) Circadian rhythm of blood pressure: internal and external time triggers. Chronobiol Int 8:444-450

89. Mancia G, Sega R, Bravi C, De Vito G, Valagussa F, Cesana G, Zanchetti A (1995) Ambulatory blood pressure normality: results from the PAMELA study. J Hypertens 13:1377-1390

90. Iellamo F, Placidi F, Marciani MG, Romigi A, Tombini M, Aquilani S, Massaro M, Galante A, Legramante JM (2004) Baroreflex buffering of sympathetic activation during sleep. Hypertension 43:814-819

91. Furlan R, Guzzetti S, Crivellaro W, Dassi S, Tinelli M, Baselli G, Cerutti S, Lombardi F, Pagani M, Malliani A (1990) Continuous 24-hour assessment of the neural regulation of systemic arterial pressure and RR variabilities in ambulant subjects. Circulation 81:537-547

92. Monroe MB, Seals DR, Shapiro LF, Bell C, Johnson D, Parker-Jones P (2001) Direct evidence for tonic sympathetic support of resting metabolic rate in healthy adult humans. Am J Physiol 280:E740-E744

93. Macefield V, Wallin B (1995) Modulation of muscle sympathetic activity

during spontaneous and artificial ventilation and apnoea in humans. J Auton Nerv Syst 53:137-147

94. Malpas SC (2002) Neural influences on cardiovascular variability: possibilities and pitfalls. Am J Physiol 282:H6-H20

95. Bannister R (1983) Testing autonomic reflexes. In: Mathias CJ, Bannister R (eds) Autonomic failure. A textbook of clinical disorders of the autonomic nervous system. 3rd edn. Oxford University Press, Oxford, pp 52-63

96. Gallagher D, Terenzi T, de Meersman R (1992) Heart rate variability in smokers, sedentary and aerobically fit individuals. Clin Auton Res 2:383-387

97. Andresen B, Shiner JS, Uehlinger DE (2002) Allometric scaling and maximum efficiency in physiological eigen time. Proc Natl Acad Sci 99:5822-5824

98. Toussaint O, Remacle J, Dierick J-F, Pascal T, Frippiat C, Royer V, Chainieux F (2002) Approach of evolutionary theories of ageing, stress, senescence-like phenotypes, calorie restriction and hormesis from the view point of far-from-equilibrium thermodynamics. Mech Age Dev 123:937-946

99. Lee CK, Klopp RG, Weindruch R, Prolla TA (1999) Gene expression profile of aging and its retardation by caloric restriction. Science 285:1390-1393

100. Niima Y, Iwase S, Fu Q, Kamiya A, Mano T (2000) Effect of aging on muscle sympathetic nerve activity and peripheral venous pressure in humans. Environ Med 44:56-59

101. Heylighen F (1989) Causality as distinction conservation: a theory of predictability, reversibility and time order. Cybernetics and Systems 20:361-384

102. Lewontin R (2000) The triple helix: gene, organism and environment. Harvard University Press, p 1-2

103. Buchnam T (2002) The community of the self. Nature 420:246-251

104. Cofano L (2005) Sulla struttura relazionale della mente. Rivista Italiana di Gruppoanalisi (in stampa)

105. Freud S (1920) Al di là del principio di piacere. In Freud Opere, vol. IX, OS, vol. IX (1977). Boringhieri, Torino, pp 187-249

106. Edelman GM (1995) Darwinismo neurale. Einaudi, Torino

107. Varela FJ (2000) Quattro pilastri per il futuro della scienza cognitiva. Rivista Italiana di Gruppoanalisi 16:47-60

108. Goldbeter A, Gonze D, Houart G, Leloup J-C, Halloy J, Dupont G (2001) From simple to complex oscillatory behavior in metabolic and genetic control network. Chaos 11:247-260

109. Goldbeter A (2002) Computational approaches to cellular rhythms. Nature 420:238-245

110. Napolitani D (1987) Individualità e gruppalità. Bollati e Boringhieri, pp 202-225

111. Mancia M (2003) Dream actors in the theater of memory: their role in the psychoanalytic process. Int J Psychoanal 84:945-952

112. Solms M (2004) Freud returns. Sci Am 290:56-63

113. Langley JN (1921) The autonomic nervous system. Heffer & Sons Ltd, Cambridge

114. Vegetti-Finzi S (1986) Storia della psicoanalisi. Mondadori, Milano

115. Leopardi G (1987) La sera del dì di festa. Poesie e Prose, vol I. Mondadori, Milano

116. Hess WE (1957) The functional organization of the diencephalon. Grune & Stratton, New York
117. Solomon M (2002) Beethoven. La vita, l'opera, il romanzo familiare. Marsilio Editore, Venezia, 2a ed
118. Mancia M (1994) Dall'Edipo al sogno. R. Cortina, Milano, pp 29-35
119. Davies P (2002) That mysterious flow. Sci Am 287:24-29
120. Recordati G, Zorzoli F, Pontara O, Turolo L, Zanchetti A (2002) Factors influencing acute ischemia-induced renal hypertension in rats. J Hypertens 20:2453-2463
121. Drossman DA, Whitehead WE, Camilleri M (1997) Iritable bowel syndrome: a technical review for practice guideline development. Gastroenterology 112:2120-2137
122. Burnstock G (2004) Cotransmission. Curr Opin Pharmacol 4:47-52
123. Blackburn S (1994) Dictionary of philosophy. Oxford University Press, Oxford
124. Platone (356 a.c.) Il simposio. Adelphi, Milano (1984)
125. Jung CG (1982) Aion. Boringhieri, Torino
126. Searls DB (2002) The language of genes. Nature 410:211-217
127. Nowak MA, Komarowa NL, Niyogi P (2002) Computational and evolutionary aspects of language. Nature 417:611-617
128. von Neuman JC (1955) The mathematical foundation of quantum mechanics. Princeton University Press, p 419
129. Wolff C (2003) Johann Sebastian Bach. La scienza della musica. Bompiani, Milano, Prologo, pp 9-21

Indice analitico

f = Fig.